슈퍼 휴먼

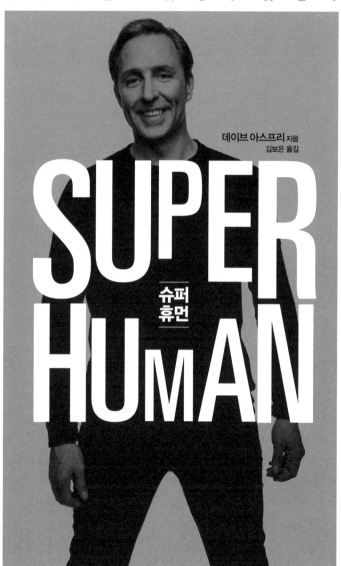

DAVE ASPREY

데이브 아스프리 지음
김보은 옮김

SUPER

슈퍼
휴먼

HUMAN

밤을 기껍게 받아들이지 마라.

저무는 날에 노인은 분노하고 절규해야 할 테니

분노하라, 꺼져가는 빛에 맞서 분노하라.

-딜런 토머스

SUPER

DAVE ASPREY

HUmAN

차례

제2부
노화를 되돌리다

제3부
신처럼 치유하라

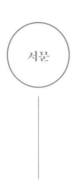

우리 조상은 바이오해커였다

수십만 년 전, 동굴에 살던 두 원시인은 각자 가족을 위해 고군분투하며 특히나 혹독한 겨울을 보내고 있었다. 바람이 울부짖던 어느 날, 한 원시인이 동굴에 피워놓은 불씨가 가족을 따뜻하게 해주는지 확인했다. 곧이어 동물 가죽으로 몸을 감싸고는, 조심스럽게 이웃의 동굴로 향했다. 그는 툭 튀어나온 자신의 이마가 동굴 입구에 부딪히지 않도록 몸을 숙이고 들어갔다. 문득 이웃의 어두운 동굴이 바깥보다 딱히 따뜻하지 않다는 사실을 깨달은 그는 몸을 떨며 소리쳤다. "이봐 토그, 내가 놀라운 걸 발견했어. 우리 동굴로 와서 빨리 직접 봐봐!" 토그는 미적거리며 몸에 동물 가죽을 걸치고 나와 놀라울 정도로 따뜻하고 밝은 이웃의 동굴에 들어갔다. 동굴에는 사람이 피운 인류 최초의 불이 있었다. "정말 놀랍지 않아?" 원시인이 말했다. "불을 피우면 동굴이 바로 따뜻해져. 아이들이 얼마나 좋아하는지 몰라! 어떻게 피우는지 가르쳐줄까?"

그러나 토그는 회의적이었다. 토그는 불이 얼마나 위험한지 알고 있었다. 느닷없는 벼락에 나무가 불탔고, 숲이 사라졌다. 멍청하게 불에 가까이 다가갔던 자들도 마찬가지였다. 그동안 불 없이 겨울을 견뎌왔다. 옹기종기 모여앉아 서로 온기를 나누고, 음식을 나눠 먹으며 함께 지내왔다. 이런 토그에게 불은 음식처럼 안전하게 나눌 만한 것이 아니었다. "됐어" 토그는 웅얼거리며 말했다. "난 괜찮아" 토그는 동물 가죽을 걸친 몸을 덜덜 떨며 자신의 춥고 어두운 동굴로 돌아갔다.

이 두 원시인 중 하나가 우리 조상이다. 당연히, 토그는 우리 조상이 아니다.

불은 인류가 발견한 최초의 수명 연장 도구였다. 인류는 이후로도 점점 더 복잡하고 새로운 도구를 탐색해나갔다. 우리는 죽음을 피하려는 강렬한 본능에 얽매여 있다. 이 본능은 문자보다 더 오래되었고, 인간이 두 발로 서기 전부터 존재했다. 언젠가는 죽을 운명을 자각한 인류는 죽음을 피하고 오래 살기 위해 수천 년 동안 혁신을 이끌었다. 불사, 즉 죽지 않겠다는 본능은 인류의 가장 근본적인 동기이며 인간이라는 종의 진화를 이끌었다. 그럼에도 우리는 여전히 목표를 이루지 못했다.

원시시대에서 역사시대의 시작까지는 건너뛰고 그 이후를 살펴보면, 인류가 역사를 기록한 이래 불멸의 방법을 탐색했다는 증거를 찾을 수 있다. 약 2,400년 전 이집트 파라오는 '영원의 삶'을 얻기 위해 자신의 막대한 부와 권력을 쏟아부었다. 중국의 도교 사상가는 장수에 가장 큰 가치를 두고, 장수하기 위해 몸 내부와 외부 단련에 힘썼다. 내부 단련술로는 심상의 시각화, 식단, 명상, 자제력, 성 기능 체조가 있었고, 외부 단련술로는 호흡법, 신체 단련, 요가, 의술, 다양한 순수 금속과 착화합물을 이용한 '불사의 영약' 제조술이 있었다. 인도의 아유르베다 경전에서는 수명을 연장하는 과학인 라사야나를 찾을 수 있다.

어쩌면 당신은 "좋아, 한 2천 년 전쯤에는 오래 살길 바라던 괴짜들이 있었을 수도 있지. 그런데 그 사람들, 결국 죽었잖아"라고 말할 수도 있다. 하지만 바이오해커의 계보를 이루며 수명을 연장하는 연금술사라고 자칭하는 사람들은 현대과학과 의학의 선조로 큰 영향력을 행사했다. 아이작 뉴턴, 프랜시스 베이컨, 파라켈수스, 튀코 브라헤, 로버트 보일 등을 예로 들 수 있다. 불행하게도 여성 연금술사는 거의 알려지지 않았는데, 마녀로 고발당해 화형당했기 때문이다. 오래 살고 싶다는 열망은 과학혁명을 이끌었고, 현재 우리가 사용하는 기술은 장수를 향한 열망이 없었다면 존재하지 않았을 것이다.

이 과정에서 수명 연장 시장은 빠르게 성장해나갔고, 납을 금으로 바꿀 수 있다며 사기꾼과 돌팔이들이 활개 치기도 했다. 덕분에 연금술은 '가짜 마법'으로 낙인찍혔다. 오늘날에는 연금술이라고 하면 끝이 뾰족한 모자를 쓴 마술사를 떠올린다. 그러나 사실 초기 연금술사는 모든 사람이 금과 기꺼이 맞바꿀 대상, 즉 불사를 탐구했다. 인류는 말 그대로, 인간이라는 필멸의 존재를 불멸의 존재로 변화시키려 수천 년 동안 노력하고 있다. 나 역시 그중 하나이며, 이 책은 지난 이십 년 동안 내 수명을 연장해온 작업의 기록이다.

이제 판도는 바뀌었고 우리는 그 어느 때보다 다양한 지식과 정보를 쥐고 있다. 불사는 여전히 모든 사람에게 최고의 동기다. 이는 우리가 선택한 것이 아니다. 불사는 세포 수준에서부터 새겨진 욕망이며, 죽음을 피하려는 행동은 거의 무의식에 가깝다. 최근 《헤드 스트롱》 집필 조사 과정에서, 죽음을 피하려는 인간의 내적 동기가 예상보다 더 깊은 곳에서 나온다고 확신했다.

미토콘드리아는 아주 오래된 고대 세균이 진화한 세포 발전소다. 미토콘드리아는 살아있는 생명체라면 누구나 추구하는 기본적인 목표를 좇는다. 즉, 계속 살아남으려 한다. 인간의 몸에는 미토콘드리아가 최소 1,000조 개 이상이 있다. 수많은 미토콘드리아는 종종걸음치며 "죽음을 피하라"는 명령어가 든 프로그램을 실행한다. 그러니 죽기 싫다는 생각은 당연한 게 아닐까? 이 고대 세균은 우리의 몸을 살아 움직이게 하고 후손을 낳는 행동에 집중하게 한다. 이런 행동은 F로 시작하는 세 단어로 정리할 수 있다. 두려움Fear은 우리를 죽일지도 모르는 위험과 싸우거나 달아나게 한다. 섭취Feed는 눈에 보이는 모든 음식을 먹는 행동이다. 우리를 죽음에 이르게 할지도 모르는 위험과 싸우거나 달아날 때 필요한 에너지를 얻으려면 먹어야 하기 때문이다. 마지막 단어는 종을 번식시키는 행위를 뜻하는 F로 시작하는 단어Fuck다. 당신도 대부분 이 세 가지 행동을 하며 시간을 보내지 않는가?

세균부터 초파리, 호랑이까지, 모든 생명체는 같은 본능을 지녔다. 그중에서 사람은 불사라는 목표를 위해 장기적인 의사 결정을 내릴 수 있는 유일한 생명체다. 하지만 살아남으려는 본능이 앞서기 때문에 장수와 관련해서는 장기적으로 잘못된 결정을 내리기도 한다. 굶어 죽지 않으려는 본능 때문에 설탕을 너무 많이 먹어서 에너지를 빠르게 채우려고 한다. 이것은 단기적으로는 살아남게 하지만, 장기적으로는 죽음을 재촉하는 행위이다. 후손을 낳을 수 없는 나이가 되면 미토콘드리아에게 우리는 쓸모없는 존재가 된다. 그 나이에도 젊었을 때처럼 몸과 마음이 완벽하게 작동하길 바란다면, 당장의 유혹에 빠지지 않도록 노력해야 한다.

누구나 불사를 향한 본능적인 욕망을 갖고 있으면서도, 왜 내가 최소 180세까지 살 계획이라고 말하면 모두 웃어넘길까? 물론 내 말은 농담이 아니다. 진지한 내 표정을 보고 웃음을 멈추는 사람도 있지만 대부분은 토그처럼 떨떠름한 반응을 보인다. 덜덜 떨면서 자신의 춥고 눅눅한 동굴로 들어가 버린다.

120세까지 살 수 있다는 사실은 이미 알려졌다. 가장 오래 산 사람은 122세까지 살았고, 사실 여부를 확인할 수는 없지만 140세까지 살았다는 보고도 있다. 지난 20년 동안 노화 예방 분야의 규칙은 확실하게 바뀌었다. 매일 장수에 도움 되는 행동을 선택하면서 질병과 노화를 예방하고, 노화를 회복할 수 있는 신기술을 이용한다면, 가장 오래 산 사람보다 최소 50%는 더 오래 살 수 있다. 장수하기 위해 노력할 의지만 있다면 180세까지 사는 일은 현실적이며, 이룰 수 있는 목표다. 설령 내 방법이 틀렸다고 해도, 이런 노력들 덕분에 나는 몇 년 더 살 수 있을 것이다. 알츠하이머병을 예방하거나 사랑하는 사람들과의 시간을 조금 더 누리는 정도에 그친다고 해도, 내 입장에서는 여전히 이득이다.

장수를 위한 매일의 결정과 의료기술은 미래를 위한 투자이면서, 동시에 지금 당장 내 몸에도 유익하다. 각각의 기술에는 투자수익률ROI이 있다. 좋은 음식을 먹고 잠을 깊이 자면 장수 투자수익률은 3% 정도다. 지금 당장 뇌가 더 좋아지는 효과도 있다. 턱의 부정교합을 교정하거나 뇌에 레이저치료를 전략적으로 받으면 장수 투자수익률은 6%까지 올라 간다. 매우 급진적인 기술은 우리 몸에 약간의 효과만 있어도 놀랄 만큼 높은 투자수익률을 보여주기도 한다. 설령 실패하더라도 크게 잃을 게 없 다. 예를 들어 특별하게 합성한 탄소 분자가 든 오일을 먹은 쥐의 수명은 평균 수명보다 90% 더 길다. 지금은 특정 의료기술을 시도했을 때 어느 정도의 장수 투자수익률을 올릴 수 있을지 정확하게 계산하기 어렵다. 하 지만 이 기술로 지금 당장 활력이 넘치고, 노년에도 건강한 삶을 살 수 있 다는 사실을 우리는 분명히 알고 있다. 그저 그런 삶이 아니라 에너지가 넘치고, 운동에 제약이 없으며, 두뇌가 활발하게 움직이는 삶이다. 더불 어 행복하게 장수를 누리며, 연륜에서 얻는 지혜도 자연스레 따라온다.

활기차고 생산적인 노년 생활을 떠올리기란 쉬운 일이 아니다. 실제 많은 사람들이 180세까지 산다는 생각에 몸서리친다. 내가 운영하는 팟 캐스트인 〈불릿프루프 라디오〉에서 인터뷰 한 마리아 슈라이버는 "나는 180세까지 살고 싶지 않아요. 당신은 할 수 있겠지만요!"라고 말했다. 많 은 이들이 자신의 나이 든 모습을 떠올리기 싫어한다. 만성 통증에 시달 리고, 집이나 휠체어에 매여 있거나 타인의 돌봄에 의존해야 하는 삶, 사 랑하는 사람의 이름을 잊어버리는 삶을 떠올리기 때문이다. 그러느니 차 라리 죽는 편이 낫다고 생각한다. 내 생각도 그렇다. 하지만 나이가 든다 고 해서 반드시 그렇게 되는 것은 아니다. 나는 수많은 바이오해커들을 인터뷰하고 친구가 되는 행운을 누렸다. 그들은 성공했을 뿐만 아니라 칠십 대, 팔십 대, 심지어 구십 대에도 사회에 기여하며 행복하게 산다.

자, 죽음을 피하려는 노력으로는 이 정도까진 누릴 수 있다. 하지만 이것은 시작에 불과하다. 그다음 단계는 진행 중인 노화를 막고, 노화를 회복할 에너지를 얻는 단계다. 마지막 단계는 필멸의 존재에서 슈퍼 휴먼이 되는 단계다. 슈퍼 휴먼은 연륜에서 우러나오는 지혜를 갖춘 동시에 십 대처럼 상처를 치유하고 재생할 수 있다. 이 역시도 역사를 관통하는 인류의 목표 중 하나다. 기원전 5세기, 고대 그리스 역사가인 헤로도토스가 최초로 기록한 '젊음의 샘'만 봐도 알 수 있다. 헤로도토스는 장수하게 해주는 마법의 샘물이 있다고 주장했다. 그에 따르면 이 샘은 장수하는 사람들의 나라에 있으며, 이 나라 사람들은 모두 120세까지 산다. 여기서 120이라는 숫자가 또다시 등장한다.

흥미롭게도 헤로도토스는 삶은 고기와 우유만 먹는 장수인의 식단을 자세히 기록했다. 나는 이 식단이 최강의 식단이라고는 생각하지 않지만, 고대인도 직관적으로 장수를 인식했다는 점에 매혹되었다. 고대인 역시 장수가 그저 좋은 유전자나 행운에만 달려있지 않으며, 그보다는 주변 환경과 몸속 상태가 더 중요하다고 생각했다. 또, 더 오래 살기 위해 환경을 바꾸려 노력했다.

내가 출간한 다른 책을 읽었다면 고대 그리스인이 바이오해커라는 사실을 이미 알아차렸을 것이다. 그리스인 이전에 살았던 원시인도 마찬가지였다. 바이오해킹 운동을 시작하면서, 나는 바이오해킹을 자신의 몸을 통제하기 위해 몸속과 주변 환경을 바꾸는 일이라고 정의했다(2018년, 메리엄 웹스터 사전은 '바이오해킹'을 새로운 영어 단어로 실었다!).

현재는 세포 이하의 수준에 변화를 주어 수명을 크게 늘릴 수 있다는 과학적 증거가 나왔다. 즉, 우리의 노력으로 미토콘드리아를 포함한 세포 구성에 변화를 줄 수 있다는 뜻이다. 줄기세포 생물학자인 브루스 립턴과 인터뷰할 당시, 립턴은 실험실의 세포주(동일한 형질의 배양된 세포-역주)를 보통 세포보다 훨씬 오래 살게 할 방법을 알고 있다고 했다. 그 방법은 그저 매일 배양액의 물을 바꿔주는 것이었다. 다시 말하면, 세포주를 깨끗한 환경에서 살게 하면 세포주는 장수한다. 그러나 연구원이 배양액의 물을 갈아주는 일을 잊어버리는 바람에 세포주는 결국 죽고 말았다.

180세까지 살고 싶다면, 아니면 적어도 80세까지 활기차게 살고 싶다면, 자신의 삶을 되돌아보고 질문을 던져야 한다. "내 몸에 (중요한) 물을 갈아주는 일을 왜 잊는걸까?"라는 질문 말이다. 그 답은 미토콘드리아가 우리에게 싸우고, 도망치고, 먹고, 후손을 만드는 일을 하라고 신호를 보내기 때문이다. 미토콘드리아는 주변 환경에 주의를 기울인다. 그러므로 우리는 환경을 해킹해서 미토콘드리아가 형편없는 결정을 내리는 것을 막아야 한다. 토그나 우리의 조상들과 달리, 현재 우리에게는 모든 환경 요소를 바꿀 수 있는 기술이 있다. 몸속 호르몬부터 섭취하는 음식, 노출되는 빛, 주변 온도, 세포의 진동까지 모두 바꿀 수 있다.

이 말이 사기처럼 느껴진다고? 아니다. 이 모든 것은 우리 몸을 조절하는 도구다. 일단 몸속 통제권을 쥐면 우리가 가장 먼저 해야 할 일은 죽지 않는 것이다. 두 번째로 할 일은 노화를 되돌리는 것이고, 마지막으로 할 일은 신과 같은 치유력을 갖추는 것이다. 그래야 노화 현상으로 고통받는 대신 점점 더 건강해진다.

바로 이렇게 하는 방법을 이 책을 통해 알리려 한다. 우선 노화를 일으키는 질병의 생물학적 요인을 살펴보고, 질병을 막는 방법을 설명하려 한다. 일단 죽음을 피하는 방법을 알면 노화를 되돌리는 방법도 알게 되는데, 간단한 방법부터 최첨단 기술을 적용한 방법까지 다양한 전략이 있다. 이 방법들을 이용하면 수명이 늘어나고 더 활기찬 삶을 살게 된다. 마지막으로 슈퍼 휴먼이 될 수 있는 더 급진적인 노화 예방 기술을 살펴 볼 것이다. 흔히 인간이 시간을 더 얻을 수 없다고들 말하지만, 이 말은 결코 사실이 아니다. 나는 바이오해킹이 미래와 현재 모두에 얼마나 더 많은 시간을 벌어줄 수 있는지 직접 체험했다.

더 이상 망설이고 주저하지 마라. 나는 공학자이자 바이오해커이며, 결과를 빨리 얻길 바라는 사람이다. 과학자나 의사들은 나와 다른 방식 으로 이 문제에 접근한다. 대상을 완벽하게 이해하려 하는 과학자들은 세부 사항을 조율하는 데 시간을 쏟는다. 세상을 개선할 수도 있는 시간 을 너무 신중하게 사용하는 것이다. 의사들은 종종 질병 예방보다는 치 료에 초점을 맞춘다(사실 의학에서는 노화 자체를 질병으로 여기지도 않는다). 하지 만 우리는 자기 몸을 책임져야 할 의무가 있다. 목표를 세우고 원하는 것 을 얻을 때까지, 결과에 영향을 미칠 수 있는 삶의 다양한 요소들을 바꿀 권리도 있다.

게다가 한 번에 한 가지 변수를 제대로 시험하는 일은 거의 불가능하 다. 한 달 동안 영양보충제 하나를 섭취하면서 결과를 관찰한다고 하자. 실험 도중 하루를 평소와 다르게 보내면 변수가 생긴다. 이 새로운 변수 가 결과에 영향을 미칠까? 그렇다면 혹시 아침 식단이나 신는 양말의 두 께가 영향을 미치지는 않을까? 우리 주변에는 항상 변화하는 수많은 변 수가 있으며, 나는 이 모든 변수를 추적하는 데는 관심 없다. 지금 당장 더 많은 에너지를 얻고 싶고, 앞으로 다가올 134년도 계속 활력이 넘치길 바란다. 그럴 확률을 높이기 위해서라면 필요한 변수는 몇 개가 되더라도 바꿀 용의가 있다.

내 이야기를 해보겠다. 십 년 전에는 내가 180세는커녕 80세까지도 살지 못하리라고 생각했다. 나는 어렸을 때 이미 과체중이었고, 열네 살 때 생긴 만성 무릎 관절염으로 항상 아팠다. 이십 대가 되자 당뇨병 전단계에 이르렀고, 머리는 멍하고 피로했으며, 노화와 관련된 수십 개의 증상으로 고통받았다. 의사는 내가 서른이 되기 전에 심장마비나 뇌졸중으로 절명할 가능성이 높다고 경고했다. 말하자면, 내가 오래 살거나 건강해지리라고 믿을 이유는 하나도 없었던 셈이다.

다행히 현명한 친구들 덕분에 노화 예방 분야의 비영리단체에서 일하게 되었다. 그러면서 내 세포가 더 손상되는 일을 막고, 심지어 이미 일어난 손상 몇 가지는 회복할 수도 있다는 사실을 알았다. 이십 대 후반에는 매년 내 수입의 20%를 투자해서 내 몸을 해킹하겠다고 결심했다. 식이요법, 영양보충제, 실험실 검사, 치료법, 신기술 등 할 수 있는 것은 무엇이든 했다. 정말 힘들 때도 몇 년 있었다. 하지만 더 많은 에너지를 얻는 일보다 높은 투자 수익은 없었고, 활동의 제약 없는 노년을 몇 년 연장할 가능성도 높았다.

나는 훌륭한 노화 예방 전문의와 오래 전부터 장수를 연구해온 공동체의 도움을 받아 내 몸의 통제권을 되찾았다. 내 질병과 증상을 없애고 말 그대로 노화를 '되돌리기' 시작했다. 최악의 건강 상태였던 내가 모든 상황을 되돌렸으니, 당신도 할 수 있을 것이다. 게다가 이런 방법들이 인기를 얻으면서 수요가 늘어났고, 덕분에 비용이 낮아졌다는 점은 좋은 소식이다. 이렇게 잘 알려지지 않은 방법들을 음지에서 끌어내 주류로 편입시키고, 접근성을 높이는 것이 이 책의 주요 목표 중 하나다.

더 오래 살기 위해 자신을 바꾸는 일은 할 수 있을 뿐만 아니라 반드시 해야 하는 일이다. 우리는 모두 최대한 행복하게 살면서 지혜를 쌓아 후손에게 전할 도덕적인 의무가 있다. 당신이 장수하는 길을 선택해도 손해 보는 사람은 아무도 없다. 오히려 주변 사람이나 세상과 더 많은 것을 공유할 기회를 만들 수 있다. 삶의 경험을 나누는 동시에 자신의 삶이 공유할 가치가 있도록 만드는 일은 우리의 의무라고 생각한다.

이 역시 새로운 개념은 아니다. 과거 부족의 장로들은 청년들이 이전 세대의 실수를 반복하지 않도록 가르쳤고, 우리는 그런 그들의 경험과 지혜를 높이 평가한다. 그러나 현재 지혜를 갖출 만큼 오래 산 사람들은 보통 아프거나, 지혜를 나누는 일이 힘에 부치거나, 심지어는 모든 것을 잊어버리기까지 했다. 이는 반인륜적인 범죄행위다. 우리는 이 모든 상황을 바꿀 수 있고, 바꿔야만 한다.

구십 대에도 이십 대처럼 활력이 넘친다면 엄청난 잠재력이 생긴다. 관계, 경험, 성공, 실패를 통해 얻은 풍부한 정보를 공유하면서 세상에 긍정적인 영향을 미치고, 세상을 바꿀 수도 있다. 그렇게 되면 당신은 에너지가 넘치고 지혜를 갖춘 부족의 장로가 될 것이다.

일반적인 생각과 달리, 장수는 인구 과밀이나 환경오염으로 이어지지 않을 것이다. 우리의 지혜와 에너지로 모든 사람이 수준 높은 교육과 건강 관리를 받는 세상을 만들면, 오히려 인구가 줄어들기 시작할 것이다.

미국인은 백 년 넘게 장수하는 모습을 상상하기 힘들겠지만, 중국이나 러시아는 국가적인 차원에서 노화 예방 기술에 투자한다. 국가에 엄청난 경쟁력을 안겨 주리라는 사실을 알기 때문이다. 새로운 세대를 계속 재교육시키려면 비용이 많이 든다. 병든 노년층을 관리하는 일은 말할 것도 없다. 하지만 나이 든 세대가 병들지 않고, 생산성도 높고, 행복하게 살면서 자신들의 노년을 사회에 공헌할 수 있다면 어떨까?

바로 이것이 내가 그리는 미래다. 이런 삶이 가능하다는 사실을 깨달았다면, 앞으로 어떻게 살아야 할까? 어떤 기준으로 의사결정을 하고, 우선순위를 정해야 할까? 내가 그리는 미래에서 우리가 일으킨 환경문제를 다루어야 할 세대는 아직 태어나지 않은 미래 세대가 아니다. 바로 우리 세대다. 우리가 가진 모래 놀이 상자를 어지럽히는 대신 개선하는 데 투자해야 한다. 그러면 앞으로 다가올 긴 시간 동안 모래 상자에서 즐길 수 있다.

내가 이 책의 수익 일부를 엑스프라이즈 재단에 기부하는 이유도 여기에 있다. 엑스프라이즈 재단은 대규모 자금으로 세계의 해양, 토양, 식품공급, 교육시스템은 물론 우주 탐험까지 개선하려 한다. 범지구적인 문제 해결에 더 뛰어난 성능의 컴퓨터와 더 많은 연구와 자본이 투입되고 있다. 이 덕분에 변화 속도는 기하급수적으로 빨라지고 있다. 이 변화에 뛰어들든 빠져나가든, 선택은 당신에게 달렸다. 원한다면 동굴로 돌아가도 좋다. 그러나 길 한가운데 서서 다른 사람까지 방해하지는 않기를 바란다.

내 목표는 에너지와 시간, 자본을 투자해서 최고의 투자수익률을 올린 기술을 모두와 공유하는 것이다. 하루 여덟 시간씩 노화 예방법을 실천할 수도 있지만, 그런 식으로는 수명을 제대로 연장한다고 말할 수 없다. 노력에 들이는 시간이 너무 많기 때문이다. 대신 최소한의 시간과 노력을 들여서 죽음을 피하고, 노화를 되돌리고, 신과 같은 치유력을 얻는 방법을 배우기를 권한다.

이 책을 읽은 뒤에는 더 오래, 더 행복하게 살기 위해 해야 할 일 목록을 만들기를 바란다. 이 목록은 당신의 현재 상황과 목표를 바탕으로 해야 한다. 아마 당신은 이 책에 있는 방법 모두를 시도하지는 않을 것이다. 그래도 괜찮다. 이건 경쟁이 아니니까. 완벽하지 않아도 상관없다. 나조차도 아직 이 전략들을 모두 시험해보지는 못했다. (거의 끝나가는 중이긴 하다!)

대부분의 방법들은 효과가 좋고 비용도 적게 든다. 물론 비용이 많이 드는 기술들도 있다. 이들은 지금 당장은 부자들만의 게임이지만, 상황은 계속 변한다. 지금 우리는 부자들이 십 년 전에 치렀던 비용의 일부만으로 수많은 노화 예방 기술을 이용하고 있다. 십 년 전에 출시된 최초의 스마트폰보다 지금의 스마트폰이 기능은 더 뛰어나면서도 가격은 저렴해진 것과 같은 이치다. 가장 단순하고 쉬운 생활습관부터 해킹을 시작하고, 비용을 감당할 수 있을 만한 기술 몇 가지를 선택적으로 활용해서 수명을 연장하라. 수명이 늘어나면 신기술이 등장할 때까지 기다릴 여유가 생긴다. 이보다 더 나은 투자가 어디 있단 말인가?

노화 예방 분야의 혁신 속도는 그 어느 때보다 빠르고 변화는 멈출 수 없다. 동참할 것인가, 아니면 물러날 것인가? 나는 올인했다. 당신도 나와 함께 하기를 권한다.

관계를 시간까지 확장해서 시간을 늦춰라.

시간을 적으로 보지 말고 동료로 삼아라.

그러면 균형감을 얻을 수 있다.

노화를 두려워하지 마라.

시간은 모두의 스승이다.

－로버트 그린, 《인간 본성의 법칙》

제1부

죽음을
피하라

SUPER
HUMAN

01
SUPER HUMAN

네
살인자

◀ 데이브 아스프리의 흥미로운 사례

다섯 살까지 나는 건강하고 평범한 아이였다. 그런 내 몸이 캘리포니아에서 뉴멕시코로 이사 간 후부터 어딘가가 바뀌었다. 나는 주로 노인들이 겪는 질병에 걸리기 시작했다. 이사한 집은 나무판자로 벽을 마감한 1970년대 건물이었고, 내 침실은 지하에 있었다. 지금 생각해보면 침수되었던 나무판자 벽에 독성이 강한 검은 곰팡이가 피어있었다. 우리 집은 소리 없이 나를 노화시켰지만, 당시에는 우리 가족 중 누구도 이런 환경에 신경쓰지 않았다.

이후 이십 년 동안 나는 관절통, 근육통, 천식, 흐리멍덩한 의식 상태,

극단적인 감정 변화를 겪었다. 또 희한하게도 갑작스럽게 코피가 터지곤 했으며, 항생제를 먹고 나면 매번 패혈성 인두염strep throat이 나타났다. 편도를 떼어내자 대신 만성 축농증이 생겼다. 혈압을 제대로 유지하지 못해서 항상 어지러웠고 쉽게 피로해졌다.

열네 살에는 양쪽 무릎이 관절염 말기라는 진단을 받았다. 의사를 만나고 집으로 돌아가는 길에 '어떻게 내가 관절염일 수가 있지? 그건 노인들이 걸리는 병이잖아'라고 생각했던 것이 기억난다. 나는 항상 통통했고, 이때 벌써 비만이었다. 튼 살도 엄청나게 많이 생겨서 나를 괴롭혔다. 튼 살은 임신부에게 생기는 것 아닌가? 난 이제 겨우 중학생인데…?

여성형 유방도 빠뜨릴 수 없다. 열여섯 살, 사춘기 시절에 여성형 유방이 생겼다. 내가 아는 남자 중에서 이런 증상을 가진 사람은 할아버지뿐이었다. 내 호르몬은 나이 든 친척들처럼 기능장애를 일으켰다. 튼 살과 여성형 유방 때문에 나는 절대로 남들 앞에서 셔츠를 벗지 않았다. 셔츠를 벗는다는 생각만으로도 끔찍한 공포감이 들었다. 그래서 30년 뒤에 〈맨즈 헬스Men's health〉 잡지에 셔츠를 벗고 찍은 내 사진을 싣게 되리라고는 전혀 상상하지 못했다. 이 책에 설명한 기술로 어떻게 군살을 빼고 복근을 만들었는지 인터뷰도 했다.

대학 시절에는 몸무게가 계속 늘어나 허리둘레가 46인치나 되었다. 무릎은 점점 나빠졌다. 어느 날은 교내 축구시합 도중 슬개골이 탈구되었다. 다리를 옆으로 접을 때마다 소름끼치게 아팠고, 이럴 때마다 갑자기 넘어지곤 했다. 통증은 차치하고 데이트도 할 수 없었다. 누가 툭하면 넘어지고, 튼 살에 여성형 유방을 가진 데다 관절염에 고통받고, 이 모든

병 때문에 자신감도 부족하고 뚱뚱한 스무살짜리 남자와 데이트하고 싶겠는가? 게다가 피로감이 너무 심해서 상대방의 이름도 자주 잊어버리는 남자라면? 아무리 노력해도 집중하지 못하는 남자라면? 당연히 아무도 없을 것이다.

활기라고는 찾아볼 수 없는 메마른 나의 사회생활보다 더 심각한 문제는 내 몸이 보통 사람보다 더 빨리 늙고 있다는 사실이었다. 나이 들어야 걸리는 치명적인 질병 네 가지를 모두 키우고 있었지만, 그러기에 나는 너무 어렸다. 심장 질환, 당뇨병, 알츠하이머병, 암, 이렇게 네 가지 질병을 나는 '네 살인자'라고 부른다. 이 치명적인 질병들이 모두 내 몸에서 자라고 있었다.

현재 미국인 사망자 네 명 중 한 명은 심장 질환으로 사망하며, 그 수는 약 61만 명에 이른다. 미국인 9% 이상은 당뇨병을 앓고 있으며, 65세 이상 노인 중 당뇨병 환자는 25%에 육박한다. 미국 질병통제예방센터는 미국인 5백만 명이 알츠하이머병을 앓고 있으며, 이 숫자는 계속 늘어난다고 추산한다. 알츠하이머병으로 인한 사망률은 1999년부터 2014년 사이에 무려 55%나 증가했다. 마지막으로 가장 중요한 사실은 매년 미국인 173만 명이 암 진단을 받고, 암으로 인한 사망자가 60만 명 이상이라는 것이다.

갑작스러운 사고로 죽지 않는다면, 병원에서 숨을 거두기 직전까지 이 네 가지 질병이 우리의 생명과 에너지, 그리고 은퇴 자금을 빨아들인다. 이것이 바로 내게 닥칠 미래였다. 게다가 내게 얼마나 다양한 증상이 나타났는지를 생각해보면, 대부분 사람보다 훨씬 빨리 경험하게 될 것이

틀림없었다.

　내가 이십 대이던 1990년대의 일이다. 당시 주치의는 내 혈액검사 결과를 보고 내가 심장마비나 뇌졸중을 일으킬 위험이 높다고 진단했다. 공복 혈당이 117을 훌쩍 넘었으니 확실히 당뇨병 전단계에 해당하는 수치였다. 알츠하이머병은 없었지만 심각한 인지기능 장애를 겪었고, 가끔 자동차 열쇠를 냉장고에 넣어두곤 했다. 암에 걸릴 위험도 적지 않았다. 당뇨병이 간암과 췌장암을 포함한 특정 암에 걸릴 위험을 두 배 가까이 높이기 때문이다.[1] 또한 당뇨병은 알츠하이머병의 위험요인이기도 하다.[2] 그 외에 암 발생 위험도를 급격하게 높이는 요인이 무엇일지 추측해 보라. 바로 내가 어린 시절에 노출됐던 검은 곰팡이 독소다.

　비만은 암의 두 번째 주요 요인이며 충분히 예방할 수 있다. 과체중일수록, 또 과체중이었던 기간이 길수록 위험도는 높아진다.[3] 나쁜 소식은 미국 남성의 75%가 비만이며, 미국 여성의 60%, 미국 어린이의 30%가 비만이라는 사실이다.[4] '네 살인자'는 지금도 확산중이다. 이 '네 살인자'가 당신을 잠식하도록 내버려 둘 것인가?

　나는 비록 조기 노화를 일으키는 원인이 무엇인지 몰랐지만, 내 몸을 치료할 방법을 찾기 시작했다. 1990년대 중반에는 구글이 없었다. 당시 나는 인터넷을 구축하던 공학자들을 가르쳤고, 그들 덕분에 알타비스타라는 검색 엔진을 알게 되었다. 대부분의 사람들이 알 수 없는 정보에 접근하는 행운이 따른 셈이다. 나는 곧바로 검색을 시작해서 증상을 회복하거나 늦출 수 있을 것 같은 제품을 모두 사들였다. 아마도 나이가 들면 더 많아질 튼 살과 더 심해질 관절통은 생각만으로도 끔찍했다.

이 시기에 나는 노화 예방을 전문적으로 연구한 최초의 의사 중 한 명인 필립 밀러 박사를 알게 되었다. 당시 밀러 박사를 만나려면 내 입장에서는 엄청난 돈을 들여야 했지만 개의치 않았다. 그를 처음 만났을 때 나는 아주 새로운 경험을 했다. 밀러 박사에게서 당시 보통 의사들은 있는 줄도 몰랐을 최첨단 검사를 받은 것이다. 여기에는 내가 처음으로 받았던 호르몬 정밀검사도 포함된다. 그는 검사가 끝나자 나를 앉혀놓고 나쁜 소식을 전했다. 나는 하시모토 갑상선염Hashimoto's thyroiditis을 앓고 있었다. 하시모토 갑상선염은 몸이 갑상선을 공격하는 자가면역질환으로, 갑상선 호르몬이 거의 분비되지 않는다. 내 테스토스테론 호르몬 농도는 어머니의 농도보다 낮았다. 밀러 박사가 불과 얼마 전에 내 어머니를 검사했기 때문에 그의 말은 과장이 아니었다.

밀러 박사의 진단을 엄청난 충격으로 받아들일 수도 있었지만, 그것보단 내 몸의 명백한 데이터를 얻었다는 생각에 흥분했다. 드디어 진짜 정보를 얻고, 어떻게 변해야 하는지 정확하게 알아냈으니까. 나는 처음으로 안도했다. 내 질병의 원인이 노력 부족이나 도덕적 해이가 아니라는 증거였다. 호르몬 농도가 낮아지는 현상은 중년에게는 흔한 일이지만 이십 대 청년에게는 드문 일이다. 이제 내가 너무 빨리 노화하는 질병에 걸렸으며, 단순히 내가 게을러서 아픈 것이 아니라는 증거를 찾았다. 나는 내 몸을 정상으로 되돌리기로 결심했다.

나는 밀러 박사와 함께 내 호르몬 농도를 청년의 평균 수준까지 회복할 계획을 세웠다. 체내 호르몬과 분자 구성이 똑같은 생동일성bioidentical 호르몬을 주입하고 상태를 추적 관찰했다. 호르몬을 주입하자 곧바로 어마어마한 변화가 일어났다. 삶에 대한 열망과 함께 활기가 돌아왔다. 지금은 노화의 일반적인 증상이라는 사실을 알지만, 아무것도 몰랐던 그때는 증상 몇 가지를 회복할 수 있다는 사실이 내게 너무나 큰 희망을 주었다. 그래서 실리콘밸리에 노화 예방 비영리단체가 있다는 말에 곧장 그곳으로 향했다. 지금은 실리콘밸리 보건연구소ₓᵥⅢ라고 부르는 이곳에서 처음 만난 사람들은 모두 나보다 나이가 최소 세 배는 많았다. 하지만 나는 집에 있는 것처럼 마음이 편안했다. 이 사람들이 내가 찾던 사람이라는 사실을 깨달았기 때문이다. 내 또래보다 이들과 공통점이 더 많았다. 다른 점이라면 이들이 수십 년 동안 쌓은 지혜가 내게는 없었다는 것 정도였다. 연구소 이사는 여든다섯이라는 나이가 무색할 만큼 활력이 넘쳤다. 미팅이 끝난 후에도 그와 오랫동안 담소를 나누었다. 당시에는 불가능할 것 같았지만, 그래도 나는 그 사람처럼 되고 싶었다.

그 후 4년 동안 모든 여가시간을 실리콘밸리 보건연구소에서 보내며 인간의 몸을 가능한 한 완벽하게 공부했다. 의학 문헌을 찾아보고, 수천 편의 논문을 읽었으며, 그것을 토대로 연구자들과 대화를 나누었다. 그들은 자신의 노화 증상에 적극적으로 대처하고 있었다. 이 경험을 통해 건강은 물론 노화에 대한 생각이 완전히 바뀌었다. 노화나 질병은 단 한 가지 원인으로 일어나지 않는다는 것을 배웠다. 노화는 대부분 주변환경에 의해 생기는 수천 개의 자잘한 손상들이 누적되어 나타나는 죽음이다.

2000년에는 존스홉킨스 병원 출신의 외과 의사를 만났다. 이 의사는 지루할 정도로 검사를 많이 했는데, 여기에 알레르기 검사도 있었다. 나는 가장 흔한 독성 곰팡이 여덟 종에 높은 알레르기 반응을 보였는데, 이것이 바로 결정적인 증거였다. 면역계가 곰팡이 독소에 민감하게 반응했던 이유는 내 세포가 높은 농도의 곰팡이 독소에 노출되어 큰 손상을 입었기 때문이다. 이것이 나의 노화를 촉진한 알 수 없던 원인 중 하나였다.

지금은 내게 일어났던 조기 노화를 완벽하게 설명할 수 있다. 미토콘드리아는 인간 세포 대부분에 파고든 세균으로서, 에너지를 생산한다. 아주 오래전, 단세포 생물이 세균을 삼켜 숙주세포가 되었다. 이 숙주세포는 수백만 년의 진화를 거쳐 인간이 되었고, 인간이 삼킨 세균은 미토콘드리아가 되었다. 현재 인간과 미토콘드리아는 떼려야 뗄 수 없는 존재다. 미토콘드리아는 인간에게서 기원한 것이 아니며, 자신만의 DNA도 갖고 있다. 이런 미토콘드리아에게 가장 치명적인 위협은 바로, 곰팡이다.

내가 곰팡이에 높은 알레르기 반응을 보인 것은 세포의 에너지 발전소인 미토콘드리아가 철천지원수인 곰팡이와 내내 사투를 벌이고 있었다는 뜻이었다. 이 전투는 많은 사상자를 남겼다. 세포가 만성 스트레스를 받으면 미토콘드리아는 에너지를 효율적으로 생산할 수 없다. 그러면 프리라디칼free radicals이라고도 부르는 활성산소reactive oxygen species, ROS가 많이 만들어진다. 활성산소는 불안정한 분자로, 그 원자가 짝짓지 않은 전자를 가지고 있어서 반응성이 높다. 세포 내에 활성산소가 많아지면 화학반응을 일으켜 세포 구조물을 파괴한다. 이를 산화작용oxidation이라고 한다.

바로 이것이 우리가 나이 들면서 일어나는 일이다. 독성 곰팡이가 당신의 삶에 있건 없건 상관없이 미토콘드리아 기능은 꾸준하게 떨어진다. 그러면 활성산소가 늘어나면서 세포를 손상하고, 몸은 활성산소를 제거하기 위해 음식에서 비타민 C를 흡수해서 간으로 보내 항산화제antioxidants를 만든다. 그러면 콜라겐collagen을 만들 비타민 C가 부족해진다. 콜라겐은 피부, 치아, 뼈, 장기, 연골에 있는 결합조직을 구성하는 단백질이다. 비타민 C가 아미노산amino acids과 반응해서 콜라겐을 만들려면 충분한 양의 비타민 C가 있어야 한다. 몸은 에너지 발전소를 파괴하는 활성산소와 싸우기 위해서라면 건강한 혈관과 피부를 기꺼이 희생할 것이다.

이것이 내가 코피가 나고 튼 살이 생긴 이유였다. 또한 나이 들기 전에는 대부분의 사람들이 이런 증상을 보이지 않는 이유이기도 하다. 내 일부가 된 세균과 곰팡이의 전투 때문에 내 몸은 항상 항산화제가 부족했다. 또 곰팡이 때문에 손상된 미토콘드리아는 당뇨병 전단계, 뇌로 가는 혈류량 감소, 관절염, 인지기능 장애의 원인이 되었다. 또한 뇌졸중과 심장마비 위험도 높아졌다. 미토콘드리아 기능이 약화하면서 내 몸은 늙어버린 상태였다. 불과 이십 대에 말이다. 정말 미치고 팔딱 뛸 노릇이었다.

◀ 미토콘드리아와 네 살인자

노화의 다양한 증상과 힘겹게 싸우면서, 내가 '네 살인자' 때문에 죽을 확률은 급격하게 낮아졌다. 정말 놀랍게도, 그 이유는 '네 살인자'의 원인에 한 가지 공통점이 있기 때문이었다. 바로 평생에 걸쳐 세포, 특히 미토콘드리아에 누적되는 손상이다. 미토콘드리아 손상은 모두에게 일어나지만 속도는 각기 다르다. 우리의 잘못된 선택 때문에 손상이 일어나기도 하지만, 대부분은 음식을 소화하고 숨을 쉬는 일처럼 생명을 유지하는 기본적인 기능을 위해 치르는 대가이기도 하다.

단기적으로는 우리를 약하게 하고, 장기적으로는 몸의 쇠락을 재촉하는 이 손상 때문에 우리는 매일 조금씩 죽어간다. 오래 살려면 이런 수많은 손상들을 가능한 한 피해야 한다. 하지만 음식, 공기, 빛 등 모든 곳에 위험이 도사리고 있으며, 어쩌면 작은 손상들과 조기 노화, 퇴행성 질환이 연결되어 있다고 생각하지 못할 수도 있다. 그러나 몸의 다른 모든 부분처럼 이들 역시 모두 연결되어 있다. 작은 손상은 노화를 이끌고, 노화는 질병을, 질병은 죽음을 불러온다.

당신이 지금 이삼십 대라면 자신이 건강해서 문제가 없다고 생각할 수 있다. 누적된 작은 손상들이 미치는 영향을 아직 느낄 수 없기 때문이다. 그러나 잘못된 선택과 유독한 환경에서 받은 손상들은 젊을 때부터 축적된다. 당장은 몸무게가 증가하고, 머리가 멍하고, 뱃살이 튀어나오고, 피로감을 느끼는 현상이 나타나지 않는다 하여도 이 증상들은 서서히 우리를 해치고 있다. 미토콘드리아의 손상을 회복하는 것보다 예방하는 편이 훨씬 쉽다.

미토콘드리아는 우리가 먹은 음식에서 에너지를 뽑아내 산소와 결합시켜 아데노신3인산ATP, adenosine triphosphate을 만든다. ATP는 세포가 살아가는 데 필요한 에너지를 저장하는 물질이다. 미토콘드리아가 ATP를 효율적으로 만들면, 많은 에너지가 생성되어 청년처럼 잠재력을 최대한 발휘할 수 있다. 하지만 미토콘드리아가 손상되거나 나이 들면서 기능이 떨어지면 ATP 생성과정에서 과잉의 활성산소가 만들어진다. 활성산소는 주변 세포로 흘러 들어가 '네 살인자'가 활개 칠 토대를 닦는다. 축하한다, 이제 당신은 늙게 된다.

젊고 효율적인 미토콘드리아도 ATP 생성과정에서 약간의 활성산소를 부산물로 생성한다. 하지만 항산화제도 함께 만들어서 활성산소의 작용을 억제한다. 이것이 항산화제 제품이 노화 예방 효과를 보이는 이유다. 항산화제 보충제를 먹으면서 항산화 물질이 많이 든 화장품을 바르면 어느 정도 효과를 볼 수 있다. 하지만 솔직히 말하면, 이 방법은 '슈퍼휴먼'이라는 나무의 가장 낮은 가지에 달린 열매다. 정말로 젊음을 유지하고 싶다면 항산화 물질을 몸에서 직접 만들어내야 한다. 최소한 미토콘드리아가 활성산소를 만드는 만큼 항산화 물질도 만들어야 한다. 효율이 떨어진 미토콘드리아는 항산화 물질은 적게, 활성산소는 많이 만든다. 아무리 항산화 세럼을 피부에 듬뿍 바르더라도 몸속 불균형에서 오는 손상을 완전히 막을 순 없다.

미토콘드리아는 세포자살apoptosis을 촉진하기도 한다. 세포자살 프로그램은 세포가 늙거나 기능장애를 일으키면 작동한다. 미토콘드리아 기능이 둔해지면 적절한 때에 세포자살을 촉진하지 못한다. 그러면 건강한 세포가 죽을 때가 아닌 데도 죽거나, 전성기를 지나 기능장애를 일으키는 세포가 죽지 않고 버티면서 조기 노화를 일으킬 수도 있다.

아직 젊고 미토콘드리아 에너지가 넘쳐날 때는 이런 타격을 어느 정도 견딜 수 있다. 쓰레기 같은 음식을 먹거나, 싸구려 맥주를 너무 많이 마시거나, 밤을 새워도 에너지와 항산화 물질을 많이 만들어내니 큰 문제가 없다. 하지만 나이 들수록 밤새 술을 마시면 다음 날 일하는 데 지장이 생긴다. 이 새로운 현실을 깨닫게 될 즈음이면 이미 수많은 손상을 입은 뒤라서 결국 노화를 재촉할 것이다. 그러나 우리는 알면서도 기존의 생활습관을 버리지 못할 가능성이 크고, 그러면 우리가 알지도 못하는 사이에 몸속에 손상이 쌓인다.

하지만 살면서 계속 좋은 선택을 하고, 그로 인해 수십 년 넘게 손상을 줄인다면 어떨까? 그러면 칠십 대가 되더라도 오십 대처럼 젊어 보이고, 젊게 느낄 것이다. 단순히 손상을 적게 받았기 때문이다. 모든 손상을 피해갈 수는 없다. 그저 숨만 쉬어도 시간이 지나면 마모가 일어나 손상이 생기니까. 따라서 손상을 최대한 예방하는 일이 중요하며, 이는 바이오해킹의 첫 번째 규칙과 딱 맞아떨어진다. '몸을 약하게 하는 것은 제거한다.' 이 규칙은 강력한 노화 예방 전략 그 자체다.

미토콘드리아 기능이 서서히 떨어지면서 활성산소를 과잉으로 생산하면, 몸 전체에 만성 염증inflammation이 퍼진다. 장수 분야에서 염증만큼 뜨거운 논란거리도 없다. 아프고 늙은 청년이었을 때, 나는 내 몸에서 염증이 일어나고 있다는 사실을 알았다. 하지만 그때는 염증이 미토콘드리아 기능 장애로 일어난다는 단서가 없었고, 고통스러운 골칫거리 그 이상이라는 사실도 알 수 없었다. 염증이 '네 살인자'가 번성하는 이상적인 환경을 만든다는 사실을 알 도리가 전혀 없었다.

심장 질환

죽상동맥경화증atherosclerosis은 동맥이 탄력성을 잃고 딱딱해지는 질병으로, 심장 질환이 시작되었다는 최초의 명확한 임상 증상이다. 죽상동맥경화증이 일어나는 원인은 무엇일까? 동맥 안쪽은 얇은 세포층인 내피 조직으로 덮여있다. 내피가 손상되면 지방이 동맥벽에 달라붙어 플라크plaque를 생성한다. 이렇게 플라크가 생성되면, 면역계가 이 사실을 감지하고 염증성 사이토카인cytokines이라는 신호전달 물질을 만든다. 사이토카인은 백혈구를 플라크가 있는 곳으로 유인하게 되는데, 이 과정이 염증성 면역 반응inflammatory immune response이다. 염증이 과해져서 플라크가 파열되면 혈전이 생기며, 이 혈전이 심장마비와 뇌졸중의 주요 원인이다.

염증이 심장 질환을 일으킨다고 확실하게 말하기를 꺼리는 의사들도 있지만, 염증이 질병 진행 과정에서 중요한 단계임을 부인하기는 힘들다. 대부분의 기능의학 전문의는 염증이 콜레스테롤 농도보다 건강에 더 큰 위험요소라고 인정했다. 브리검 여성병원 연구자들이 발표한 획기적인 논문에서는 25년 동안 1만 명의 실험 대상자를 추적 연구했다. 논문은 염증 수준이 낮아진 대상자는 심혈관계 질병 위험도 크게 낮아졌으며, 다른 의학 시술 없이도 심장 수술을 해야 할 필요성이 낮아졌다고 밝혔다.[5]

콜로라도대학교 볼더캠퍼스에서 발표한 논문을 보면 장내 미생물이 죽상동맥경화증의 염증에 한몫하고 있다는 사실을 알 수 있다.[6] 사람이나 동물이 나이 들면 장내 미생물이 변하면서 혈관계에 손상을 입히고 동맥을 딱딱하게 만든다. 혈관이 딱딱해지는 원인은 염증이었다. 나이든 쥐의 장내 미생물은 실제로 트리메틸아민 N-옥사이드TMAO라는 염증 물질을 세 배나 더 많이 만든다. 항생제를 먹어서 늙은 쥐의 장내 미생물을 제거하자, 기적처럼 쥐의 혈관계가 어린 쥐의 그것처럼 바뀌었다. 논문은 "젊음의 샘은 실제로는 장에 있다."라고 결론 내렸다. 이 책에 소개하는 생활습관 권고안을 따르면 나처럼 기쁜 결과를 볼 수 있다. 참고로 최근에 받은 검사 결과, 내 장내 미생물에는 해로운 물질을 생산하는 세균 종이 단 하나도 없었다!

2017년 코네티컷대학교에서 발표한 논문을 보면 기대감이 더 커진다. 이 논문은 동맥에 플라크를 만드는 지방 분자가 우리가 먹은 음식에서 나온 것이 아니라 해로운 장내 미생물이 만든 지방이라고 밝혔다.[7] 식이 콜레스테롤에 관한 주류 의사들의 경고를 첫 소절부터 완전히 뒤집는 결과다. 즉, 누군가가 채소는 버터와 달리 동맥에 '달라붙을' 포화지방이 없어서 '채소를 기본으로 한' 식단이 몸에 좋다는 신화를 읊조릴 때 웃어도 된다는 뜻이다. 동시에 건강한 장내 미생물과 미토콘드리아가 장수와 활기 넘치는 삶에 중요하다는 사실을 보여준다(이에 관해서는 2부-6장에서 자세히 다루겠다).

세균에서 진화한 미토콘드리아는 장내 미생물과 의사소통한다. 세균들의 의사소통은 호르몬 같은 화학물질이나 빛, 물질적인 움직임을 통해 이루어진다. 세균들은 강한 힘을 얻기 위해 서로 만나서 미시적 규모로 유전물질을 교환하기까지 한다. 이를 플라스미드 교환이라고 부른다. 마블 슈퍼히어로들이 본부에 모여 의논하는 장면을 상상해보라. 울버린이

스파이더맨에게 "단단한 발톱이 필요해? 그럼 너의 빠른 속도와 내 발톱을 교환하자"라고 말하는 것과 같다. 장에서는 이런 일이 항상 일어난다. 그렇기 때문에 항생제 내성균이 그토록 빨리 퍼지는 것이다. 이것은 축산업계가 가축에게 항생제를 먹이는 관행을 당장 없애야 하는 이유이기도 하다. 항생제가 만연한 환경에서 진화한 유해균은 우리 장 속으로 들어와서 우리의 장수와 행복한 삶을 방해한다.

따라서 염증과 장내 미생물은 심장 질환과 명백한 연관성이 있다. 덧붙여 장에 사는 유익균이 우리가 먹은 음식을 짧은사슬지방산short-chain fatty acids으로 바꾼다. 단쇄지방산이라고도 부르는 짧은사슬지방산은 항염증anti-inflammatory 물질이다. 건강한 장내 미생물을 키우는 일은 슈퍼 휴먼이 되는 데 가장 중요한 일 중 하나다. 어떻게 하는지는 나중에 설명하겠다.

고백하건대, 하얀 가운으로 무장한 주치의가 나를 보며 "환자분은 심장 마비와 뇌졸중으로 절명할 가능성이 아주 높습니다."라고 무뚝뚝하게 말했을 때의 기분을 지금도 기억한다. 나 자신의 죽음을 대면했을 때의 당혹감과 두려움을 잊을 수 없다. 이십 대의 내게 내려졌던 선고는 이 책에 소개한 정보 덕분에 의미 없는 선고가 되었다. 그러나 나는 아주 어렸을 때도 심혈관계 문제 증상을 보였고, 특히 혈압이 불안정했다. 빨리 일어서면 별이 보이고 극심한 피로를 느끼는 이 증상은 대체로 나이 든 사람에게 나타난다. 원인은 혈압이 너무 낮아서 뇌에 산소 공급이 힘들기 때문이다. 청소년기에는 종종 차에서 내린 뒤 눈 앞에 별이 보이지 않게 하려고 머리를 앞으로 숙여야 했다. 이 생활에 너무 익숙해져서 다른 사람도 모두 나처럼 사는 줄 알았다.

　나중에야 이 증상이 기립성 빈맥증후군POTS, postural orthostatic tachycardia syndrome이라는 사실을 알게 되었다. 기립성 빈맥증후군은 독성 곰팡이에 노출되어 생기기도 하지만 나이 들면서 나타나기도 한다. 어느 쪽이든 염증은 신경계와 내분비(호르몬)계의 의사소통 경로를 붕괴시킨다. 신경계와 내분비계 사이의 신호가 가로막히면 피로감이 생기고, 혈압은 불안정해지며, 주의력결핍장애ADD, attention deficit disorder[8]와 아스퍼거 증후군Asperger's syndrome[9]이 나타날 수 있다. 내가 실제로 그 증상들을 겪었다.

　나는 1년 내내 같은 반 친구들의 이름을 대부분 기억하지 못했다. 친구의 얼굴을 알아보지도 못했고 기본적인 사회생활도 배우지 못했다. 내몸은 에너지를 아끼려고 그런 신호들을 모조리 다 걸러내 버렸다. 그만큼 엉망이었다. 인간의 몸은 항상 사회화보다는 생존을 우선으로 하기 때문에, 내게는 사람들과 어울릴 에너지가 항상 부족했다.

　인지기능 장애가 혈관계 문제와 연계된다는 사실을 이해하기 어려울수도 있다. 그러나 이 책을 읽고 나면 몸의 모든 부분이 연결됐다는 사실을 알게 될 것이다. 여기에는 우리를 나이 들게 하고 종종 때 이른 죽음으로 이끄는 질병도 포함된다.

당뇨병

염증이 심장 질환의 '원인'이라는 주장은 논란의 대상이지만, 2형 당뇨병은 염증성 질환이라는 명백한 증거가 있다.[10] 당뇨병을 앓으면 심혈관계 질병의 위험도가 급격히 높아진다. 이미 10년 전, 면역 반응에서 중요한 역할을 하는 미성숙한 백혈구인 대식세포macrophage가 건강한 조직으로 들어갈 때 사이토카인이라는 염증 물질을 방출한다는 사실을 발견했다. 이때 사이토카인에 노출된 이웃 세포들은 인슐린 저항성insulin resistant이 생긴다.[11]

인슐린 저항성이 생기면 몸은 인슐린에 제대로 반응하지 못한다. 인슐린은 혈액에서 당을 빼내 세포로 밀어 넣는데, 이때 인슐린 저항성이 있으면 혈당이 조절되지 않아 만성적으로 혈당이 높아진다. 만성 고혈당 상태는 결국 당뇨병으로 이어진다. 당뇨병은 췌장이 인슐린을 충분히 생산하지 못해서 몸 상태에 따라 인슐린의 양을 적절히 유지하지 못하는 병이다. 때문에 인슐린 저항성으로 진단받으면 당뇨병 전단계라는 꼬리표가 함께 붙는다. 당뇨병 전단계는 이제는 너무 흔해서 문젯거리로 보이지도 않는다. 미국 질병통제예방센터는 미국인 세 명 중 한 명 이상이 당뇨병 전단계라고 발표했는데, 이것은 사실 정말 큰 문제다. 당뇨병은 나머지 '세 살인자'를 일으킬 위험을 크게 높이기 때문이다.

혈당이 높으면 혈관계 전체에 손상이 일어난다. 따라서 당뇨병에 걸리면 심장마비나 뇌졸중을 일으킬 가능성이 커진다. 혈당이 높으면 신경에 혈액과 영양소를 운반하는 모세혈관벽이 손상되면서 아주 위험한 신경 손상도 발생한다. 말초동맥질환peripheral artery disease이라고 부르는 이 손상은 특히 다리와 발에 자주 생긴다. 당뇨병 환자들이 발이나 다리를 절단하는 수술을 했다는 이야기를 자주 듣게 되는 이유다. 눈에 말초동맥질환이 생기면 실명한다. 이 정도로도 무섭지 않다면, 당뇨병이 신장의 여과 기능을 손상시켜서 신장 질환을 일으킨다는 사실도 알아야 한다. 마지막으로 혈당이 높으면 알츠하이머병에 걸릴 위험도 커진다. 알츠하이머병을 '3형 당뇨병'이라고 부르는 과학자도 있을 정도다. 따라서 혈당을 안정적으로 유지하는 일은 아주 중요하다.

자신은 과체중이 아니니 해당 사항이 없다고 안심할 수도 있다. 하지만 날씬해도 당뇨병 전단계나 당뇨병에 걸릴 수 있다. 골칫덩어리인 대식세포는 대개 지방조직에서 염증을 일으킨다. 따라서 몸에 지방이 많을수록 인슐린 저항성이 높아지고 2형 당뇨병을 일으킬 가능성은 더 커진다. 그런데 과체중이 아니더라도 내장지방이 많으면 똑같은 일이 벌어질 수 있다. 내장지방은 피부 아래가 아니라 몸속 장기 주변에 쌓인 지방을 가리킨다. '마른 비만'은 눈에 보이는 비만보다 훨씬 더 위험하다.

나이가 들어도 평균 수준의 근력을 유지하면 '네 살인자'를 물리치는 데 도움이 된다는 새로운 증거가 나왔다. 25년 동안 5천 명을 추적한 연구에서 대상자들은 정기적으로 근력 검사를 받았다. 평균 수준의 근력을 유지한 사람은 평균 이하의 근력을 가진 사람보다 당뇨병 위험이 32%나 낮았다.[12] 하지만 대상자의 근력이 평균 이상으로 높다고 해서 당뇨병의 발생 위험도가 감소하지는 않았다. 그러니 오래 살기 위해 터질 듯한 근육을 만들 필요는 없지만, 적어도 지방을 과잉 축적하는 일은 피해야 한다.

십 대에 이미 비만이었던 나는 염증이 혈당 조절에 방해가 된다는 사실을 전혀 몰랐다. 단지 나의 비만은 체중을 줄이려는 노력이 부족한 탓이라고 여겼다. 열심히 운동하고 식단에 항상 주의를 기울였다. 아침에는 에너지를 제공하는 그레이프넛 시리얼과 몸에 좋다는 무지방 우유를 먹었다. 하지만 시리얼과 무지방 우유는 광고와 달리 그 어떤 효과도 없었다. 9학년(우리나라로 치면 중3이다-역주)시절 어느 아침에 먹은 그레이프 넛 시리얼과 무지방 우유 한 그릇이 생각난다. 그날은 중요한 축구 시합이 있는 날이었다. 나는 시리얼과 우유가 건강한 아침 식사라고 믿고 먹었지만 축구 경기에서 활약하지는 못했다. 나중에서야 '그게 생각만큼 좋은 아침 식사는 아니었나봐'라고만 생각했다.

이때 처음으로 사회 통념적으로 몸에 좋다고 여겨지는 것들에 대해 의문을 가졌다. 진실한 답을 찾기 훨씬 전의 일이지만, 절박했던 나는 또래들이 하지 않았을 실험을 시작했다. 노인 같은 기분을 느끼는 데 진력이 났기 때문이다. 그래서 기분이나 건강이 좋아지는 방법에 관한 것은 닥치는 대로 읽기 시작했다. 친구들이 술을 마시고 즐길 때, 나는 집에서 바이오해킹을 했다.

나는 무릎 통증을 치료하려고 건강식품점에서 글루코사민glucosamine을 샀다. 글루코사민은 무릎 통증을 크게 줄여주었는데, 글루코사민이 해당과정glycolysis도 억제한다는 사실을 그때는 몰랐다. 해당과정은 몸에서 글루코스glucose, 즉 포도당을 분해하는 과정이다. 해당과정이 억제되면 몸은 포도당 대신 지방에서 에너지를 만들고, 따라서 인슐린 저항성을 예방할 수 있다. 최근 쥐를 대상으로 한 연구에서 글루코사민이 미토콘드리아 생합성biogenesis, 즉 새로운 미토콘드리아의 탄생을 촉진한다는 사실이 밝혀졌다. 또 칼로리 제한 식이요법과 비슷한 효과도 보인다.[13] 하루 1,200kcal 이하를 섭취하는 칼로리 제한 식이요법과 함께 좋은 영양소를 섭취하면 장수한다는 연구결과도 많다. 칼로리 제한은 쥐의 수명을 최대 40%나 연장했다. 대부분의 과학자들은 칼로리 제한이 사람의 수명을 10% 정도 연장하리라고 추정한다. 10%도 상당히 놀라운 숫자다.[14] 배가 고파도 상관없다면.

하지만 당신이 보통 사람이라면 공복을 즐기기가 힘들 것이다. 하루 섭취 칼로리를 1,200kcal 이하로 줄이고 싶지도 않을 것이다. 과학자들이 굶지 않고도 칼로리 섭취 제한의 장점을 얻을 수 있는 화합물을 시험한다는 좋은 소식도 있다. 글루코사민도 과학자들이 시험하는 화합물 중 하나이며, 글루코사민이 쥐의 수명을 10%나 늘렸다는 논문도 있다.[15] 글루코사민이 내 무릎 통증을 완화한 것도 포도당 대사에 영향을 미쳤기 때문일 가능성이 높다.

약간의 효과는 보았지만, 내 몸무게는 지긋지긋할 정도로 불어났다. 18개월 동안 일주일에 6일, 하루에 1시간 반씩 운동했다. 동시에 저칼로리, 저지방인 세미 베지테리언 식단을 먹었다. 세미 베지테리언은 붉은 고기를 제외하고 조류와 유제품만 섭취하는 채식주의다. 나는 쌀과 콩, 그 외 몸에 좋을 것 같은 음식은 모두 먹었다. 내 몸은 튼튼해졌지만 여전히 과잉의 지방에 덮여있었다. 나중에 혈액 검사를 해보니, 많은 지방과 지방이 부채질하는 염증 덕분에 여전히 당뇨병 전단계 상태였다.

변해야 한다는 사실은 알았지만 어떻게 해야 변할 수 있는지 그 방법을 몰랐다. 그러던 어느 날 매일 가던 카페의 책꽂이에서 역도 잡지를 발견했다. 내가 살던 작은 농촌 마을에서 역도 잡지를 읽는 사람은 한 명도 보지 못했지만, 표지의 무언가가 내 눈을 사로잡았다. 표지에는 '복근을 키우는 방법!'이라고 쓰여 있었다. 나는 근육보다는 군살이라는 단어가 더 어울리는 내 배를 내려다보다가, '이걸 읽어야겠다'고 생각했다. 비록 복근을 키운다는 목표가 내겐 불가능해 보였지만 말이다.

라떼를 마시면서 멋진 복근을 가진 보디빌더가 쓴 기사를 읽었다. 보디빌더는 설탕과 탄수화물을 먹으면 살이 찐다고 했다. 그 당시에는 급진적인 주장이었다. 지금도 이따금 논란이 되지만, 당이 염증을 일으킨다는 사실이 알려진 뒤에는 폭넓게 인정받았다.[16] 혈당이 아주 조금만 급격하게 높아져도 특히 혈관계에 나쁜 영향을 미치며, 더불어 암 발생 위험도 높인다.[17] 나는 잡지를 집에 가져와서 코티지치즈와 오렌지 주스로 스무디를 만들었다. 내가 무슨 짓을 하는지는 몰랐지만, 적어도 그 역겨운 스무디는 내가 건강해지려고 먹는 식단보다 탄수화물 함량이 적었다.

나는 단백질을 많이 먹고 곡물과 설탕이 많이 든 식품은 피하기 시작했다. 그때 처음으로 섭취량보다 내가 먹지 말아야 하는 것에 집중했다. 즉, 탄수화물에 초점을 맞추었다. 석 달 후 내 몸무게는 23kg이나 줄었다. 그보다 더 놀라운 것은 성격이 변했다는 사실이었다. 주변 모든 사람이 내가 더 친절해졌다고 말했고, 실제로 나는 친구를 사귀기 시작했다. 내 몸도 크게 바뀌었다. 온종일 지치지도 않았고, 사교라는 행위가 아직은 자연스럽지 않았지만 내 뇌는 사람들과 함께 지낼 여력이 생겼다. 수업 집중력도 나아졌고 성적도 크게 올랐다. 이전 학기는 평점 2.8을 받았지만 이후 학기에는 강의를 두 배로 듣고도 평점이 3.9로 훌쩍 뛰었다.

그렇다. 곡물과 설탕을 먹지 않자 염증이 줄었고, 혈당이 안정되었으며, 더 영리해졌고, 성격도 더 긍정적으로 바뀌었다. 다시 강조하자면, 모든 것은 연결되어 있다. 나는 무엇을 먹을지에 관해 그야말로 평생 거짓

말만 들었다는 사실을 깨닫고, 논문을 파고들어 새로운 전략을 시험했다. 코티지치즈 스무디부터 존 다이어트, 앳킨스 다이어트까지 모두 섭렵했다(물론 그 잡지가 약속했던 복근은 비스무리하게도 만들지 못했다). 결국 과학지식이 필요하다는 사실을 깨달았다. 분명히 내게는 크립토나이트(슈퍼맨의 약점-역주) 같이 염증을 일으키는 치명적인 식품이 있었다. 그런 식품을 먹으면 기분이 나빠지는 데 그치지 않고 2형 당뇨병에 한 걸음 더 다가가게 된다. 여러 해가 걸렸지만 결국 나는 염증을 일으키는 식품이 무엇인지, 그 식품을 어떻게 피해야 할지 알아냈다. 이에 대해서는 1부-3장에서 더 자세히 설명하겠다.

알츠하이머병

몸속 지방에 있는 면역세포가 당뇨병을 일으키는 염증을 만들 듯이, 뇌에도 비슷한 일을 하는 특별한 면역세포인 미세아교세포microglia가 있다. 미세아교세포는 뇌의 면역과 염증 반응을 조절한다. 또한 기능 장애를 일으킨 뉴런neuron을 세포자살과 비슷한 과정을 거쳐 제거한다. 미세아교세포는 항상 뇌를 감시하며, 위협을 감지하면 염증성 사이토카인을 내보내 잠재적 병원체를 제거한다. 이 과정에서 염증이 생기는데, 염증이 만성이 되면 뉴런을 손상시키거나 죽인다. 뉴런이 죽으면 기억이 사라지거나 다른 인지기능 장애가 나타난다.[18] 많은 과학자들이 이제는 이 과정을 알츠하이머병의 원인이라고 생각한다.

이십 대에 나는 이미 심각한 인지기능 장애를 겪었다. 마음 한구석에서는 그때 알츠하이머병이 생기기 시작했던 것이 아닐까 의심한다. 1990년대 경영대학원을 다닐 당시의 성적은 끔찍할 정도로 엉망이었다. 수학 시험을 보면 문제를 풀 때마다 점수가 쭉쭉 떨어졌다. 1번 문제는 100% 맞고, 2번 문제는 70%, 3번 문제는 30%, 그다음 문제부터는 완전히 내리막이었다. 쉽게 피로해지는 내 뇌로는 아무리 공부를 해도 소용이 없었다.

쉽게 피로해지는 뇌 때문에 밥벌이를 못 하게 되면 어떻게 하나 상상하게 되었다. 성공적으로 경력을 쌓아오긴 했지만, 갑자기 내가 생각만큼 영리하지 않다는 의심이 들었다. 나는 뇌에서 실제로 무슨 일이 일어나는지 알아보기 위해 당시에는 아직 논란의 대상이었던 뇌 영상기술인 SPECT 스캔을 찍기로 했다. 스캔 결과를 보니, 복합적 사고와 의사결정에 중요한 역할을 하는 전전두엽 피질prefrontal cortex은 내가 집중하려 노력할 때도 활성화되지 않았다. 미국에서 처음으로 SPECT 스캔을 도입한 의사는 대니얼 아멘 박사였다. 그는 내가 명백한 인지기능 장애를 갖고도 내 분야에서 나름 성공을 거두었다는 사실에 충격을 받았다.

또 다른 나쁜 소식은 실제로는 안도감을 주었는데, 전투처럼 고되게 느껴지던 일상적인 일들이, 사실 실제로 원인이 존재한다는 것을 확인한 덕분이었다. 내 노력이나 지능이 부족해서가 아니라, 실재하는 생물학적인 문제였다. 뇌 기능을 개선하고 염증을 줄이기 위해 할 수 있는 일은 많았다. 치료법들을 찾아내자 효과는 즉각적이었으며, 시간이 지날수록 나는 더 영리해지고 더 빨리 움직일 수 있었다. 일단 당신도 방법을 배우면, 쉽고 유용하게 치료법을 적용할 수 있을 것이다.

당신이 이삼십 대라면 지금 당장 염증을 줄여서 뇌 기능을 높이고, 나이 들면서 점차 인지력이 감퇴하는 현상을 훨씬 쉽게 예방할 수 있다. 물론 사십 대 이상이거나 치매 증상이 있더라도 뇌 기능을 향상할 수 있다. 더 빨리 시작할수록 결과가 더 좋다. 더 젊고, 건강하며, 활력이 넘치는 뇌를 만드는 일은 언제 시작해도 늦지 않다. 어떻게 해야 할지는 이 책 뒤쪽에서 알려주려 한다.

암

미국인 40% 이상이 일생에 한 번은 암 진단을 받는다.[19] 미토콘드리아 기능에 장애가 생겨서 에너지를 효율적으로 생산하지 못하면 암 발생 위험도 커진다. 염증이 일어나면 암세포가 빠르게 자랄 만한 완벽한 환경이 갖춰지기 때문이다.

베인 상처가 부풀어 오르는 모습을 떠올려보라. 면역반응인 염증이 일어난다는 명확한 신호다. 몸에 상처가 나면 세포는 재빨리 증식해서 상처를 치유한다. 이 과정 자체는 암을 일으키지 않는다. 하지만 세포가 빠르게 증식하는 환경에 활성산소가 너무 많으면 세포 DNA가 손상된다. 그러면 손상된 세포나 돌연변이 세포가 증식할 위험이 커진다. 손상된 세포가 계속 증식하면 암이 된다.[20]

사람들은 종종 대부분의 암이 유전자에 의해 발생한다고 생각한다. 하지만 자료를 보면 암의 약 2~5%만이 유전자에 의해 발생하며, 대부분은 미토콘드리아 기능장애가 원인이 되어 발생한다. 독일 생화학자 오토 바르부르크는 미토콘드리아에 심각한 기능장애가 생기면 산소를 연소해서 에너지를 만드는 대신 효율이 더 낮은 혐기성 대사를 일으킨다는 사실을 발견했다. 바르부르크는 이 연구로 1931년 노벨상을 받았다. 혐기성 대사는 산소 없이 탄수화물을 연소해서 에너지를 얻는 과정으로 암과 연관성이 있다. 그러나 미토콘드리아가 튼튼하면 혐기성 대사에 의존할 이유가 없고, 암 발생 위험도도 눈에 띄게 낮아진다.

암은 노화 예방 차원에서 보면 양날의 검이다. 세포를 빨리 자라게 하거나 젊어지게 하려고 무언가를 할 때마다 본질적으로 암 발생 위험도가 높아지는 것이다. 암세포가 건강한 세포와 함께 자라고 젊어질 가능성이 있기 때문이다. 그러면 결국 괴상한 이분법에 도달한다. '정상적으로' 늙으면 암에 걸릴 확률은 약 40%다. 아니면 젊어지는 대신 암에 걸릴 확률이 살짝 더 높아지는 상황을 감수해야 한다. 내가 이 딜레마를 해결하는 방법은 모든 수단을 동원해서 미토콘드리아가 슈퍼스타처럼 움직이도록 하는 것이다. 그래야 암 발생 위험도가 낮아진다. 동시에 몸의 해독작용을 자연스럽게 촉진한다.

늙거나 불안정한 세포를 죽음으로 이끄는 세포자살 외에도, 우리 몸에는 손상된 세포 구성 요소를 재활용하는 해독 과정이 있다. 바로 자가소화작용autophagy인데, 그리스어로 '자가포식'이라는 뜻이다. 자가소화작용이 일어나는 동안 세포는 몸을 살펴보고 죽거나 병들거나 마모된 세포를 찾는다. 낡은 세포에서 쓸모 있는 구성 요소를 골라내고, 남은 분자는 에너지나 새 세포를 만드는 데 사용한다. 이 재활용과정은 원치 않는 독소를 제거하거나 염증을 줄이고, 노화 과정을 늦춘다.

자가소화작용을 활성화하면 노화 과정을 늦출 수 있고, 염증을 줄이며, 암 발생 위험도를 낮추고, 몸을 최상의 상태로 유지할 수 있다. 자가소화작용을 촉진하려면 특수한 영양보충제를 먹거나 짧은 단식을 하는 등 생활습관을 바꿔야 한다. 당신을 슈퍼 휴먼으로 바꿔줄 기술을 더 깊이 배우면 어떻게 해야 할지 알게 된다.

◀ 위험을 걷어내라

미토콘드리아 기능장애와 그로 인한 염증이 '네 살인자'를 유도한다는 증거가 넘친다. 그러나 우리는 미토콘드리아 기능 수준이 낮아지는 것을 정상적인 노화 과정이라고 여기는 사회에 살고 있다. 심지어 이 네 가지 질병 중 하나 때문에 죽으리라고 예측까지 한다! 삼십 대에서 칠십 대가 되면 미토콘드리아의 평균 효율은 50%까지 낮아진다. 이런 환경은 '네 살인자'가 활개 치도록 판을 깔아주는 일이나 다름없다.

이 책을 읽는 당신은 아마 보통 사람처럼 노화할 생각이 없을 테고, 노화해서도 안 된다. 내가 미토콘드리아의 중요성을 인지했을 때, 내 미토콘드리아는 이미 오랫동안 곰팡이 독소에 노출되어 망가진 뒤였다. 곰팡이는 몸의 체계를 약화시켰고 나를 너무 빨리 늙게 했다. 여러 면에서 마치 탄광 속의 카나리아처럼 위험 징후를 느꼈다. 나는 대부분의 사람들보다 약했고, 훨씬 더 일찍 우리 모두에게 영향을 미치는 '상처'를 느꼈다. 평균 수준의 기능을 갖추기 위해 무엇이 이런 '상처'를 만드는지, 어떻게 이 원인을 제거하는지 찾아내야 했다.

상처를 아주 일찍, 매우 깊이 느꼈기에 실시간으로 피드백을 받고, 어떤 환경 요소가 내 건강과 행동에 가장 큰 영향을 미치는지 알 수 있었다. 역설적이게도, 이것은 엄청난 선물이었다. 이 선물 덕분에 수천 개의 보이지 않는 상처가 몸을 손상시키는 상황을 멈추게 할 방법을 익히고, 당신에게 알려주게 되었다. 균형 잡힌 식단, 질 좋은 수면, 상처를 만드는 독소가 없는 건강한 환경이라는 기본에 집중하면 된다.

어떻게 해야 할지 그 방법을 배우기 전에, 이 상처들이 우리 몸에 어떤 일을 하는지 더 자세히 살펴보자. 물론 염증 물질이 가득한 식사 한 끼로 퇴행성 질병에 불쑥 걸리지는 않는다. 대신 환경 때문에 생긴 상처들이 세포 수준에서 보이지 않는 손상을 입힌다. 이런 손상으로 일시에 노화하지는 않지만 작은 상처가 매일, 매년 누적되면 노화가 일어난다. 이 상처를 인식할 때쯤이면 이미 늙은 뒤다. 하지만 상처가 누적되기 전에 손상을 멈추는 행동을 당장 취할 수도 있다. '네 살인자'를 피한 뒤에는 슈퍼 휴먼이 하듯이 죽음을 속이는 데 초점을 맞춰야 한다. 즉, 노화의 일곱 기둥을 피해야 한다. 노화의 일곱 기둥은 나이 들면서 무너지는 생물 현상을 가리키며, 이 현상을 조절할 방법은 많다.

네 살인자

10%
알츠하이머병

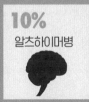

23% 심장 질환

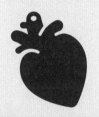

25% 당뇨병

40% 암

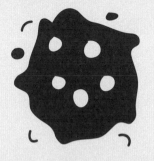

당신이 평범한 사람이라면,

- 심장 질환으로 사망할 위험은 23%다.
- 당뇨병에 걸릴 위험은 25%다.
- 알츠하이머병에 걸릴 위험은 10%다.
- 암에 걸릴 위험은 40%이며, 암으로 사망할 위험은 20%다.

그러니 바이오해킹을 시작해보자.
지금 당장 아래 항목을 실천한다!

- 관절통이나 혈당에 문제가 있다면 글루코사민을 먹는다. 글루코사민은 혈당을 조절하고 쥐의 수명을 늘린다(아마 사람에게도 똑같이 작용할 것이다).
- 활성산소를 제거하는 항산화제를 더 많이 섭취한다. 산딸기류, 허브, 향신료, 커피, 차, 다크초콜릿은 훌륭한 항산화 식품이다. 대부분의 도시에 있는 의료용 스파에는 정맥주사를 활용한 항산화 테라피 서비스가 있다. 여행을 자주 하거나 원기를 돋우고 싶다면, 항산화 테라피도 좋은 방법이다.
- 단기 단식은 자가소화작용을 촉진한다. 단식이 장수에 미치는 유익함이나 공복감 없이 단식하는 방법은 뒤에서 자세히 설명하겠다. 하지만 자가소화작용을 높여서 지금 바로 혜택을 누려도 좋다.
- 심혈관계 문제를 해결하고 싶다면 조나 플러스(Zona Plus)를 사용해보라. 조나 플러스는 손에 쥘 수 있는 작은 디지털 장치로, 등척 운동의 과학 원리를 이용한다. 등척 운동은 근육 길이는 변하지 않으면서 근육에 장력을 발생시키는 운동이다. 등척 운동을 통해 혈관 유연성을 높여 혈압을 낮출 수 있다. 또 다양한 심혈관계

문제, 발기부전, 근육 피로감을 치료하는 데 연관된 산화질소를 생성해서 몸 전체에 순환시킬 수 있다. 조나 플러스는 심혈관계 건강을 개선하려는 사람 모두에게 도움이 되는 바이오해커 장비다.

• 환경이 사람의 에너지 수준과 노화를 통제하는 방식을 관찰하는 일은 의미 있지만, 그렇다고 해서 DNA가 무의미하지는 않다. 기능유전체학 분야는 이제 막 연구가 시작되었다. 기능의학처럼 기능유전체학도 우리가 실제로 위험을 통제할 수 있는지 연구한다. DNA 회사에서 보낸 내 유전체 기능검사 결과는 이 책에 소개한 영양보충제를 섭취하는 일을 포함해서 동맥 관리에 더 신경 써야 한다고 알려주었다. 자신의 약점을 발견하고 해결 방법을 알고 싶다면, 이런 검사를 해보는 것도 좋다.

노화로 이끄는
일곱 개의 기둥

좋다. 이제 당신은 '네 살인자'가 당신을 해치지 못하도록 예방하기로 했다. 이 말은 노화의 일곱 기둥이 넘어지지 않도록 떠받친다는 뜻이다. 청년기에 찾아온 노화를 되돌리려 했을 당시, 나는 특별한 형태의 세포 노화에 대해 배웠다. 이 세포 노화는 당시 내가 겪었던 조기 노화 증상을 포함한 모든 노화와 질병을 유도한다. 나중에 미세노화공학전략SENS 과학재단의 최고책임자이자 장수 전문가인 오브리 드 그레이에게 더 상세한 정보를 얻을 수 있었다. SENS 과학재단은 노화를 치료하겠다는 야심찬 계획에 따라 전 세계 노화 예방 연구에 자금을 지원한다. 노화 예방 및 장수 전문가인 내 엘리트 친구들(그렇다, 내 친구는 놀라운 괴짜들이다!)도 SENS가 '노화로 이끄는 세포의 종류와 분자 손상'으로 분류한 주제에 초점을 맞춰 연구한다. 나는 이를 '노화의 일곱 기둥'이라고 부른다.

◀ 노화로 이끄는 일곱 기둥

노화의 일곱 기둥이 세포 수준에서 미치는 영향력을 이해하는 것이 가장 중요하다. 시간이 지나면서 어느 정도 퇴행하는 현상은 어쩔 수 없지만, 최악의 상태를 피하기 위해 할 수 있는 일은 많다. 이 책에서는 간단하고 비용이 들지 않는 생활습관 바꾸기부터 식단 바꾸기, 그리고 접근이 쉬워지는 중인 최첨단 기술에 이르기까지, 노화를 해킹하는 다양한 전략을 보여주려 한다. 이 전략들은 모두 이미 내가 시험해본 것들이다.

노화 예방 분야는 아직도 초기 단계에 불과하며 노화 예방 전략들이 완벽하게 들어맞는다는 확실한 증거도 없다. 하지만 우리의 수명을 몇 년 더 늘릴 수 있다는 상당히 설득력 있는 연구 결과가 있다. 게다가 우리에게 해를 끼치지도 않는다. 그러니 밑지는 셈 치고 도전할 가치가 있지 않을까?

먼저, 각각의 노화 메커니즘을 자세히 살펴보고 우리에게 어떤 영향을 미치는지 알아보자.

첫 번째 기둥. 줄어드는 조직

젊을 때는 몸에 줄기세포stem cell가 아주 많다. 줄기세포는 비슷한 유형의 다양한 세포로 분화할 수 있는 미분화 세포다. 세포자살이 일어나면 줄기세포는 죽은 세포를 대체하기 위해 움직인다. 하지만 나이가 들면서 몇 가지 중요한 변화가 일어난다. 줄기세포 수가 줄어들고, 줄기세포 자체도 노화한다. 따라서 죽은 세포를 대체하는 효율이 낮아지고 동시에 미토콘드리아는 정확한 시기에 세포자살을 촉진할 수 없게 된다. 어떤 세포는 예정보다 너무 일찍 죽기도 하고, 죽은 세포가 빠르게 대체되지도 않는다. 그 결과 몸속 조직은 세포 수가 점점 줄어들어 위축하기 시작하며, 심하면 기능을 멈추기도 한다.

자, 전형적인 노인의 모습을 떠올려보자. 아마 늘어진 피부에 근육은 거의 없고, 떨리는 손과 흐릿한 기억을 가진 노쇠한 사람이 보일 것이다. 그렇지 않은가? 이런 일은 우리가 나이 들고, 세포가 죽고, 죽은 세포가 대체되지 않을 때 일어난다. 사실 근육조직이 줄어드는 현상은 너무 흔해서 근육감소증sarcopenia이라는 병명도 있다. 근육감소증에 걸리면 쉽게 넘어지고 뼈가 부러지며 심지어는 넘어져서 생긴 흉터나 수술 후 상처가 완전히 회복되지 않기도 한다.[1] 빠르면 삼십 대에 나타나고 십 년마다 증상이 더 악화한다.[2]

뇌의 죽은 뉴런을 새로운 뉴런으로 대체하지 못하면 말 그대로 뇌도 줄어든다. 그리고 이런 일은 나이 들면 흔하게 일어난다. 뇌가 줄어들면 인지능력이 떨어지고, 치매가 생기며, 운동 능력에 섬세함이 떨어진다. 특히 해마hippocampus에 있는 뉴런이 죽으면, 당신이 방금 상상했던 노인과 똑같아진다. 해마는 감정과 기억, 신경계를 통제하는 뇌 영역이기 때문이다. 해마 위축은 아주 흔한 증상이라서 해마의 크기는 노화의 지표로 여겨진다.[3] 그러나 노화는 '당연한 일'이 아니다. 최소한 우리는 이제 그래서는 안 된다.

이제 중요한 질문이 드러났다. 죽은 세포를 원활하게 대체하려면, 아니 애초에 세포가 죽지 않게 하려면 어떻게 해야 할까?

미토콘드리아가 건강하면 불필요한 세포 손실을 상당량 예방할 수 있다는 사실이 밝혀졌다. 여기서 가장 중요한 것은 미토콘드리아의 효율을 높이는 음식을 먹는 일이다. 그러면 건강한 미토콘드리아는 더 많은 에너지를 만들고, 몸은 단백질, 호르몬, 지방산을 만드는 데 사용할 원재료를 충분히 갖게 된다. 다음 장에서 어떤 음식을 먹어야 하는지를 다루겠다.

줄기세포를 몸속에 주입하는 줄기세포치료로 위축 현상을 회복할 수 있다. 아마 내가 지구에서 줄기세포치료를 가장 많이 받은 사람일 것이다. 그래서 잘 안다고 말할 수 있다. 과거의 나는 화학 독소로 인한 뇌 손상이 심각했고 해마 부피는 또래의 87% 수준에 지나지 않았다. 그런 내게 줄기세포치료는 게임 체인저였다. 하지만 줄기세포치료는 가격도 비싸고 쉽지도 않다. 그러니 애초에 뇌 위축을 예방하는 편이 훨씬 낫다!

당장은 필요 없다고 생각하더라도 지금 내가 소개하는 방법을 실천하는 것이 성공의 비결이다. 어쨌든 인간은 고통을 피해 가는 데 능숙하다. 누구도 못을 밟거나 화상을 입는 일을 원하지 않는다. 그런 상처는 즉각적으로 느낄 수 있기 때문이다. 하지만 노화 문제에서만큼은 서서히 뜨거워지는 냄비 속 개구리처럼 군다. 곧바로 결과를 느끼지 못하므로 계속 상처를 입으면서도 버틴다. 하지만 환경에 작은 변화를 일으켜 수많은 상처 중 단 몇 개만이라도 없앤다면 할 수 있는 일이 늘어날 것이다. 시작부터 완벽할 필요는 없다.

두 번째 기둥. 미토콘드리아 돌연변이

노화의 두 번째 기둥인 미토콘드리아 돌연변이는 손상된 미토콘드리아를 가리킨다. 이는 수십 번을 강조해도 모자랄 만큼 주요한 노화 원인이다. 생명에 필요한 에너지를 만드는 세포의 에너지 발전소가 돌연변이를 일으킨다면, 모든 일이 엉망이 되는 것은 당연하지 않을까?

그러나 미토콘드리아 돌연변이는 우리가 자주 간과하는 노화의 원인이다. 생명 공학의 선두에 선 전문가조차 지난 몇 십 년 동안 미토콘드리아 DNA 돌연변이에 관심이 없었다. 인간유전체 지도를 만드느라 바빴던 탓이었다. 내 말을 오해하지 않길 바란다. 인간유전체 지도의 완성은 세상을 바꾸었고, 나는 이 기념비적인 과제를 완수한 과학자들에게 감사한다. 하지만 심각한 유전병이 없는 한, 유전체genome로 노화를 예측하는 것은 미토콘드리아 DNA 상태로 노화를 예측하는 것보다 크게 유용하지는 않다.

미토콘드리아 유전체는 인간 유전체와 별개의 존재다. 미토콘드리아는 세균에서 진화했고, 자신만의 유전 암호를 갖고 있기 때문이다. 또 미토콘드리아 DNA는 아주 중요한 역할을 한다. 바로 우리 몸이 에너지를 만드는 과정을 통제하는 것인데, 불행하게도 미토콘드리아 DNA는 인간 DNA보다 돌연변이에 훨씬 더 민감하다. 미토콘드리아 DNA는 손상 시

자가치유 능력이 제한되어 있기 때문이다. 따라서 미토콘드리아에 손상이 가지 않도록 조심해야 한다.

이렇게 생각하면 쉽다. 인간 DNA는 건물(우리 몸)이 어떻게 생겼는지를 보여주는 구조도. 방의 개수, 창문의 개수, 지붕의 종류, 높이 등이 포함된다. 미토콘드리아 DNA는 건물 속 전기 배선, 난방 장치, 조명, 공기조절기 등이다. 건물이 있어도 전기 배선이 잘못되거나, 공기조절기가 파손되거나, 조명이 나가면 아무도 그 건물에서 살지 않을 것이다. 미토콘드리아 DNA는 쉽게 파손되고 돌연변이를 일으키므로 아주 중요하다.

노화에서는 후성유전학epigenetics이 매우 유용하다. 후성유전학은 우리 몸 내부와 외부 환경이 유전자 발현에 어떤 영향을 미치는지, 이런 변화가 어떻게 세대를 넘어 전해지는지를 연구하는 학문이다. 2018년 선구적인 줄기세포 분야의 과학자들은 미토콘드리아의 후성유전학적 현상이 세포의 운명과 세포분열, 세포주기, 생리적 평형, 심지어 병리현상에도 영향을 미친다는 논평을 냈다.[4] 다시 말하면 조상의 환경이 현재 우리의 미토콘드리아를 조절한다는 뜻이다. 물론 이렇게 중요한 세포 기능에 문제가 생기면 '네 살인자'의 발생으로 이어질 수 있다.

1장에서 설명했듯이, 미토콘드리아 DNA는 활성산소가 많으면 손상될 수 있다. 미토콘드리아 DNA가 활성산소 때문에 손상되면 미토콘드리아 유전 암호가 삭제된다. 손상된 미토콘드리아는 에너지 생산 효율이 낮아져서 활성산소를 대량으로 만들고, 에너지는 더 적게 생산한다. 이제 당신도 알고 있듯이, 손상된 미토콘드리아는 염증을 일으키고 몸 전체에서 노화를 가속한다.

이 모든 일이 과량의 활성산소에서 시작한다는 것, 그리고 활성산소는 미토콘드리아 기능장애 때문에 만들어진다는 것을 기억하라. 따라서 미토콘드리아가 효율적으로 기능할수록 미토콘드리아 DNA 손상으로 고통받을 일도 줄어든다. 부모에게 어떤 유전자를 받았는지는 상관없다. 그래서 내 노화 예방법은 미토콘드리아가 오랫동안 록스타처럼 활발하게 움직이도록 하는 데 중점을 둔다.

세 번째 기둥. 좀비세포

죽음에 저항하는 세포, 즉 노화 세포senescent cell는 닳아서 못 쓰게 된 후에도 죽지 않는다. 노화 세포는 현재 노화 예방 연구의 주요 대상이며, 더는 분열하지도 않고 제대로 된 역할을 하지도 못한다. 여기서는 이 노화 세포를 '좀비세포'라고 부르겠다. 좀비세포는 제 기능을 하지 않고 계속 버티면서 염증성 단백질을 분비하고, 만성 염증이 불러오는 온갖 문제를 일으킨다.[5] 여기에는 '네 살인자'의 발생 위험도를 높이는 일도 포함한다. 심지어 좀비세포에 있는 미토콘드리아는 기능장애를 일으키면서 엄청난 양의 활성산소를 만든다. 우리 몸을 아주 빠르게 노화시키는 이 현상을 노화성 미토콘드리아 기능장애senescence associated mitochondrial dysfunction, SAMD라고 한다.[6]

시간이 지나면 좀비세포가 늘어나고, 좀비세포가 일으키는 손상이 누적되면서 노화와 질병의 주요 원인이 된다. 조직에 좀비세포가 너무 많으면 몸이 인슐린에 반응하는 효율이 낮아진다. 이것이 인슐린 저항성의 정의이며, 2형 당뇨병의 전조이기도 하다. 좀비세포는 복부의 주요 내장을 둘러싸는 내장지방도 증가시킨다. 내장지방은 수많은 질병, 특히 2형 당뇨병의 위험을 높인다.

좀비세포는 수많은 노화 증상을 일으킨다. 노화 증상은 당장 우리를 죽이지는 않지만 언젠가는 필히 몸을 불편하게 만든다. 의사들은 오래전부터 무릎뼈 이식이 필요한 환자의 무릎 연골에 좀비세포가 많다는 사실을 알고 있었다. 좀비세포를 무릎에 소량 주입하면 실제로 관절염이 생긴다.[7] 혹시 열네 살 때 내 무릎에 생긴 좀비세포가 관절염을 일으킨 건 아닐까? 아마도 그랬을 것이다.

좀비세포 중에는 없애기 쉬운 것도 있다. 하지만 좀비세포 대부분은 넷플릭스의 〈워킹데드〉 속 좀비처럼 죽지 않는다. 우리 몸에 가장 치명적인 좀비세포 유형은 면역세포다. 당신이 상처 입거나 감염되면 면역세포가 늘어나면서 상처를 빠르게 치유한다는 사실을 기억하라. 일단 치유되면 늘어났던 면역세포는 제거되어야 한다. 그렇지 않으면 면역계가 가진 상처나 감염에 반응하는 능력을 억제시킨다. 이런 이유로 면역계는 나이 들수록 약해지게 된다. 장수를 이야기할 때 폐렴과 독감은 빠지지 않는다. 폐렴과 독감은 미국인 사망 원인 8위를 차지하며, 65세 이상의 노인에게는 흔하고 치명적인 질병이다. 좀비세포가 면역계를 약화시키기 때문이다.

좋은 소식은 좀비세포가 일으키는 손상을 예방할 방법이 많다는 점이다. 그중 가장 중요한 일은 세포막을 튼튼하게 해서 세포가 최대한 오래, 제대로 움직이게 하는 것이다. 나는 칼슘, 마그네슘, 아미노에탄올포스페이트$_{AEP}$ 칼륨염이 든 영양보충제를 먹어서 건강한 세포막 기능을 유지한다.

일반 당뇨병 치료약인 메트포르민은 좀비세포를 죽이는 효능도 있다. 메트포르민은 동물과 사람에게서 다양한 노화 관련 질환을 완화한다고 알려졌다. 여기에는 대사증후군, 심혈관계 질병, 암, 인지기능 장애가 포함된다.[8] 또한 나이 든 사람의 수명을 5년 연장한다는 연구도 있다.[9] 쥐를 대상으로 한 논문은 이런 효과가 세포 노화를 막고 활성산소를 줄이기 때문이라고 주장한다.[10]

좀비세포를 줄이는 또 다른 놀라운 킬러는 라파마이신$_{rapamycin}$이다. 라파마이신은 포유류 라파마이신 표적$_{mammalian\ target\ of\ rapamycin,\ mTOR}$이라는 세포 성장 경로를 억제한다. mTOR 경로는 세포의 성장, 죽음, 증식, 자가소화작용과 같은 중요한 세포 기능을 조절한다. mTOR를 억제하면 좀비세포가 성장하는 것을 막는다. 라파마이신은 쥐의 수명을 늘리고, 면역 반응을 향상하며, 조직 손실을 막고, 노쇠해진 몸을 편안하게 한다. 또 심부전과 암, 인지기능장애 발생 위험도를 낮춘다.[11] 이 정도면 나쁘지 않다. 2015년 이후 라파마이신을 항노화 약품으로 처방하는 의사도 나타났다.

현재 나는 라파마이신을 간헐적으로 먹는 실험을 계획하고 있다. 위험이 없진 않다. 이미 설명했듯이, 세포 주기를 앞당기는 약을 먹으면 암세포 성장도 촉진할 위험이 있기 때문이다. 그래도 2년쯤 후에는 위험 대비 수익률을 알게 될 테니, 선택이 쉬워질 것이다. 나는 기꺼이 기니피그가 될 것이고, 실제 노화 예방을 실천하는 선구자들은 라파마이신을 먹고 있다. 하지만 궁지에 몰린 상황이 아니라면, 라파마이신을 바이오해킹 방법으로 선택하는 일은 새 연구 결과가 나올 때까지 잠시 미뤄두어도 괜찮다.

게다가 좀비세포와 싸우는 데 더 유용하고 구하기 편한 천연화합물도 많다. 나는 해초와 딸기에 많이 든 폴리페놀polyphenol인 피세틴fisetin을 애용한다. 고농도의 피세틴을 섭취하면 특정 기관에 있는 좀비세포를 절반이나 제거할 수 있다는 논문도 있다.[12] 피세틴으로 좀비세포를 가장 효율적으로 제거하는 방법에 관한 연구는 아직 불완전하지만, 연구 결과는 피세틴이 인지기능 개선제라는 사실을 보여준다.[13] 아마 세포에 나타나는 직접적인 항산화 활성과 다른 항산화제 농도를 높이는 능력 때문으로 보인다. 항산화제가 많을수록 몸과 뇌에서 산화스트레스는 적어지고 에너지가 많아지기 때문이다!

수천 년 동안 사용해온 전통적인 약초와 식물 화합물에서 항노화 작용을 발견하는 경우도 종종 있다. 대표적인 사례로는 우리가 신선초라부르는 일본 토종식물인 아시타바를 들 수 있다. 아시타바는 차나 가루형태로 만들어지며 좀비세포 예방에 도움이 된다. 예로부터 고혈압, 꽃가루 알레르기, 통풍, 소화불량 등에 약제로 사용했다. 과학자들은 최근아시타바에 있는 다이메토옥시캘콘dimethoxychalcone, DMC이 노화를 늦추는현상을 발견했다. DMC는 유충과 초파리의 수명을 20%까지 늘렸다.[14]인체에서도 같은 효능을 낼지 아직 알 수 없지만, 차를 마시면 노화의 일곱 기둥을 막는 데 도움이 될 수도 있다. 나는 아시타바 차를 마신다.

마지막으로 아유르베다 의학에서 널리 사용하는 인도산 후추 뿌리

추출물인 파이퍼롱구민piperlongumine, PPL이 있다. 노화를 억제할 가능성이 높지만 최근에 발견했기 때문에 아직 과학자들이 작용 원리를 밝히지 못했다.[15] 연구 결과가 확실하지는 않지만 항암 효과가 있을 가능성도 있다.[16] 먹어도 안전하지만, 너무 자주 먹거나 많은 양을 한꺼번에 먹으면 간에 무리를 줄 수 있다. 즉 파이퍼롱구민을 계속 먹으면 간의 해독기능이 떨어질 수 있다.[17] 따라서 간 기능을 보충해주는 글루타티온glutathion 같은 영양보충제와 함께 한두 달 정도만 먹는 편이 낫다.

요약하자면 이렇다. 오래 살고 싶다면 세포가 죽어야 할 때 죽고, 살아야 할 때 살도록 해야 한다.

네 번째 기둥. 세포 구속복

세포 사이에는 세포외 기질extracellular matrix이라는 단백질 네트워크가 있다. 세포외 기질은 세포를 스트레스, 외상, 중력으로부터 보호한다. 탱탱한 디저트 젤리를 떠올리면 된다. 세포외 기질이 없다면 우리는 형체를 유지하지 못해서 괴상한 붉은색 액체만 남고 말 것이다. 이제, 똑같은 디저트 젤리지만 너무 단단해서 탱글탱글하지 않고 숟가락으로 뜰 수 없는 젤리를 생각해보라. 그 상태가 항노화 과학자들이 세포외 기질 강직extracellular matrix stiffening이라고 부르는 상태다.

세포외 기질은 세포들을 결합할 뿐만 아니라 조직에 탄력성을 부여한다. 특히 동맥 같은 조직에서 탄력성은 대단히 중요하다. 만약 동맥 조직이 탄력성을 잃게 되면 조직은 딱딱해지고, 몸은 순환계를 통해 혈액을 밀어내기 위해 더 힘들게 일해야 한다. 당연히 고혈압과 심장 질환으로 이어진다.

그렇다면 세포외 기질은 왜 딱딱해질까? 혈액 속의 당은 몸을 순환하면서 단백질과 결합해 염증성 최종 당화산물인 AGE~advanced glycation end product~를 만든다. 당화반응~glycation~은 당이 단백질과 결합하는 과정이다. 염증성 최종 당화합물은 몸에서 노화 과정을 가속하고 산화스트레스를 일으키므로 AGE는 아주 적절한 이름이다.[18]

이렇게 생각하면 쉽다. 설탕이 든 음식을 먹으면, 설탕에서 나온 포도당 분자가 결합할 단백질을 찾아 몸속을 돌아다닌다. 당과 단백질이 결합하면 포도당은 실제로 단백질을 갈색으로 바꾼다. 팬에 설탕과 양파를 넣고 캐러멜화할 때 양파가 갈색으로 변하는 것과 똑같은 화학반응이다. 만약 당신의 혈당이 높다면 최소한 부분적으로는 당신이 몸속을 '캐러멜화'하기로 결정했기 때문이다. 냠냠. 사실 달콤한 일은 아니다.

AGE는 여러 종류가 있다. 콜라겐 중에서는 글루코스페인~glucosepane~이 가장 많으며 당뇨병부터 혈관 기능장애까지 노화 관련 질병을 유도한다. 다행스럽게도 과학자들은 AGE를 분해하고 세포외 기질 강직을 예방할 방법을 찾기 시작했다. 2018년 〈당뇨병~Diabetes~〉지에 글루코스페인의 단백질 교차 결합~cross link~을 파괴하는 효소 네 개를 발견했다는 논문이 발표되었다.[19] 효소의 정확한 작용 메커니즘은 아직 연구 중이며, AGE 분해 과정이 다른 해로운 대사를 일으키는지도 조사 중이다. 하지만 2형 당뇨병 환자나 심장 질환 환자, 혹은 단순히 노화의 기둥을 피하려는 사람 모두에게 매우 희망적인 연구임이 틀림없다.

내 예측대로 글루코스페인 분해 효소가 안전하고 효율적이더라도 애초에 세포외 기질이 딱딱해지지 않게 예방하는 편이 낫다. 그러려면 혈당을 낮춰야 하고, 특히 식사 후 나타나는 혈당 급증 현상을 조심해야 한다. 글루코스페인 농도를 연구한 논문은 보편적으로 나이가 들수록 해로운 AGE 농도가 증가한다고 밝혔다. 당뇨병이 없는 대조군에서도 혈당이 계속 높으면 노화 물질인 AGE가 두 배 이상 급증했다. 슈퍼 휴먼이 되고 싶다면 혈당을 낮추는 일은 필수다. 다행스럽게도 이 일은 생각만큼 어렵지 않다. 혈당을 낮추는 방법은 이어지는 장에서 자세히 설명하겠다.

모든 만성 염증은 단백질 교차결합을 증가시킨다. 혈당이 높으면 염증과 단백질 교차결합이 모두 일어난다는 사실을 이미 설명했으니, 이해할 수 있을 것이다. 혈당을 조절하는 동시에 염증을 일으키는 음식을 먹지 말아야 한다. 특정 음식에 민감하다면 몸은 그 음식을 먹는 순간 염증을 유발하는 면역반응을 시작한다. 이런 일이 계속 일어나면 만성 염증과 과잉의 AGE만 남는다. 어떤 음식에 민감한지 집에서도 검사할 수 있는 좋은 검사법도 있다. 내가 추천하는 것은 뒤에 더 설명하겠지만 바이옴Viome과 에버리웰EverlyWell이다. (알림: 나는 두 곳의 서비스를 모두 이용했다. 나는 바이옴의 투자자이자 자문위원이고, 에버리웰은 내 팟캐스트인 불릿프루프 라디오에서 소개했다.)

다섯 번째 기둥. 세포 밖에 쌓이는 쓰레기

나이가 들면 폐기물인 세포 외 응집체extracellular aggregate가 세포 안팎에 쌓인다. 세포 밖에 축적되는 쓰레기의 주요 성분은 기능장애를 일으킨 기형 단백질로, 보통 아밀로이드amyloids라고 부른다. 아밀로이드가 쌓이기 시작하면 서로 달라붙어 아밀로이드반amyloid plaque이라는 덩어리를 형성한다. 아밀로이드반은 건강한 세포의 상호작용에 끼어들고 달라붙어 일을 망치면서 노화와 질병을 일으킨다.

아밀로이드는 싱크대를 막은 찌꺼기와 같다. 젊을 때는 싱크대가 조금 막혀도 영향을 받지 않는다. 머리카락 한 가닥이 있어도 물이 쉽게 배관을 통과하는 것처럼 말이다. 하지만 배관에 점점 더 많은 찌꺼기가 쌓이면 물은 점점 더 느리게 빠진다. 바로 이것이 우리가 나이 들면서 서서히 마모되는 과정이다.

알츠하이머병 환자의 뇌에는 특정 유형의 플라크가 축적된다. 이것은 베타 아밀로이드β-amyloids라고 부르는 단백질 응집체. 하지만 알츠하이머병에 걸리기 한참 전이라도 비슷한 플라크가 생기면 인지기능이 손상될 수 있다. 2형 당뇨병의 경우, 랑게르한스섬(췌장 내에 섬 모양으로 산재하는 내분비세포군-역주) 내 아밀로이드islet amyloid라는 단백질 응집체가 인슐린 분비를 억제한다. 단백질 응집체는 심장도 딱딱하게 만든다. 이 증상을 노인성 심장 아밀로이드증senile cardiac amyloidosis이라고 부르며 심부전의 주요 원인이다.

그렇다면 애초에 단백질을 서로 달라붙게 만드는 원인은 무엇일까?

아밀로이드의 문제점은 다양한 이유로 여러 조직에 쌓인다는 점이며, 아밀로이드가 축적되는 원인은 아직 알 수 없다. 면역계가 자신의 건강한 세포를 공격하는 자가면역autoimmunity이 아밀로이드가 축적되는 것을 더 악화시키며, 인구의 최소 30%가 여러 형태의 자가면역질환을 앓고 있다. 최근 쥐를 대상으로 한 논문은 인슐린 농도가 낮으면 뇌에 아밀로이드가 형성된다고 주장했다.[20] 그렇기 때문에 계속 저탄수화물 식단을 먹어서 케토시스 상태를 끝없이 유지하면 안 된다. 주로 저탄수화물 식단을 먹고, 가끔은 평균적인 탄수화물 식단을 먹으면서 설탕과 나쁜 지방을 항상 경계하면 오래 살 수 있다. 낮은 인슐린 농도는 높은 인슐린 농도보다 더 해롭다. 물론 어느 쪽이든 당신을 최상의 상태로 만들지는 못하겠지만 말이다.

자가면역질환이 없더라도 식품 감수성food sensitivity이나 끝없는 감정적 스트레스에서 일어나는 염증이 아밀로이드 축적을 일으킬 수 있다. 여기에 더해 AGE도 함께 축적될 것이다. 아밀로이드는 어떤 이유로든 만성 염증이 오래 지속될 때 형성되는 것으로 보인다. 민감한 식품 섭취를 피해서 염증을 줄이고, 식품 감수성을 진정시키는 방법을 익혀야 한다. 자기 몸과 조화를 이루지 못하는 음식을 먹는다면 염증이 심해져서 여러 측면에서 노화가 일어날 것이다. 오랫동안 스트레스를 받아도 같은 일이 일어난다.

좋은 소식은 조기 노화를 일으키는 단백질 축적을 부분적으로 방해하거나 줄이는 간단한 전략이 있다는 점이다. 가장 좋은 것은 다음 장에서 소개할 음식을 더 많이 먹어서 몸속 재활용 프로그램인 자가소화작용을 촉진하는 방법이다. 그러면 단백질 응집체를 분해해서 해로운 플라크가 형성되지 않을 것이다. 단식도 좋은 방법이다.

버크노화연구소의 교수인 고든 리스고 박사는 비타민 D가 단백질이 고유한 형태를 잃고 서로 엉겨 붙지 않도록 예방한다는 사실을 발견했다. 현대인의 비타민 D 결핍은 흔하다.[21] 따라서 알츠하이머병이 증가하는 이유가 사람들이 아밀로이드반 형성을 억제하는 비타민 D를 충분히 섭취하지 않기 때문이라는 의구심이 높아지고 있다.

유독성 중금속과 아밀로이드 사이의 연관성도 명확하다. 미국 신경학회 논문은 구리가 몸속에 과량으로 축적되면 몸은 스스로 단백질 응집체를 제거하지 못한다고 주장했다.[22] 구리는 몸에서 일어나는 여러 기능에 꼭 필요하지만, 너무 많으면 독이 된다. 알츠하이머병 환자의 뇌와 혈관에 과량의 구리가 있다는 연구 결과도 발표됐다. 또 다른 중금속인 카드뮴은 뇌에서 단백질 응집체 형성을 촉진하며, 건강한 뇌보다 알츠하이머병 환자의 뇌 조직에서 많이 발견된다.[23]

리스고 박사 연구팀은 킬레이트제(chelator)가 쥐의 단백질 응집체 형성을 억제했다고 밝혔다. 킬레이트제는 중금속과 결합해서 해독작용을 돕는 작은 분자다. 오늘날 현대인들의 중금속 노출은 수십 년간 계속해서 증가해왔고, 내게 중금속 제거는 오랫동안 최우선 과제였다. 당신이 어디에 살든, 무엇을 먹는지와 관계없이 중금속의 체내 농도가 정상 수치보다 높을 위험은 항상 존재한다. 매년 약 2.7kt의 수은이 버려지고, 납, 비소, 카드뮴이 대기, 물, 음식, 약품, 공산품에서 검출된다. 유기농 케일에는 특정 중금속이 높은 농도로 들어있다.

중금속은 아밀로이드 축적을 유도하고 미토콘드리아 기능장애도 일으킨다.[24] 소량의 납, 수은, 니켈, 우라늄, 비소, 카드뮴에 단기간만 노출되어도 미토콘드리아의 에너지 생산능력이 떨어지면서 미토콘드리아의 사멸이 증가한다.[25] 우리가 깨닫지 못하는 사이에 중금속은 이미 우리 몸에 들어와 바로 지금, 노화를 일으키고 있다. 중금속 섭취를 피하고 해독하는 방법은 이 책의 제2부에서 설명하겠다.

여섯 번째 기둥. 세포 내에 쌓이는 찌꺼기

찌꺼기는 세포 밖에 쌓인다. 하지만 거의 모든 세포에는 리소좀lysosome이라는 찌꺼기 처리 시스템이 내재한다는 좋은 소식도 있다. 리소좀은 온갖 불필요한 찌꺼기 물질을 깨끗이 소각해서 세포가 최적의 상태에서 일할 수 있도록 돕는다.

이 리소좀이 특정 물질을 분해하지 못해 소각할 수 없게 되면 찌꺼기는 세포 내에 축적된다. 그러면 찌꺼기가 세포에 가득 쌓이고 결국 세포 기능이 멈춘다. 이 과정을 세포 내 응집intracellular aggregation이라 한다. 대다수 세포에서 세포 내 응집이 일어나면 결국 세포 소실과 조직 위축증을 일으키게 된다.

세포 내에 찌꺼기가 쌓이는 이유는 두 가지가 있다. 첫째는 리소좀 자체가 손상되어 제대로 작동하지 않을 경우다. 리소좀은 60여 종 이상의 효소를 이용해서 찌꺼기를 분해한다. 이 효소들을 만드는 유전자에 돌연변이가 일어나면 리소좀은 제 기능을 하지 못하게 된다. 또 리소좀은 활성산소가 과량으로 있어도 손상되는데, 미토콘드리아가 비효율적으로 작동하면 활성산소가 과잉으로 발생한다.

하지만 세포에 찌꺼기가 쌓이는 가장 큰 이유는 음식을 너무 많이 먹어서 리소좀이 감당할 수 없기 때문이다. 리소좀이 완벽하게 작동해도 찌꺼기가 너무 많으면 모두 소각하기 어렵다. 이 찌꺼기들은 모두 AGE로, 몸속에 있는 당으로 만든 것이 아니라 음식으로 먹은 AGE다. 몸 안에서 당과 단백질이 결합하면 양파를 캐러멜화하는 경우와 같다고 설명한 것을 기억하는가? 그렇다, 캐러멜화한 단백질, 즉 숯불에 고기를 직접 굽거나, 석쇠에 굽거나, 당과 함께 조리한 고기를 먹어도 똑같은 결과가 나온다. 우리가 먹는 AGE는 세포 속에 박혀서 리소좀이 제거할 수 없다.

시간이 지나면 이런 물질이 쌓이면서 세포 기능을 점점 마비시킨다. 그러면 혈당 조절 능력에 영향을 미쳐서[26] 암과[27] 심장 질환 발생 위험도[28]를 높이는데, 이 현상이 뉴런에서 일어나면 알츠하이머병이 생긴다.[29]

기름에 튀기거나 불에 검게 그슬리거나 까맣게 탄 고기는 모두 대량의 AGE를 함유한다. 따라서 이런 음식들을 자주 섭취하면, 세포 리소좀에 과부하가 걸리고 세포를 찌꺼기로 가득 채우게 된다. 그러면 '네 살인자'에 걸릴 위험도가 급격하게 높아진다. 2019년 〈영국의학저널British medical journal〉에 발표된 논문에서 50~79세 여성 10만 명의 식습관을 수년 동안 조사했다. 연구자들은 생활습관, 전체적인 식단의 질, 교육 수준, 가계 소득 등 잠재적인 영향 인자를 보정한 뒤, 튀긴 음식을 정기적으로 먹는 습관 자체가 사망 위험률을 높인다는 사실을 발견했다. 튀긴 음식은 탄 고기와 비슷한 화학 과정을 거치므로 AGE를 함유하고 있으며, 특히 심장 관련 사망률을 높인다. 튀긴 음식을 하루에 한 번 이상 먹는 사람은 심장 질환으로 인한 사망 위험률이 그렇지 않은 사람보다 8% 이상 높다. 튀긴 음식을 먹지 않는 사람과 비교할 때, 특히 후라이드 치킨을 하루 한 번 이상 먹는 사람은 그렇지 않은 사람보다 원인에 상관없이 사망 위험 도가 13% 더 높았고, 심장 질환 사망률도 12% 이상 높았다.[30]

　나도 안다. 상당히 충격적인 이야기다. 이십 대의 나는 고기 굽기의 달인이었다. 불에 직접 구운 고기를 너무 좋아했지만, 지금은 깨끗하고 높은 효율을 자랑하는 내 세포를 더 사랑한다. 다만 목초를 먹여 키운 소 고기 스테이크를 까맣게 태우지 않고 굽는다면, 먹을 만한 가치가 있다.

일곱 번째 기둥. 짧아지는 텔로미어

신발 끈이 풀어지지 않도록 끝에 달아놓은 플라스틱 팁을 떠올려보라. 텔로미어telomere는 바로 이런 역할을 한다. DNA 끝에 붙어서 염색체가 마모되어, 즉 노화되어 풀리는 일을 방지한다. 텔로머레이스telomerase라 는 효소가 텔로미어를 복구하지만 이 보호캡은 시간이 지나면 자연스럽 게 짧아진다. 세포가 분열할 때마다 텔로미어도 짧아지기 때문이다. 나 이 들면서 세포를 보호할 수 없을 때까지 텔로미어는 계속 닳아서 짧아 진다. 여기까지 오면 세포는 성장을 멈추거나 세포자살을 한다. 사실 텔 로미어가 세포를 영원히 보호하지 못하기 때문에 세포는 죽기 전까지 분

열할 수 있는 횟수가 정해져 있다. 이를 헤이플릭 한계Hayflick limit라고 한다.[31]

짧아지는 텔로미어는 약해지는 면역계와 만성질환 및 퇴행성 질환과 관련 있다. 심장 질환이나 심부전,[32] 암,[33] 당뇨병,[34] 골다공증osteoporosis[35] 같은 질병이 대표적이다. 텔로미어가 짧아지는 속도는 노화 속도를 결정하는 데 아주 중요하다. 과학자들은 텔로미어 길이가 사람의 생물 나이를 나타내는 신뢰할 만한 지표라고 본다. 생물 나이는 매년 저절로 늘어나는 생활연령과는 다르다. 텔로미어 길이가 동년배 평균보다 짧은 사람은 텔로미어 길이가 긴 동년배보다 심각한 질병에 걸리고 일찍 사망할 위험이 높다.[36] 한 연구에 따르면, 60세 이상에서 평균보다 짧은 텔로미어를 가진 사람은 평균 텔로미어 길이를 가진 사람보다 심장 질환으로 사망할 위험이 세 배나 더 높다. 감염질환으로 사망할 위험은 평균 텔로미어 길이를 가진 사람보다 여덟 배나 더 높다.[37]

텔로미어 길이를 길게 유지하는 일은 정말 중요하다. 텔로미어 길이를 늘이는 방법에 관한 논문도 있지만, 그것이 확실한 방법이라는 증거가 아직 충분하지 않다. 하지만 나는 텔로미어가 짧아지는 원인 몇 가지를 알고 있고, 텔로미어를 보호하는 방법도 알고 있다. 흥미롭게도 텔로미어 길이가 짧아지는 현상과 스트레스 사이에는 직접적인 연관성이 있는 것으로 보인다. 한 논문에 따르면, 가장 심각한 스트레스를 받는 여성의 텔로미어 길이는 스트레스를 덜 받는다고 응답한 여성의 텔로미어보다 십 년 만큼 더 짧았다.[38] 이것은 매우 중대한 발견이다. 심리적 스트레스가 환경 스트레스와 마찬가지로 생리적인 영향을 미친다는 증거이기 때문이다. 심리적인 스트레스와 생리적인 스트레스는 모두 몸에서 산화 스트레스를 높이는 데 연관있으므로 일리가 있다.

운동은 텔로미어가 너무 빨리 짧아지지 않도록 예방하는 주요한 방법이다. 독일 과학자들은 네 개의 집단에서 텔로미어 길이를 관찰했다. 정적인 생활을 하는 청년 집단과 중년 집단, 그리고 활발한 활동을 하는 청년 집단과 중년 집단이다. 청년 집단은 두 집단 사이에 큰 차이가 없었다. 그러나 중년 집단은 텔로미어 길이가 놀라울 정도로 달랐다. 정적인 생활을 하는 중년 집단의 텔로미어는 청년보다 길이가 40%나 짧았지만, 활발한 활동을 하는 중년 집단의 텔로미어는 청년보다 10%가 짧았을 뿐이다. 다시 말하면, 활발한 활동을 한 중년은 텔로미어 길이가 짧아지는 것을 75%나 방지한 셈이다.[39] 운동이 스트레스와 염증을 크게 줄여준다는[40] 사실을 이 결과로 설명할 수 있을 것이다.

텔로미어 길이를 늘일 수 있다는 희망적인 연구 결과는 두 가지다. 하나는 에피탈론Epitalon이라는 합성 펩타이드인데, 솔방울샘pineal gland이 만드는 에피탈라민epithalamin을 모방해서 만들었다. 2003년부터 연구했지만 아직 누구도 상용화하지 못했다. 에피탈론을 쥐에 주사하면 텔로머레이스를 활성화하면서[41] 세포자살을 유도하고, 암세포 성장을 억제하여[42] 쥐의 수명이 13.3% 연장된다.

나와 똑같은 몸을 가진 어떤 이는(흠흠) 지난 몇 년 동안 몇 달 간격으로 열흘씩 에피탈론을 주사했다. 물론 에피탈론은 효과가 있지만 사용승인을 받지 못했고, 앞으로도 승인받을 가능성은 없을 것이다. 사실 에피탈론 같은 항노화 물질은 종종 애매한 상태로 방치되곤 한다. 제약회사는 특허를 받지 못하는 약은 개발하지 않는다. 즉 FDA가 신약을 승인하기 전에 요구하는 대규모 연구에 돈을 들이지 않는다는 뜻이다. 그 결과 에피탈론은 온라인에서만 구할 수 있으며, 판매처가 제대로 된 곳인지도 확인할 수 없다. 내 경우 위험 대비 수익률이 높았지만 당신도 그러리라고는 장담할 수 없다.

두 번째 보충제는 TA-65로 사이클로아스트라제놀cycloastragenol 성분의 상표명이다. TA-65도 텔로머레이스를 활성화한다.[43] 아유르베다 약초 중 하나인 황기 추출물을 농축했다. 아직 수명을 연장한다고 증명되지 않았으므로 법에 따라 TA-65 제조업체는 '항노화' 약품이라고 광고할 수 없다. 하지만 TA-65를 연구한 결과 사람의 텔로미어 길이를 늘이고 오래된 세포를 구해서 건강 수명과 관련된 생물학적 지표를 개선했다. 단점은 꽤 비싸다는 것이다. 스트레스를 많이 받거나 노화가 너무 빨리 일어난다고 느낀다면, 그리고 TA-65 값이 부담되지 않는다면 훌륭한 보충제다. 참고로 TA-65는 복제약도 구할 수 있다.

텔로미어 길이를 유지하는 방법을 알아내기 전까지는 과다한 환경 스트레스를 피하고 심리적 스트레스를 줄이는 대책을 세우면 좋은 출발점이 될 것이다. 동시에 피할 수 없는 스트레스는 질 좋은 수면으로 풀어야 한다.

이제 단순한 치료법, 즉 좋은 음식, 올바른 환경, 적절한 운동, 스트레스 조절, 질 좋은 수면이 '네 살인자'를 모두 피하는 최상의, 그리고 가장 효율적인 방법이라는 사실을 아마 깨달았을 것이다. 심지어 이 방법은 노화를 이끄는 일곱 기둥 상당수를 지연시키거나 되돌릴 수도 있다.

그렇다. 당신 생각이 맞다! 미토콘드리아를 손상시켜 노화를 일으키는 주요한 원인 대부분은 먹는 음식, 환경, 질 나쁜 수면에서 온다. 따라서 노화를 되돌리는 방법으로 넘어가기 전에, 죽음을 피하는 중요한 방법을 더 자세히 살펴보도록 하자. 솔직히, 죽고 나면 슈퍼 휴먼이 다 무슨 소용인가?

죽음을 피하고 싶은가?
그렇다면 지금 당장 아래 사항을 실천하라!

- 죽음에 저항하는 좀비세포를 아미노에탄올포스페이트, 피세틴, 파이퍼롱구민 같은 천연화합물이나 의약품으로 제거하라.

- 라파마이신이나 메트포르민 같은 항노화 약품을 주치의에게 처방받아라.

- 튀기거나 불맛을 내려고 검게 그슬리거나 까맣게 태운 고기를 먹지 않는다. 건강하게 오래 사는 데 전혀 도움이 되지 않는다.

- 스트레스를 조절하라. 명상과 요가를 하고 질 좋은 수면을 취하며, 당신을 지치게 하는 일은 다른 사람에게 넘겨라. 이것은 제멋대로이거나 이기적인 태도가 아니다. 오래, 그리고 충만한 삶을 살기 위해 필요한 일이다.

- 위험한 기형 단백질을 만드는 상황을 피하려면 비타민 D를 섭취해야 한다.

- 자신에게 맞지 않는 음식이 무엇인지 최대한 조사해라. 식단에서 식품을 하나씩 빼는 제외식이법이나 식품 감수성 검사를 이용한다. 맞지 않는 음식을 찾으면 섭취를 중단하라.

음식은 노화를 막는 보약이다

염증 때문에 기분이 나빠지고 노화 속도가 빨라진다는 사실이 확실해졌다. 그때는 나 자신에게 충분한 실험을 하고, 절반의 성공을 거둔 뒤였다. 내가 느끼는 기분, 몸의 움직임, 염증이 일어나는 과정, 이 모든 것이 노화 속도를 촉진하며, 이 과정에는 내가 조절할 수 있는 모든 요인 중에 음식이 가장 큰 영향을 미친다는 사실을 알게 되었다. 이런 나의 경험과 함께 의학 논문, 생화학 지식, 실리콘밸리 보건연구소 전문가에게서 뽑아낸 지식을 이용해서, 어떤 음식과 화합물이 미토콘드리아를 활기차게 하고 염증을 줄이는지, 반대로 어떤 음식이 염증을 일으키고 미토콘드리아 기능을 방해해서 노화를 촉진하는지를 최종적으로 분류했다. 다행히도 몸에 좋은 음식은 대개 맛도 좋았다!

몇 년 후, 나는 세상을 바꾼 500여 명을 인터뷰해서 《최강의 인생》을 출간했다. 나는 이 슈퍼스타들의 성공 비결과 공통적인 특징을 알고 싶었다. 인터뷰 결과, 성공한 사람들은 자신을 개선하는 최고의 방법이 좋은 음식을 먹는 일이라는 사실을 알고 있었다. 각 개인의 상태에 따라 몸에 가장 좋은 음식이 달랐다. 영양은 슈퍼 휴먼의 생명 활동뿐만 아니라 성공에도 꼭 필요한 요소다.

◀ 곡물, 글루텐, 포도당 그리고 글리포세이트(맙소사!)

나는 이십 대 중반에 다양한 형태의 저탄수화물 고단백질 식단으로 지방 22kg을 빼고, 염증을 줄이며, 에너지를 얻고, 성격을 긍정적으로 바꾸는 방법을 알아냈다. 그러자 행복해지고 화가 줄었으며, 친구가 많아지고 에너지도 넘쳤다. 식단에 든 무엇인가가 이 놀라운 변화를 끌어낸 것이 확실했다. 다양한 탄수화물을 실험해본 결과, 내 경우에는 글루텐이 주범이었다. 소장이 글루텐에 과민반응하는 셀리악병celiac disease이 있지는 않았지만, 내 몸은 글루텐을 잘 견디지 못했다. 결국 몸이 만성 염증을 일으키면서 성격도 바뀌었고, 긍정적인 성격과는 멀어져 버렸던 것이었다.

어쩌면 당신은 글루텐이 몸에 해롭다는 말을 들은 적이 있을 것이다. 그러나 셀리악병 환자만 글루텐을 피하면 된다는 식의 잘못된 정보였을지도 모른다. 유감스럽게도, 셀리악병 환자가 아니더라도 밀의 섭취는 우리 모두에게 노화를 일으킨다는 연구 결과가 매우 많다. 글루텐뿐만 아니라 밀 단백질도 마찬가지다. 밀은 염증과 소화기관 통증을 일으키며, 자가면역질환을 유도한다. 또한 조눌린zonulin을 과량으로 분비하도록 자극해서 많은 문제를 일으키기도 한다. 조눌린은 소화관을 둘러싼 세포 사이의 치밀 이음부tight junction 투과성을 조절하는 장내 단백질이다. 자신이 밀을 섭취해도 아무 문제없다고 생각할 수 있지만, 사실 조눌린은 소화관에서 조용히 제 할 일을 한다.

조눌린이 과량으로 분비되면 소화관 세포 사이의 틈새가 벌어지면서 세균과 세균독소, 소화되지 않은 음식이 혈액으로 흘러 들어간다. 지질다당류lipopolysaccharides, LPS라고 부르는 이 독소는 우리 몸 전체에 염증을 일으킨다. 그러면 노화가 일어나고,[1] 지질다당류가 일으키는 반응이 몸에 축적되면서 건강에 점점 더 악영향을 미친다.[2] 당신이 글루텐을 어떻게 생각하든, 그와 상관없이 지질다당류는 노화를 꾸준히 촉진한다.

글루텐은 뇌로 들어가는 혈류량을 줄이고, 갑상선 기능을 억누르며,[3] 비타민 D 저장량도 감소시킨다.[4] 앞서 설명했듯이, 비타민 D가 결핍되면 단백질 형태가 어그러지면서 서로 엉겨 붙어 노화를 일으키는 위험한 플라크가 쌓인다.

글루텐에 관한 최근 연구 결과를 알고 있다면 아마 혼란스러울 것이다. 거대 식품 기업은 글루텐을 먹으라고 권하지만, 노화 예방의 최전선에 서 있는 전문의는 글루텐을 먹지 말라고 권한다. 글루텐을 피하려고 밀 대신 다른 곡물을 먹는 사람도 있을 것이다. 그러나 불행히도 대부분 곡물에는 식물 독소가 들어있으며, 이는 식물이 자신의 포식자를 물리치려고 만든 것이다. 곡물이 재배되고 저장되는 동안 곡물에 기생하는 곰팡이가 만든 독소도 적지 않게 들어 있다. 게다가 곡물을 재배할 때 라운드업이라는 제초제를 살포하는데, 이 라운드업의 주요 성분은 글리포세이트glyphosate다.

2015년 5월, 세계보건기구WHO는 글리포세이트가 '사람에게 암을 일으킬 가능성이 있다'라고 발표했다. 글리포세이트가 종양을 성장시키고 암을 일으킬 확률이 높다는 동물 실험 결과에 근거한 것이다. 세계보건기구 조사 결과는 글리포세이트가 유전자에도 독성을 나타내서 DNA 돌연변이를 일으킬 수 있으며, 산화스트레스도 높인다고 했다. 이는 염증 반응의 계기가 되어 노화를 촉진한다. 글리포세이트는 에스트로겐estrogen 유사 물질이기도 하다. 글리포세이트가 생체 외 실험에서 인간 유방암 세포의 성장을 촉진하는 이유는 아마 이 때문일 것이다.[5] 라운드업 자체는 미토콘드리아에 직접적인 독성을 나타내고[6] 인간 태반 세포에는 글리포세이트만 노출했을 때보다 더 강한 독성을 보인다.[7]

여기서 더 걱정스러운 점은 글리포세이트의 앞에 붙은 '글리-'라는 접두어가 글리신glycine을 나타낸다는 점이다. 글리신은 피부 결합 조직을 구성하는 단백질인 콜라겐에 많은 아미노산이다. 글리포세이트는 사실 메틸포스포닐기가 붙은 글리신 분자로, 화학무기의 전구물질이기도 하다. 즉, 글리포세이트가 몸속에 들어오면 글리신처럼 콜라겐에 끼어들 수 있다는 뜻이다. 2017년 보스턴대학교 공중보건학과는 글리포세이트가 글리신을 대체하면서 신장 건강에 꼭 필요한 여러 단백질을 붕괴시키며, 이로 인해 신장 질환이 일어날 수 있다는 논문을 발표했다.[8] 덧붙이자면, 사람 피부는 콜라겐으로 구성된다. 주름이 더 생긴다고 해서 수명이 줄어들지는 않지만, 되도록 젊어 보이는 편이 당연히 기분이 좋다.

지구에 글리포세이트 8,573kt을 더 살포하기 전에, 몸에서 글리신이 글리포세이트로 대체되면 다른 질병에 어떤 영향을 미치는지 더 깊이 연구해야 한다. 지금으로선, 원치 않는 노화를 막으려면 글리포세이트를 피하는 것으로도 충분하다고 말하겠다. 글리포세이트를 피하려면 최소한 미국에서는 곡물을 먹지 말아야 한다. 이 일은 생각만큼 쉽지 않다. 재배하는 곡물에만 라운드업을 살포하는 것이 아니라 재배하는 채소와 과일, 가축에게 먹이는 곡물에도 보통 라운드업이 뿌려지기 때문이다. 즉, 옥수수와 곡물류가 들어 있는 거의 모든 제품과 산업적으로 길러지는 가축들, 유기농 제품이 아닌 우유, 요구르트, 치즈 같은 동물성 식품 모두에 글리포세이트가 숨어있다는 뜻이다.

2018년에 발표된 보고서는 유명한 식사대용 시리얼과 가족을 위한 건강 제품으로 광고한 여러 상품에서 적지만 유의미한 양의 글리포세이트가 검출됐다고 발표했다. 당시 많은 부모들이 충격받았다. 나 역시 비육장에서 키운 닭으로 만든 닭 뼈 육수 광고를 봤을 때 똑같이 경악했다. 닭 뼈 육수는 훌륭한 콜라겐 공급원이지만, 일반 비육장에서 키운 닭 뼈로 만들면 글리포세이트 폭탄이나 다름없기 때문이다.

글리포세이트 때문에 식재료를 어디에서 구해야할지 고민하게 되었다. 여러 해 동안 고심한 끝에, 가족이 먹을 식품을 직접 재배할 수 있는 유기농 농장으로 이사하기로 결정했다. 이곳에서는 가축도 직접 키울 수 있었고 우리가 키우지 않는 가축은 이웃과 교환할 수도 있었다. 그러나 이사 전 이미 내 건강은 놀라울 정도로 좋아졌다. 그저 식단에서 곡물을 제외하고, 유기농 식품과 목초를 먹인 동물성 식품으로 바꾸기만 했는데도 말이다. 이런 식품은 농산물 직판장과 식품점에서 구매했다.

이런 변화에도 불구하고 여전히 나는 혈당을 조절하는 방법을 알아내야 했다. 더 중요한 점은 내가 노화에 매우 중요한 역할을 하는 고혈당을 박살 낼 방법을 알아냈다는 사실이다. 과거에 나는 수없이 많은 식이 요법을 시험하면서 저지방, 저칼로리, 고탄수화물 아침 식단도 먹었다. 그러자 내 몸은 세포가 에너지를 만들어내도록 인슐린을 분비해서 당을 세포에 운반했다. 이 과정은 혈당을 급격하게 높였다가 떨어뜨렸고, 내 교활한 본능은 더 많은 에너지를 빨리 만들 수 있게 음식을 먹으라고 아우성쳤다. 익숙한 이야기 아닌가? 당을 향한 갈망은 우리가 굶주려 죽지 않도록 설계된 본능이다. 하지만 우리가 오래 사는 데는 도움이 되지 않는 게 확실하다! 혈당이 잠시라도 급격히 높아졌다가 떨어지면 동맥 안쪽에 손상을 일으키고 심혈관계 질병을 유발한다.

나도 모르는 사이에 독소가 든 무언가를 먹어서 간에서 여분의 에너지를 사용해 독소를 걸러내는 상황도 흔한 시나리오다. 물론 이때는 간이 독소를 산화하는 데 사용할 에너지를 만들어야 하므로 당을 향한 갈망이 더 심해진다. 내 삶 전체가 당을 향한 갈망에 지배당하고 있었다! 내 기억으론 이 일은 아주 오래전부터 시작되었다. 당을 향한 갈망에 굴복하고 망할 설탕, 혹은 정제 탄수화물을 먹으면 당연하게도 상황은 더 나빠졌다. 더 높은 혈당은 더 큰 에너지 충돌을 뜻한다. 더불어 산화스트레스가 더 많아지며[9] 당이 조직의 단백질과 교차 결합해서 생기는 AGE가 계속 만들어진다는 뜻이기도 하다. 당신은 당이 노화를 일으킨다는 사실을 알고 있을 것이다. 그러나 당을 먹지 않는 방법이나 너무 많은 당과 너무 많은 단백질의 치명적인 결합이 만들어내는 결과는, 아마 모를 것이다.

◀ 채식의 함정

그때 나는 콜린 캠벨과 토마스 캠벨의 저서 《건강, 음식, 질병에 관한 오해와 진실》을 읽었다. 동물성 식품 섭취와 수많은 질병 사이의 연관성을 처음으로 주장한 도서로, 여기에는 '네 살인자'도 포함되어 있다. 이 책의 내용을 그대로 소개하자면, 죽음을 피하는 최고의 방법은 동물성 식품을 완전히 끊는 것이다. 어쨌든 노화 예방의 첫 번째 단계가 죽지 않는 것이고, 내 연구가 아직 끝나지 않은 상태였기 때문에 그 책 내용대로 동물성 식품을 모두 끊기로 했다.

나는 익힌 채소도 먹지 않는 완전 생채식주의자가 되었고, 이 식단을 완벽하게 실천했다. 새싹을 키우는 화분과 세계 최고의 성능을 자랑하는 블렌더를 사고, 블렌더로 만든 그린 스무디와 샐러드볼만 먹으면서 적정 칼로리를 채우려 노력했다. 이 식단은 성공적이었다. 잠깐은. 내 몸무게는 83kg까지 빠졌는데, 키 195cm의 남자치고는 너무 가벼웠다. 또 넘쳐나는 에너지에 늘 들뜨고 공중에 붕 떠 있는 기분이 들었다. 통증이 늘어나고 몸이 뻣뻣해지는 현상이 나타났지만, '해독 과정' 중이기 때문이라고 확신했다. 친구들은 내가 수척해졌다며 걱정하기 시작했고, 내 기분은 곧 곤두박질쳤다. 치아가 예민해지면서 부러지기 시작하고, 몸에 항상 한기가 들었기 때문이다. 영양학을 상세히 배우고 식사 준비에만 하루 두 시간을 쏟는데도 영양실조에 걸렸다는 사실은 확실했다.

나중에야 내가 '채식의 함정'에 빠졌다는 사실을 알았다. 동물성 지방을 포함하는 식단에서 식물성 오메가-6 불포화지방이 대부분인 식단으로 바꾸면 실패하기 쉽다. 식물성 기름은 갑상선 호르몬과 수용기의 결합을 방해해서 갑상선 기능을 억제한다.[10] 처음에는 갑상선 호르몬이 일시적으로 증가하면서 모자라는 에너지를 상쇄하려 하므로 기분이 좋아진다. 이것이 내가 붕 뜬 기분을 느끼고 몸무게가 줄어든 이유였다. 하지만 부적합한 영양소를 계속 먹으면 몸은 고통을 겪기 시작한다. 세포가 효율적으로 에너지를 생산하는 데 필요한 알맞은 영양소를 공급받지 못해서 몸속 대사과정이 점차 느려지기 시작한다. 대사가 느려지면 몸무게가 쉽게 늘어나는 데 그치지 않는다. 뇌도, 에너지 생산도, 몸속 모든 과정도 느려진다.

내가 채식 식단을 실천하는 6주 동안에는 기분이 좋았다. 채식 식단이 내 건강 문제의 해결책이라고 확신했다. 넘쳐나는 에너지가 사실은 굶주림에 스트레스받은 동물이 먹이를 잡기 위해 쥐어짠 마지막 힘이라는 것을 전혀 몰랐다. 이미 채식 식단이 더 많은 에너지를 준다고 확신한 나는, 채식의 해악이 나타났을 때 이 문제를 '채식으로 해결하겠다'는 논리적인 결정을 했다. 바로 이것이 채식의 함정이다. 일단 채식으로 좋아졌다고 확신하면 처음에 잠시나마 '실제로' 좋았기 때문에 나중에 에너지가 떨어지고 건강이 나빠져도 식단을 점검할 생각을 하지 못한다.

다행스럽게도 무슨 일이 일어나는지 깨닫는 데는 6개월밖에 걸리지 않았다. 더 많은 연구 끝에 나는 식단에 고기를 다시 넣기로 했다. 그때쯤 나는 과하게 구운 고기를 먹으면 생기는 AGE의 위험성을 알고 있었으므로, 짧은 기간 동안 익히지 않은 잡식성 식단을 먹었다. 가끔 회를 먹었고, 얇게 썬 스테이크를 사과식초apple cider vinegar에 재워서 세균을 제거한 뒤, 샐러드에 얹어 먹었다. 여기에 날달걀 노른자와 익히지 않은 버터를 함께 먹자 곧바로 건강 상태가 나아졌다.

《건강, 음식, 질병에 관한 오해와 진실》을 다시 읽어본 나는 심각한 오류를 몇 가지 발견했다. 예를 들어 저자들은 모든 동물성 단백질이 암을 일으킨다고 주장했는데, 그 근거는 과량의 카제인을 섭취한 쥐가 카제인을 섭취하지 않은 쥐보다 간암 발생 확률이 높기 때문이었다. 하지만 카제인은 유제품에 든 단백질로, 각기 다른 기능을 하는 수천 가지 동물성 단백질 중 하나에 불과하다. 또 여기에 인용한 연구 결과는 동물성 식품의 종류나 동물 종은 고려하지 않았고, 동물이 섭취한 먹이나 육류 저장 방식이나 요리 방법도 고려하지 않았다. 하지만 바로 이런 요인이 동물성 식품이 노화를 일으키는 여부를 결정한다. 우리가 먹는 수많은 육류도 마찬가지다. 오래 살고 싶으면 육류를 너무 많이 먹지 말고, 특히 저급한 육류는 먹지 말아야 한다.

완전한 생채식주의자로 살았던 시간은 즐겁지 않았다. 그래도《건강, 음식, 질병에 관한 오해와 진실》은 가치 있는 책이다. 식단에서 동물성 식품을 제외하지 않았더라면, 대부분의 사람들이 단백질을 너무 많이 섭취하고 있다는 연구 결과를 접할 기회가 없었을 것이다. 450g의 스테이크나 닭고기를 매일 먹는 식단과 단백질을 수십 그램만 먹는 식단은 결과가 다르다. 또 단백질을 전혀 먹지 않아도 결과가 완전히 다르다.

다시 고기를 먹게 되니, 동물성 식품을 먹지 않았을 때 염증이 줄어든 이유가 궁금해졌다. 나중에 과량의 단백질, 특히 동물성 단백질이 염증을 일으킨다는 사실이 밝혀졌다. 대부분의 동물성 단백질은 메티오닌methionine처럼 특별한 아미노산을 함유하는데, 과량 섭취하면 염증과 노화를 일으킨다(여기서 메티오닌을 매우 적게 함유한 콜라겐 단백질은 예외다). 제약 연구에서는 이를 뒤집힌 U자형 반응 곡선이라고 부른다. 약물 복용량에는 '골디락스 존'이 있는데, 너무 적거나 너무 많으면 약물 효과가 나지 않는다는 뜻이다.

심사숙고해야 한다. 동물성 단백질이 많은 식단을 택한 사람은 그렇지 않은 사람보다 18년 안에 온갖 원인으로 사망할 위험이 75% 높아진다. 암으로 사망할 위험은 400% 높아지고, 당뇨병으로 사망할 위험은 500% 높아진다.[11] 슈퍼 휴먼과는 완전히 거리가 멀어진다. 또 다른 논문에서는 단백질 섭취를 제한하면 수명을 최대 20%까지 늘릴 수 있다고 주장했다. 아마 단백질을 적게 먹으면 메티오닌 섭취량도 줄어들기 때문일 것이다.[12]

섭취하는 단백질 종류는 단백질 섭취량만큼 중요하다. 문제의 단백질이 탔거나 튀긴 고기에서 얻은 것이라면 고민할 필요도 없다. 항생제를 투여해서 산업적으로 기른 육류도 마찬가지다. 하지만 목초를 먹여 키운 동물이나 자연산 생선, 헴프hemp(산업용 대마-역주) 같은 식물을 적당하게 익힌 단백질이라면, 간단한 공식으로 매일 먹을 정확한 양을 계산할 수 있다. 날씬한 사람은 몸무게 1kg당 1.1g의 단백질을 먹을 수 있다. 운동선수나 노인(65세가 넘으면 단백질 과다섭취에 따른 위험이 감소함), 임신부라면 몸무게 1kg당 1.3g의 단백질을 먹어도 된다.

만약 당신이 예전의 나처럼 비만이라면, 미안하지만 당신의 몸에 있는 과잉의 지방은 단백질이 필요 없다. 그러니 단백질 섭취량을 계산할 때 몸무게에서 지방의 무게를 빼야 한다. 예를 들어 내 몸무게가 136kg이고 이중 지방이 45kg이라고 해보자. 그러면 몸무게 136에서 지방 무게 45를 빼면 91kg이 나온다. 내가 먹을 수 있는 단백질량은 1.1g×91=100g이 된다. 만약 몸무게가 꽤 나가고 정확한 체지방량을 모르거나 산수에 약하다면, 몸무게의 30%가 지방이라고 생각하면 된다. 그러면 몸무게 1kg당 0.77g의 단백질을 먹을 수 있다.

콜라겐 단백질은 매우 특별하다. 콜라겐에는 노화를 일으키는 아미노산이 없고, 연결조직에 매우 유익하다. 매일 먹는 단백질량에 목초를 먹고 자란 동물성 콜라겐 단백질 20g 이상을 더 먹거나, 섭취할 단백질을 콜라겐으로 대신해도 좋다. 가끔 나는 하루 섭취 단백질의 50%를 불릿프루프 콜라겐으로 먹기도 한다.

단백질을 적게 먹어도 에너지는 모자라지 않는다. 키토제닉을 포함한 인기 많은 식이요법들이 주장하는 것과 달리, 사실 단백질은 최후에 닥쳤을 때나 쓸 만큼 형편없는 연료다. 인간에게는 지방이나 탄수화물보다 더 나쁜 연료이기도 하다. 단백질에서 나온 아미노산을 에너지로 바꾸는 과정은 지방이나 탄수화물보다 더 많은 쓰레기를 만들어낸다. 또 과잉의 단백질은 장에서 발효되면서 암모니아와 질소를 만들어 신장과 간에 큰 부담을 준다. 단백질은 에너지를 얻기 위해서가 아니라 손상된 조직을 치유하고 근육을 유지할 기본 구성요소로써 적절히 섭취해야 한다. 에너지는 지방, 섬유질, 몇 가지 탄수화물에서 얻는다.

이것을 제대로 실천하면 세포는 스스로 깨끗한 동물성 지방과 단백질로 재구축한다. 인간도 동물이라는 사실을 잊지 말아야 한다. 장내 미생물은 채소에서 나온 섬유질을 지방산으로 바꾸며, 지방산은 미토콘드리아에 이상적인 연료다. 그러나 과잉의 단백질에 항생제 범벅인 고기와 설탕까지 더해지면 장내 미생물은 이 일을 할 수 없다.

단백질 섭취를 제한하면 가장 중요한 세포 재활용 프로그램인 자가소화작용도 촉진된다. 물론 가끔은 맛있는 스테이크를 먹어도 좋지만, 때때로 섭취하는 단백질량을 제한하면 세포는 단백질을 재활용할 방법을 찾아 나선다. 그러면서 세포 안에 숨어서 에너지 생산을 지연시키는 쓰레기 물질을 배출한다. 일시적인 단백질 결핍은 몸에 유익한 호르메시스 효과(유해한 물질이라도 소량이면 인체에 좋은 효과를 줄 수 있다는 뜻-역주)를 나타낸다. 단백질 결핍에 대한 반응으로 몸은 다른 에너지원을 찾게 된다. 추울 때 쓰레기를 태워서 따뜻하게 하는 것과 마찬가지다.

간헐적 단식으로도 호르메시스 효과가 일어난다. 간헐적 단식은 하루에 먹을 음식을 정해진 짧은 시간 안에 모두 먹는 방법으로, 보통 6~8시간 동안만 음식을 먹는다. 간헐적 단식은 지방을 줄이고 암을 예방하며, 근육을 만들고 회복력을 높이는 데 놀라울 정도로 유용하다. 정확하게 실천하면 장수에 가장 쉽고 큰 영향을 미칠 수 있다.

최근까지는 단식이 왜 몸에 좋은지 완전히 이해하지 못했다. 그러다가 2019년 오키나와 과학기술연구소 과학자들이 단 58시간의 단식으로 다양한 44가지 대사 물질 농도가 놀라울 정도로 증가하는 현상을 발견했다. 여기에는 새롭게 발견한 대사 물질 30여 종이 포함되어 있었다.[13] 화학 과정에서 형성된 이 대사 물질들은 다양하고 유익한 기능을 하지만, 무엇보다 몸속 항산화제 농도를 높인다. 이미 알다시피 항산화제는 노화를 일으키는 활성산소를 제거하는 데 아주 중요하다. 이 모든 장점은 단식이 자가소화작용을 크게 촉진해서[14] 세포를 젊고 건강하게 만든다는 사실로 설명할 수 있다.

58시간 이하 단식도 엄청난 효과가 있다. 격일제 단식은 하루걸러 단식하는 간헐적 단식이며, 8주 시행만으로도 만성질환을 예방하고 트리글리세리드triglyceride와 저밀도지질단백질 콜레스테롤인 LDL 콜레스테롤 농도를 낮춘다.[15] 간헐적 단식은 뇌의 성장과 진화 능력도 높인다. 뇌가 평생 변화할 수 있는 능력인 신경가소성neuronal plasticity과 새 뉴런을 만드는 신경조직발생neurogenesis을 촉진한다.[16] 그러면 알츠하이머병과 인지기능 쇠퇴를 막을 수 있다.

십 년 전 나는 간헐적 단식을 시험했다. 처음 시작했을 때는 점심시간이 가까워질수록 짜증이 나고 몸에 한기가 들었다. 몸이 탄수화물과 지방을 효율적으로 연소하는 방법을 아직 익히지 못해서 대사 유연성metabolic flexibility이 낮았기 때문이다. 지금은 대사 과정이 젊어지고 혈당이 안정되어 별다른 노력 없이도 24시간 단식을 할 수 있다. 고맙게도 이제는 간헐적 단식을 고통 없이 실천하는 방법이 자세히 소개되고 있다. 책 뒷부분에서 당신에게 소개할 생각이다.

◀ 지방의 누명

노화 예방에 곡물은 나쁘고, 설탕도 나쁘고, 튀김도 나쁘고, 너무 많거나 너무 적은 단백질도 나쁘다. 그렇다면 지방은 어떨까? 지방은 많이 먹어도 될까? 물론이다. 단, 좋은 지방을 먹어야 한다. 지방은 생식 건강과 체온 조절, 뇌 기능, 충격 흡수에 꼭 필요하다. 지방은 세포 외부를 감싸서 형태를 유지하고, 세포를 손상시키는 물질로부터 보호한다. 음식을 소화하는 담즙산을 만들 때도 필요하다. 비타민 A, E, D, K는 지용성 비타민으로, 이 비타민을 흡수하려면 몸에 지방이 있어야 한다. 여기에 더해 포만감을 느끼게 해주는 렙틴leptin을 포함한 몇 가지 중요한 호르몬들은 포화지방과 콜레스테롤로 만든다. 그 밖에도, 지방은 신경 세포를 둘러싸서 신경세포 사이에 전류가 효율적으로 흐르도록 돕는 미엘린myelin의 기본 구성물질이다. 미엘린은 다발성 경화증multiple sclerosis 같은 퇴행성 질병을 예방하는 데에도 반드시 필요하다.

특히 포화지방은 아주 중요하다. 우리 몸은 탄수화물을 포화지방의 하나인 팔미트산염palmitate으로 바꾼다. 이 과정을 지방산신합성de novo lipogenesis이라고 하며, 이 과정이 일어나지 않으면 사람은 죽는다. 당신의 몸은 이렇게 만든 팔미트산염을 세포막 생성에 필요한 포화지방과 불포화지방으로 전환시킨다. 하지만 다가불포화지방인 오메가-6와 오메가-3까지 만들기에는 충분하지 않다. 그래서 오메가-6와 오메가-3 지방은 따로 섭취해야 한다. 하지만 지방과 콜레스테롤을 먹으면 뚱뚱해지고 심장 질환에 걸린다는 케케묵은 주장은 아직도 남아있다. 앞서 동맥에 플라크를 만드는 것은 음식으로 섭취한 콜레스테롤이 아니라 장내 미생물이 만든 것이라고 설명했다. 증거는 분명하며, 우리가 먹는 지방에 든 콜레스테롤은 적이 아니다.

적절한 지방을 충분히 먹고, 탄수화물이나 단백질을 적게 먹으면 몸은 지방을 연료로 사용하는 효율적인 방법을 찾는다. 탄수화물이나 단백질을 과량으로 먹으면 몸은 탄수화물과 단백질을 먼저 사용한다. 보통 탄수화물을 포도당으로 바꾸면, 미토콘드리아는 포도당을 사용해서 에너지를 만든다. 탄수화물이 떨어지면 지방을 글리세롤로 바꿔서 에너지를 만든다. 간은 지방 대사에서 부산물로 케톤을 만들고, 미토콘드리아는 포도당 대신 케톤을 연소해서 더 효율적으로 에너지를 생산한다. 케토시스ketosis는 혈액 속에 케톤이 다량으로 함유되어 몸이 여분의 지방을 연소하는 상태에 들어선 것을 가리킨다. 혹은 몸속에서 케톤으로 바뀌는 특별한 포화지방을 먹었을 때도 케토시스가 일어난다(더 자세한 사항은 뒤에 설명하겠다).

인간이 가능한 한 오래 살고 최상의 상태로 활동하려면 지방이 필요하다. 어떤 지방이 어떤 목적으로 사용되는지만 알면 된다. 우리가 먹는 지방 중에는 몸의 구성 성분인 것도 있고, 연료로 사용되는 것도 있다. 따라서 지방 혼합물을 제대로 섭취하는 일은 중요한 문제다. 하지만 다수의 영양 '전문가'가 수많은 포화지방, 혹은 여러 지방 중에서 섭취하지 말아야 할 지방을 정확하게 지목하는 것을 본 적이 있는가? 보통 쉽게 들을 수 있는 말인 '식물에서 추출한', '동물성 지방', '포화지방', '다가불포화지방' 등은 정확한 용어가 아니다. 감자튀김과 함께 가열된 산업적으로 생산한 다가불포화지방은 몸속에서 아보카도 오일과 같은 효과를 나타낼까? 산업적으로 기른 동물의 지방은 목초를 먹고 자란 소고기나 달걀노른자에 든 지방과 같을까? 그럴 리가 있나. 당연히 다르다.

오스트레일리아의 과학자들은 다양한 세포가 각각의 지방을 종류별로 어떻게 사용하는지 조사했다. 뇌는 가장 효율적으로 사용할 수 있는 연료를 공급받는다. 체지방은 불필요한 염증이나 노화를 일으키지 않는다. 몸에 적합한 지방을 섭취하면 삶에서 생산적인 시기를 더 늘릴 수 있다. 몸이 지방을 어떻게 사용하는지 상세히 탐구하는 일에 시간을 투자하는 것이 가치 있는 이유다.

과학자들이 '세포의 삶과 죽음의 경계'라고 표현하는[17] 세포막은 아주 작은 지방 방울로 이루어져 있다. 약 5%의 유전자가 우리의 생존에 필요한 수천 종류의 지방을 만드는 방법을 담고 있다. 이제 우리는 수많은 종류의 지방과 그 역할을 자세히 알고 있다. 또한 프랑스 과학자들은 '구조나 대사 과정, 기능을 고려할 때, 포화지방은 하나의 집단으로 분류하기에는 적절하지 않다.'라고 주장했다.[18] 다시 말하면 우리는 아주 다양한 종류의 지방을 매우 편협하게, 가끔은 잘못된 꼬리표를 달아 하나로 뭉뚱그렸다. 주치의가 포화지방 섭취량을 줄이라고 할 때 당신은 "대체 어떤 포화지방을 말하는 건가요?"라고 확인해야 한다.

나는 수많은 지방 전문가와 인터뷰할 기회가 있었다. 우리는 초기 트랜스지방 연구자인 메리 이니그 박사의 용어를 거의 그대로 가져다가 사용한다. 이니그 박사는 우리가 먹는 지방에 관한 두 가지의 기본 사고방식을 대중화했다. 첫 번째는 지방 분자의 길이로 분류하는 방법으로, 지방을 짧은사슬지방, 중간사슬지방, 긴사슬지방으로 분류한다. 보편적인 규칙에 따르면, 포화지방 길이가 짧을수록 항염증 효과가 더 크다. 예를 들어, 뷰티르산butyric acids은 분자가 여섯 개뿐이고 항염증 특성이 있다. 다른 지방은 대개 20개 이상의 분자를 갖는다.

길이에 상관없이 쉽게 파괴되는 지방도 있다. 그래서 지방을 이해하는 두 번째 방법은 안정성을 평가하는 것이다. 산소는 매우 강한 화학 반응을 일으켜 지방을 산화시킨다. 산화한 지방은 손상되면서 몸에 염증을 일으키고, 효율이 낮은 세포막을 만들어 우리를 더 빨리 늙게 한다. 세포가 어쩔 수 없이 산화한 지방을 세포막에 끼워 넣으면 세포는 과량의 활성산소를 만들고, 당신은 슈퍼 휴먼이 아니라 그냥 평범한 사람이 된다.

세포는 가장 안정된 지방인 포화지방으로 뇌와 간의 세포막의 45%를 만들며, 심장과 근육 세포막의 35%를 만든다.[19] 그렇다, 뇌에 가장 많은 지방은 포화지방이다. 그러니 포화지방을 악마로 몰아붙이지 말자! 우리가 어떤 지방을 먹든, 그것과는 상관없이 우리 몸에 에너지를 만드는 세포는 포화지방 농도를 항상 일정한 수준으로 유지한다. 그래서 포화지방을 더 많이 먹으면, 지방조직 세포는 크기의 변화 없이 구조만 바꿔서 더 많은 포화지방을 저장하고 불안정한 지방은 적게 저장한다. 안정적인 지방은 활성산소를 더 적게 만들기 때문에 놀랍다고밖에 할 말이 없다.

포화지방은 세포의 '벽'을 쌓는 안정적인 왁스 벽돌이라고 생각하면 된다. 문제는 에너지를 만들고 화학 신호를 받으려면 세포막이 유연해야 한다는 점이다. 그런데 이 훌륭하고 안정적인 포화지방 '벽돌'은 휘어지

지 않는다. 따라서 버터나 여러 포화지방을 먹는 것도 좋지만 다른 지방
도 먹어야 한다. 여기에는 포화지방 다음으로 안정적인 지방인 불포화지
방이 포함된다. 불포화지방은 올리브 오일이나 아보카도 오일, 견과류에
들어있으며 포화지방보다 더 유연하다. 마치 세포벽의 포화지방 '벽돌'
을 지지하는 젤 같은 '회반죽mortar'이라고 보면 된다. 참고로 세포막의 약
20%는 불포화지방이다.

흥미롭게도 뇌세포는 우리 몸에서 불포화지방을 가장 많이 가진 세
포다. 뇌세포는 우리가 어떤 지방을 먹든, 그것과 상관없이 불포화지방
농도를 일정하게 유지한다. 하지만 대부분의 다른 세포는 우리가 불포화
지방을 많이 먹으면 지방 구성 비율을 조금씩 조절한다. 따라서 지방 세
포는 몸에 있는 지방의 총량을 바꾸지 않으면서도 기꺼이 저장했던 다른
지방을 버리고, 그 자리를 불포화지방으로 대체할 것이다. 즉, 몸에 저장
한 체지방 대부분을 안정적인 지방으로 바꿀 수 있다는 뜻이다. 그러니
올리브 오일을 먹어야 한다!

근육처럼 에너지를 생산하는 세포의 막에서 포화지방과 불포화지방
을 제외하면, 남은 35%를 다가불포화지방인 오메가-6와 오메가-3 지
방과 장내 미생물이 만드는 지방인 공액리놀레산conjugated linoleic acid, CLA이
차지한다(공액리놀레산은 목초를 먹고 자란 소의 버터에도 있다). 오메가-3와 오메
가-6 지방은 같은 범주에 들어있지만 똑같지는 않다.

오메가-3 지방은 항염증성 물질이므로 노화 예방에 유익하다. 가장
좋은 오메가-3 지방은 연어나 고등어처럼 차가운 물에 사는 냉수성어류
에 들어있다. 호두와 올리브 오일에도 있지만, 식물성 오메가-3 지방의

효과는 생선에 들어 있는 오메가-3 지방 효과의 15%에 불과하다.[20]

불행하게도 전통적인 서양 식단에는 오메가-3 지방보다 오메가-6 지방이 지나치게 많다. 오메가-6 지방은 주요 염증성 물질이다. 서양 식단에서 가장 흔한 단백질인 가금류에는 오메가-6 지방이 많이 들어있다. 정제한 식물성 기름 대부분도 다가불포화지방인 오메가-6 지방이고, 역시 불안정한 염증성 물질이다. 따라서 카놀라유, 옥수수유, 면실유, 땅콩유, 홍화유, 콩기름, 해바라기씨유, 그 외 모든 식물성 기름을 많이 먹으면 암과 대사 문제가 일어날 수 있다. 산화한 오메가-6 지방은 DNA를 손상시키고, 심장 조직에 염증을 일으키며, 몇몇 암 발생 위험도를 높이고, 뇌 대사과정을 최적으로 유지할 수 없게 한다.[21] 염증을 높이는 물질은 뇌 기능을 낮추기 때문이다.

이런 지방은 쉽게 산화하므로 이 기름으로 요리하면 노화는 더 빨리 일어난다. 산화스트레스가 일으키는 노화 과정을 기억하는가? 산화한 지방을 먹으면 이 과정을 더욱 촉진한다. 덧붙여서 트랜스 지방은 오메가-6 지방의 일종으로 가장 위험한 지방이다. 수십 년 전 식품제조업자들이 가공식품을 만들 때 상온에 보관할 수 있는 지방이 필요했다. 이것이 수소화한 오메가-6 지방, 즉 트랜스 지방을 만든 이유다. 트랜스 지방은 수많은 건강 문제와 연관되며 비만의 원인이다. 식품 산업계가 이 사실을 알고 트랜스 지방을 업계에서 추방하기까지 40년이 걸렸다. 인공 트랜스 지방을 먹으면 몸은 트랜스 지방으로 세포를 만든다. 하지만 트랜스 지방으로 만든 세포막은 제 역할을 하지 못한다. 세포막이 건강하지 않으면 180세까지 살 수 없다. 장수는커녕 75세까지 편안하게 살지도 못할 것이다.

인공 트랜스 지방은 다가불포화지방으로, 식품을 튀길 때도 생긴다.[22] 다행스럽게도 튀김에 한 번만 사용한 기름은 트랜스 지방 문제를 일으키지는 않는다. 하지만 식당에서는 튀김용 기름을 온종일, 혹은 일주일 내내 사용한다. 그러면 산화한 기름과 함께 트랜스 지방이 생긴다. 그러니 당신이 아무리 날씬하더라도 감자튀김은 손에서 내려놓아야 한다. 진심으로 말하는데, 차라리 럼주를 마시거나 담배를 피우는 편이 낫다. 슈퍼 휴먼은 아무리 바삭하고 맛있어도 튀김은 먹지 않는다. 진짜 맛없는 음식이 무엇인지 아는가? 젊을 때 닭튀김을 포기 못한 대가로 노인이 되어 튜브로 먹는 유동식이다.

물론 몸에도 오메가-6 지방이 어느 정도는 필요하다. 하지만 전형적인 서양 식단에는 오메가-6 지방이 너무 많아서 적게 먹기가 아주 힘들다. 이상적으로는 오메가-6 지방 섭취량이 오메가-3 지방 섭취량의 네 배를 넘으면 안 된다. 하지만 현대인들의 대부분은 오메가-6 지방을 오메가-3 지방보다 20~50배나 더 많이 먹는다. 노화를 가속하는 원인 중에서 심각하게 과소평가되는 부분이다. 당신이 오메가-3 지방의 섭취를 늘리고 오메가-6의 지방 섭취를 줄이면, 그동안 오메가-6 지방을 많이 섭취하여 저장된 지방 세포 구성이 극적으로 변하면서 슈퍼 휴먼처럼 대사작용을 할 수 있다. 또한 체지방량에 상관없이 체지방의 7~55%는 염증성 오메가-6 지방으로 구성되며, 이 비율은 전적으로 각 개인의 지방 섭취 비율에 달려있다.

당신이 날씬하다면, 몸에 저장하고 싶은 지방의 비율과 똑같은 비율로 지방을 섭취하면 된다. 즉, 고지방 최강의 식사를 하든 저지방 식이 요법을 하든, 포화지방은 50%, 불포화지방은 25%, 산화되지 않은 오메가-6 지방은 15~20%, EPA와 DHA를 포함한 오메가-3 지방은 5~10%의 비율을 지켜야 한다. 당신이 과거의 나처럼 비만이고 체지방이 상당히 많다면, 아마 몸에는 불안정한 지방이 너무 많은 상태일 것이다. 이때 지방 구성 비율을 바꾸려면 몸에 저장하고 싶은 지방을 일시적으로 많이 먹어야 한다. 즉 포화지방을 50~70%, 불포화지방을 25~30%, 산화되지 않은 오메가-3와 오메가-6 지방은 10%만 먹는다.

가장 곤란한 점은 의사가 콜레스테롤이나 트리글리세리드 농도를 확인할 때 이용하는 대부분의 혈액 검사가 뇌, 심장, 근육에 있는 지방에 대해 정확한 정보를 나타내지 못한다는 것이다. 혈액과 뇌, 심장, 근육 세포에 있는 지방 종류는 다르므로 이것은 정확한 정보가 아니다. 따라서 대부분 의사가 신경 쓰는, 혈액 검사에 나타나는 지방 비율은 신경 쓸 필요가 없다. 혈액 검사 결과에서는 C-반응성 단백질C-reactive protein, CRP과 호모시스테인homocysteine 같은 염증 표식을 확인하는 편이 노화 수준을 확인하는 데 더 도움이 된다.

처음 고지방 식이요법을 시도할 때 사실 걱정이 앞섰다. 이 식단은 그동안 알고 있던 건강한 식단과 정반대였기 때문이다. 그런 내게 가장 큰 도약이 된 계기는 목초를 먹고 자란 소의 버터를 더 많이 먹기 시작한 것이었다. 불안함을 물리치고 버터를 식단에 다시 넣자, 마법 같은 일이 일어나기 시작했다. 집중력이 높아지고 에너지가 넘쳤으며, 혈액 검사 결과 염증이 줄었다.

다른 훌륭한 바이오해커들처럼 나도 실험을 계속했다. 너무 극단적이었다는 사실을 깨달을 때까지 내 실험은 이어졌다. 알래스카의 이누이트 족이 탄수화물을 전혀 먹지 않고 산다는 말을 듣고는 지방과 동물 단백질만 섭취하면서 내 건강과 생활에 어떤 영향을 미치는지 관찰했다. 이 실험의 결과는 여러 종류의 새로운 음식 알레르기였다. 내 장내 미생물은 완전히 굶주렸고, 절망에 빠져 장 내벽을 먹어 치우기 시작했다. 아쉽지만 스테이크와 버터만 먹는 식이요법은 장기간 적용하면 효과가 없었다. 그러나 단기간 적용하기에는 아주 맛있었다.

◂ 돼지 귀, 그리고 에너지 지방

나는 영양학에서 배운 모든 것을 실천하면서 놀라울 정도로 노화를 늦출 수 있었다. 내 무릎은 여전히 엉망이었지만 몸무게가 줄었고 이전보다 에너지가 넘쳤다. 또 인지기능장애에도 굴하지 않고 일하면서 간신히 경영대학원을 졸업했다. 나는 졸업 기념으로 티베트 여행을 떠나 명상의 대가들에게 명상을 배우기로 했다. 이 여행에는 가파른 지형을 오르는 장시간의 하이킹도 포함되어 있었기 때문에 조기 노화와 비만, 그리고 염증으로 고통받을 때는 상상할 수 없었던 일이었다.

네팔에서의 어느 날, 나는 무릎 연골 어딘가가 끔찍하게 잘못됐다는 느낌이 들어 하루 만에 해발 2,300m를 내려왔다. 무릎 연골은 오랜 하이킹으로 온통 멍이 들었고, 하이킹 스틱 두 개를 쥐고 있는데도 거의 걸을 수 없을 지경이었다. 정확히 일주일을 쉬고, 세계에서 가장 신성한 산인 해발 5,500m 높이의 카일라스산 둘레를 도는 42km의 험난한 도보 여행을 시작했다. 콜라겐을 먹으면 관절에 도움이 된다는 사실을 알았지만, 당시 티베트에는 콜라겐 보충제도 없었고 뼈를 우려낸 수프도 없었다. 창의력을 발휘해야 했다.

다음날 내가 탄 버스가 네팔의 카트만두와 티베트의 수도인 라사 중간쯤에 있는 마을에 멈춰 섰다. 이 마을에는 식당이 딱 하나밖에 없었다. 진흙으로 세운 벽에 바닥은 흙바닥이었고 지역주민들로 붐비는 곳이었다. 나는 버스를 같이 타고 온 중국인 친구에게 메뉴판을 읽어달라고 부탁했다. 그 식당에서 파는 음식 중에 가장 좋은 콜라겐 공급원은 돼지 귀였다. 나는 주저하지 않고 돼지 귀를 주문했고, 몇 분 뒤 차갑게 식은 삶은 돼지 귀가 담긴 커다란 그릇을 받았다.

돼지 귀 요리를 따뜻하게 데우면 더 맛있을 것 같았다. 그래서 따뜻하고 묽은 수프를 주문해서 돼지 귀를 하나씩 수프에 담갔다가 꺼내 먹었다. 맛이 느껴지지 않는 고무 같은 귀를 씹었다. 내 생애 최악의 식사 2위였다(1위는 이 여행에서 중국 군대 식량으로 나온 정어리 통조림을 야크 배설물로 피운 불에 데워 먹은 것이다). 돼지 귀는 그다지 맛있지 않았고 식감도 절대 좋지 않았다. 하지만 다음날 나는 하이킹 스틱 없이도 걸을 수 있었다. 깜짝 놀랐다. 이틀 뒤에는 작은 언덕을 뛰어 올라갈 수 있었다. 콜라겐의 마법이었다. 그렇다고 무릎이 아플 때마다 돼지 귀를 먹고 싶지는 않았다. 그래서 몇 년 뒤 시장에서 콜라겐이 판매되도록 애썼다. 또다시 돼지 귀를 담근 수프를 먹고 싶지는 않았다!

티베트에 머무는 동안, 나는 고령에도 활기차고 에너지가 넘치는 사람을 수없이 만났다. 그들에게서 길고 충만한 삶을 추구하는 수행법을 배웠다. 명상 스승, 그리고 불교 수도승과 함께 하면서 스트레스에 대한 반응을 통제할 수 있는 정신이 가장 고차원적인 노화 예방 기술임을 깨달았다. 아무리 몸에 좋은 식품만 먹으며 완벽한 환경에서 살아도, 예전의 나처럼 투쟁-도피 반응이 항상 작동하는 삶을 산다면 더 빠르게 늙을 수밖에 없다.

나는 돼지 귀에서 섭취한 콜라겐 덕분에 카일라스산에는 도달했지만 높은 고도와 영하의 기온 때문에 고통스러웠다. 추위와 저산소증에 지쳐서, 비틀거리며 작은 게스트하우스에 들어갔다. 그곳의 친절한 주인이 내게 전통 야크 버터 차를 건넸다. 맛도 있었지만 무엇보다 이 차가 나를 되살아나게 하는 기분이 들었다. 이 느낌이 너무 좋아서 여행 일기에 기록하기까지 했다. 공기는 여전히 희박했지만, 그럼에도 갑자기 놀라울 정도로 에너지가 차올랐다. 나는 그 이유를 알아내야만 했다. 원래 해발 5,500m에서는 춤추고 싶은 기분이 들지 않는 쪽이 당연하기 때문이다.

집에 돌아온 나는 차를 우려서 블렌더에 버터와 함께 넣고 갈았다. 그러자 기름진 차가 완성됐는데, 살짝 혐오감이 일며 아드레날린이 치솟았을 뿐 정신을 맑게 해주지는 않았다. 확실히 티베트에서는 뭔가 다른 일이 일어나고 있었다. 아무래도 차 품질에 문제가 있다고 생각해서, 중국인이 운영하는 가게를 찾아 200달러를 주고 다양한 고급 차를 구매했다. 그러나 그중 어느 것도 내가 기억하는 마법 같은 효과를 불러오지 못했다. 그래서 이번에는 지역 유기농 식품 가게와 고급 식료품점에 가서 전 세계에서 온 다양한 버터를 모두 하나씩 샀다. 버터가 문제였는지 확인하기 위해서였다. 버터 24종류를 시험한 뒤, 목초를 먹고 자란 소의 무염 버터를 써야 한다는 사실을 알아냈다. 옥수수와 콩을 먹고 자란 소에서 만든 버터로는 티베트에서와 같은 효과를 볼 수 없다. 이런 소에서 나온 버터에는 오메가-6 지방이 더 많기 때문이다. 내가 티베트에서 먹었던 버터는 야크 버터로, 야크는 옥수수를 먹고 자라지 않았다. 티베트에는 옥수수가 자라지 않기 때문이다!

나는 노화 예방을 연구하면서 코코넛 오일에 들어 있는 건강한 지방을 알게 되었다. 그래서 코코넛 밀크와 코코넛 오일을 버터와 함께 먹는 실험을 시작했다. 하지만 코코넛 향이 너무 강했고 버터만 먹을 때만큼 큰 에너지를 주지는 못했다. 그래서 차를 포기하고 내 사랑 커피로 시험했다. 차보다는 커피가 코코넛 오일과 잘 어울렸지만, 진짜 마법은 코코넛 오일을 중간사슬 트리글리세리드medium-chain triglyceride, MCT 오일로 바꾸었을 때 일어났다. MCT 오일은 코코넛 오일에서 추출한 농축 오일이다. 코코넛 오일에 든 지방의 절반 이상은 MCT 오일의 다양한 하위유형이다. MCT 오일에는 네 가지 유형이 있는데, 모두 향이 없으며 그중 몇몇은 미토콘드리아가 선호하는 연료인 케톤으로 쉽게 바뀐다. 이것이 불릿프루프 커피, 즉 방탄커피의 탄생이었다.

한 가지 문제라면 MCT 오일이 뇌에는 도움이 됐지만 바지에는 참사를 일으켰다는 점이다. 이 문제를 해결할 때까지 화장실 휴지를 잔뜩 쟁여놔야 했다. 결국 세 번의 증류와 특수 여과 과정을 거쳐 MCT 오일에서 단 한 가지 유형, 즉 사슬 여덟 개짜리 MCT만 분리했다. 이것이 브레인 옥테인 오일이다(나는 브레인 옥테인 오일을 판매한다. 나도 먹고, 내 아이들에게도 먹인다. 효과가 있으며, 누군가는 해야 할 일이었다. 브레인 옥테인 오일은 식품에 혁명을 일으켰다).

몸이 지방을 연료로 태워 에너지를 만드는 상태가 케토시스다. 탄수화물을 먹지 않거나 며칠 동안 단식하는 방법만이 케토시스에 들어서는 유일한 길이라고 생각할 수도 있다. 하지만 MCT 오일이나 브레인 옥테인 오일을 식단에 넣으면 몸을 해킹해서 케토시스로 들어설 수 있다. 탄수화물이 몸에 있어도 브레인 옥테인 오일을 먹으면 케톤으로 변한다. 브레인 옥테인 오일을 판매한 뒤 발표된 논문은 브레인 옥테인 오일이 케톤 농도를 코코넛 오일보다 네 배 더 높이고, 보통의 MCT 오일보다는 두 배 더 높인다는 사실을 발견했다.[23] 사실 이 논문에 따르면 "건강한 성인의 경우, C8(정밀하게 세 번 증류해서 만든 브레인 옥테인 오일)이 8시간 이상 케톤생성 효과가 가장 높았다. 뇌가 노화하면서 낮아지는 포도당 흡수에 대응해서 케톤생성 영양보충제를 만드는 데 도움이 될 수 있다."라고 했다.

화학자들에게 MCT 오일은 수수께끼다. 길이가 다른 지방 네 종류를 모두 MCT라고 부른다. 이들 네 종류는 모두 포화지방이지만, 다른 포화지방과 달리 인간의 몸은 MCT 오일로 세포막을 만들지 않는다. MCT 오일은 에너지를 만들기 위해 연소된다. 따라서 MCT 오일은 포화지방이라기보다 '에너지 지방'이라고 불러야 더 정확하다. 그래서 나는 MCT 오일을 포화지방으로 분류하지 않는다. 누군가 MCT 오일은 포화지방이니까 먹으면 안 된다고 할 때 웃을 수 있는 이유도 여기에 있다. 참고로 가장 풍부하고 값싼 MCT이자 코코넛 오일의 절반을 구성하는 라우르산 laurie acid은 에너지를 주는 특별한 효능은 없다.

오래 살고 빠르게 치유하려면 브레인 옥테인 오일이나 효능이 조금 약한 사촌인 MCT 오일, 혹은 그보다 더 약한 친척인 코코넛 오일을 커피나 샐러드드레싱, 스무디 등에 넣어 먹기를 권한다. 우리집 아이들은 초밥에 뿌려주면 잘 먹는다. '에너지 지방'은 체지방으로 저장되는 대신 에너지로 전환되므로, 항노화 식이요법에서 지방 섭취 권고량에 포함할 필요가 없다. '에너지 지방'은 별도의 지방 공급원으로 무제한으로 먹을 수 있다. 더불어 팜유가 아닌 코코넛 오일로 만든 MCT 오일을 추천한다. 대부분의 MCT 오일은 팜유로 만드는데, 팜유를 얻는 과정에서 숲을 파괴하고 오랑우탄을 죽이는 등 환경을 심각하게 위협한다. 나는 몇 년 전부터 코코넛으로 만든 MCT 오일을 사용했다. 아이들에게 물려줘야 할 환경을 해치면서 만든 오일을 아이들에게 먹이는 일은 상상할 수도 없기 때문이다.

나는 에너지 지방을 아침에 이용하는 방법을 발견하면서 자가소화작용의 유익함을 누리게 되었다. 한기를 느끼거나 행그리하지 않고 단식할 수 있기 때문이다. '행그리hangry'는 2018년에 '바이오해킹'과 함께 사전에 등록된 단어로, 배고파서 화가 난 상태를 뜻한다. 버터와 MCT 오일에는 단백질이 거의 없기 때문에 포만감을 느끼면서도 일시적으로 세포를 압박해서 케톤을 연소할 수 있다. 세포는 단식이 계속 이어지고 있다고 생각해서 단백질을 더 빨리 재활용한다. 공복감 없이 자가소화작용을 촉진하는 것이 방탄커피의 가장 큰 장점이다. 방탄커피는 최소 180세까지 산다는 내 계획에 영원히 함께할 것이다.

2004년에 처음으로 방탄커피를 만든 이후, 나는 방탄커피가 효과적인 이유를 계속 탐색했다. 이유는 여러 가지가 있지만, 놀랍게도 피부 색소이자 몸의 여러 부분에 있는 멜라닌melanin도 관계가 있었다. 새로운 연구 결과에 따르면, 햇빛이나 기계 진동을 받으면 멜라닌은 물 분자를 분해해서 산소와 전자를 배출한다. 이렇게 생성된 산소와 전자는 미토콘드리아가 에너지를 만드는 데 사용한다.[24] 사람의 몸은 식물에 들어 있는 천연화학물질인 폴리페놀을 결합해서 멜라닌을 만든다. 폴리페놀은 항산화 물질로 우리에게 강력한 항노화 효과를 제공한다. 멜라닌 생성을 촉진하는 가장 좋은 방법은 푸른 잎채소와 허브를 많이 먹고, 차와 커피를 마시며, 햇빛을 적당히 받고 규칙적으로 운동하는 것이다.

멜라닌에 관한 새로운 정보는 내가 티베트에서 지낸 시간을 다시 떠올리게 했다. 야크 등 위에 전 재산을 싣고 다니던 이 지역 주민들은 언제라도 야크 버터 차를 만들 수 있도록 블렌더에 휴대용 배터리를 연결해 놓곤 했다. 주민들은 확실히 무언가를 알고 있었다. 차와 커피에는 폴리페놀이 풍부하다. 커피에는 멜라닌도 들어있고 멜라닌과 비슷한 물질인 멜라노이드도 있다. 방탄커피와 야크 버터 차가 그토록 에너지를 잘 공급하는 이유가 무엇일까? 혹시 블렌더가 작동하면서 일으키는 기계 진동이 커피에 들어있는 멜라닌과 멜라노이드를 분해해서 미토콘드리아에 산소와 자유전자를 공급하기 때문은 아닐까?[25] 그래서 야크 버터 차를 마신 뒤에 산소가 희박한 장소에서도 활력이 넘쳤던 게 아닐까? 나는 그렇다고 생각한다.

◀ 커피＋시간＝케톤

최근 나는 일주기 리듬의 선도적 연구자인 사친 판다와 인터뷰했다. 사친은 모든 생물의 자연스러운 24시간 주기인 일주기 리듬을 연구한다. 그와 인터뷰하면서 방탄커피에 관한 새로운 사실을 알았다. 사친의 말에 따르면 사람의 자연스러운 일주기 리듬의 끝은 단식이라고 한다. 이때쯤에 이르면 몸은 자연스럽게 케톤을 생산하는데, 대부분 사람들에게는 그 시점이 아침이다. 아침 식사를 뜻하는 '브렉퍼스트breakfast'는 단식fast을 깬다break는 뜻이다.

케톤은 심혈관계와 뇌 건강에 막대한 영향을 미친다. 사친은 쥐가 일주기의 끝에서 케톤을 생산하면, 케톤이 곧바로 시계 뉴런이라는 뇌세포로 가는 현상을 관찰했다. 시계 뉴런은 뇌 환경을 관리하고 일주기 리듬을 조절하는 일을 돕는다. 케톤이 시계 뉴런에 도착하면, 시계 뉴런은 잠을 깨우고, 정신을 맑게 하며, 탐색 활동을 시작하라는 신호를 받는다.

진화론적 관점에서 볼 때 앞뒤가 완벽하게 들어맞는다. 불과 이백 년 전에 우리 선조들은 밤새 단식하고 아침에는 먹을 것을 사냥해야 했다. 음식을 찾으려면 선조들의 뇌와 근육은 공복 상태에서도 원활하게 움직여야 했고, 케톤이 그 해결책이었다. 그래서 우리는 단식 주기의 마지막 두 시간 동안 케톤을 축적한다. 케톤은 우리가 사냥할 수 있도록 뇌, 근육, 심장에 더 많은 에너지를 전달한다. 사친이 실험실 쥐에서 관찰한 현상과 정확하게 들어맞는다. 쥐들은 아침에 사료를 주기 한두 시간 전에 일어나서 주변을 둘러보고, 탐색하고, 사냥할 준비를 한다.

문제는 대부분의 사람들이 이 현상의 이점을 완전히 누릴 만큼 충분히 오래 단식하지 않는다는 점이다. 사친의 말에 따르면 매일의, 혹은 밤 동안의 단식을 길게 유지하면 건강에 유익한 점이 엄청나게 많다. 식이요법을 바꾸지 않고 먹는 시간만 열 시간으로 줄여도 몇 주 안에 염증, 트리글리세리드 농도, 암 발생 위험도가 모두 낮아지고, 수면의 질이 개선된다. 케톤이 일으키는 자연스러운 촉진 반응일까, 아니면 간헐적 단식이 자가소화작용을 촉진하기 때문일까? 혹시 양쪽 다 작용하는 것은 아닐까?

하지만 케토시스를 간헐적으로 유지하는 편이 훨씬 낫다는 점을 기억해야 한다. 케토시스 상태를 장기간 유지하면 대사 유연성이 떨어진다. 장수하려면 포도당과 케톤을 모두 연소할 수 있는 능력인 대사 유연성을 유지해야 하는데, 이는 매우 중요하다. 우리 몸이 의식적인 노력 없이도 조절할 수 있어야 하는 상태는 두 가지다. 첫 번째는 탄수화물은 없고 케톤만 있는 상태고, 두 번째는 케톤은 없고 탄수화물만 있는 상태다. 대사 유연성을 유지하는 최상의 방법은 매주 케토시스 상태를 주기적으로 순환시키는 것이다. 즉, 일주일의 대부분은 제한적으로 탄수화물을 섭취하고, 일주일에 하루나 이틀은 저당 탄수화물을 먹는다. 이 방법은 *끈기 있는* 바이오해커에게는 어울리지만 대부분 사람들은 탄수화물을 많이 먹어야 행복하기 때문에 힘들 수 있다. 지금은 기술의 힘으로 몸속에 케톤과 탄수화물을 동시에 존재하게 할 수 있는데, 이 상태로도 대사 유연성을 얻을 수 있다. 그러려면 흰쌀이나 고구마 같은 저당 탄수화물을 적당히 먹으면서 에너지 지방을 많이 먹어야 한다. 그러면 뉴런에는 케톤이 공급되고, 뇌 구조를 유지하는 세포에는 포도당이 공급된다. 대부분은 키토제닉 식이요법만 지키는 것보다 이쪽을 더 쉽게 유지한다. 그리고 두 방법 모두 효과가 있다.

케토시스, 간헐적 단식, 건강한 일주기 리듬 유지 같은 전략이 장수에 중요한 역할을 한다는 사실은 의심의 여지가 없다. 이는 슈퍼 휴먼이 되는 중요한 다음 단계로 우리를 이끈다. 바로 양질의 잠을 효율적으로 자는 것이다.

죽음을 피하고 싶은가?
그렇다면 지금 당장 아래 사항을 실천하라!

- 산업적으로 재배하고 만든 곡물, 식품, 동물성 제품을 먹지 않는다. 곡물은 모두 제외하고 유기농 채소, 몇 종류의 유기농 과일, 목초를 먹고 자란 동물의 고기를 먹으면 더 좋다.

- 튀긴 음식은 먹지 않는다. 절대로!

- 조직의 회복을 돕는 단백질을 충분히 먹는다. 목초를 먹고 자란 동물, 달걀, 자연산 생선, 알레르기를 일으키지 않는 식물의 단백질과 목초를 먹고 자란 육류의 콜라겐 20g 이상이 적절하다. 단백질은 튀기거나, 그슬리게 굽거나, 검게 태우거나, 바비큐를 하지 않는다. 날씬한 사람은 몸무게 1kg당 단백질 1.1g을 먹는다. 비만인 사람은 몸무게 1kg당 0.77g을 먹는다. 임신부와 노인, 운동선수는 몸무게 1kg당 1.3g을 먹는다.

- 지방 섭취량은 상관없지만 먹는 지방의 비율은 제대로 지켜야 한다. 날씬한 사람은 포화지방을 50%, 불포화지방을 25%, 손상되지 않은 오메가-6 지방을 15~20%, EPA와 DHA를 포함한 오메가-3 지방을 5~10% 먹는다. 예전의 나처럼 뚱뚱하지만 슈퍼 휴먼으로 살고 싶은 사람은 포화지방을 50~70%, 불포화지방을 25~30%, 손상되지 않은 오메가-3와 오메가-6를 10% 먹어야 한다. 여기에 EPA와 DHA를 더해서 오메가-6 지방보다 오메가-3 지방을 더 많이 먹어야 한다.

- 자신에게 가장 적합한 시간을 찾아 먹는 시간을 8~10시간으로 제한한다. 낮 12

시~오후 8시, 오전 9시~오후 5시, 오전 10시~오후 7시 등이 가장 적절한 시간이다. 피곤하거나 스트레스를 받은 날은 가끔 아침을 먹어도 괜찮다. 단, 해가 지면 먹지 말아야 한다.

- 매주 몸속에 케톤이 존재하는 상황을 만들어서 신진대사가 유연해지도록 길들인다. 단식을 하거나, 일주일 중 며칠 동안은 탄수화물을 제한하거나, 곧바로 케톤으로 전환되는 '에너지 지방'을 식단이나 커피에 넣어 주기적인 키토제닉 식이요법을 실천한다.

죽거나 혹은
잠자거나

잠을 자면 기분이 좋다. 하지만 잠자는 일보다 훨씬 더 매력적이고 생산적인 일들이 너무 많다. 나는 매일 그렇게 많은 시간을 낭비하면서까지 자야 한다는 사실이 억울했다. 그래서 잠자는 시간을 줄여왔다. 불릿프루프 회사 설립 후 첫 2년 동안에는 밤에 네다섯 시간을 잤다. 절약한 세 시간은 아이들과 함께 보내거나 불릿프루프 사업을 시작하거나 업무를 하는 데 사용했다.

수면 부족은 내가 젊었을 때 걸렸던 질병에 확실히 기여했을 것이다. 질 좋은 수면이 부족하면 피곤하고, 집중이 어렵고, 노화를 촉진한다. 좋은 소식은 당신도 슈퍼 휴먼처럼 자는 방법을 배울 수 있다는 것이다. 또 더 짧은 시간을 자면서도 질 좋은 수면의 장점을 모두 누릴 수 있다. 지난 5년 동안 나는 하루에 6시간 5분씩 잠을 자면서 계속 더 건강해지고, 날씬해지고, 젊어졌다. 효율적으로 잠자기 위해 이 장에 소개한 모든 기술을 사용했다.

소개하는 정보는 잠을 최대한 잘 자도록 도와주는 기술들이다. 당신이 몇 살인지, 얼마나 바쁘게 사는지, 얼마나 부자인지는 상관없다. 잠은 온갖 기술을 익히고 삶을 몇 년 더 연장하게 하는 최고의 수단이다. 그러니 잠을 더 잘 자야 한다.

◀ 수면 부족이 우리를 죽이는 방법

질 좋은 수면이 부족하면 '네 살인자'로 인해 사망할 위험이 곧바로 커진다. 반면, 단 하룻밤의 깊은 잠은 새로운 운동기능을 익히는 능력을 20%까지 높일 수 있다.[1] 규칙적으로 질 좋은 숙면을 취하면 복잡한 문제를 꿰뚫어 보는 통찰력이 50%까지 높아진다.[2] 뇌 기능이 향상되면 인지기능 퇴화를 막을 수 있고 진정한 슈퍼 휴먼이 될 수 있다. 질 좋은 숙면을 취하면 피부가 건강해지고 젊어 보인다.[3] 또한 인슐린 분비를 최적의 수준으로 조절해서[4] 당뇨병이 일어나지 않도록 돕고, 건강한 세포 분열을 촉진한다.[5] 숙면은 노화의 일곱 기둥을 모두 예방하는 필수 전략이다.

앞서 장수와 일주기 리듬에 관한 사친 판다의 연구를 소개했다. 이 책을 집필하기 전에 자료 조사차 사친의 연구실에 갔다. 그곳에서 나는 연구실의 과학자들과 함께 음식, 빛, 수면 부족의 조합이 실험 쥐에 어떤 영향을 미쳤는지 토론하면서 즐거운 시간을 보냈다. 과학자들은 밤늦게 음식을 먹으면 쥐의 수면의 질이 급격하게 떨어진다는 새로운 연구 결과도 보여주었다. 더불어 질 낮은 수면이 쥐의 혈당 조절 능력에 50%나 영향을 미쳤다는 사실도 알려주었다. 엄청난 연구였다! 대부분의 약물로 얻을 수 있는 효능 이상의 결과였다.

쥐와 사람의 췌장은 인슐린을 만든다. 사친은 췌장에 있는 인슐린 생성 세포를 연구해서 인슐린 생성 세포도 자체적인 일주기 리듬이 있다는 사실을 밝혔다. 밤에 수면 각성 주기를 조절하는 호르몬인 멜라토닌melatonin이 분비되면 인슐린 생성 세포도 잠이 든다. 따라서 밤에 당이 든 음식을 먹으면 몸의 인슐린 반응은 평소처럼 효율적이지 않다. 늦은 밤에 케이크 한 조각을 먹으면 혈당이 갑자기 치솟았다가 떨어지면서 아드레날린을 분비한다. 이런 날엔 어쩔 수 없다. 새벽 3시까지 꼼짝없이 깨어있을 수밖에.

수면 시간이 6시간 이하로 줄어들면 공복감을 주는 호르몬인 그렐린ghrelin과 포만감을 주는 호르몬인 렙틴leptin이 몸에 저항하기 시작한다. 그렐린이 증가하면서 배가 고파지고 렙틴은 줄어들면서 포만감을 느끼기 어려워진다. 살 빼려면 잠을 잘 자야한다는 이야기를 들어본 적 있는가? 맞는 이야기다. 수면 부족은 비만으로 이어지고, 비만과 관련된 수많은 건강 문제가 동반된다.[6]

나이 들면 소리 없이 찾아오는 알츠하이머병은 대다수가 두려워하는 병이다. 이를 피하려면 수면이 정말 중요하다. 우리가 잠들면 뇌는 자연스럽게 해독 작용을 시작한다. 뇌를 청소하는 글림프계glymphatic system는 몸의 조직에 액체를 흘려보내 청소하는 림프계와 비슷한 방식으로 청소를 한다. 뇌척수액이 뇌 조직 사이로 흘러가면서 뇌세포가 배출한 세포 노폐물과 신경독소를 씻어낸다.[7]

알츠하이머병은 아밀로이드 단백질이 뇌에 쌓이는 현상이다. 글림프계가 아밀로이드 단백질을 제거하는데, 이는 매우 중요한 작용이다. 아직은 수면 부족으로 인해 글림프계가 제 역할을 할 시간이 부족해져서 알츠하이머병이 생긴다는 확실한 증거가 없지만, 나는 이것이 아주 중요한 요인이 틀림없다고 생각한다. 사실 이 주장에 대한 근거가 있다. 스무 명을 실험대상으로 한 소규모 연구에서 단 하룻밤만 잠을 못 자도 뇌에 아밀로이드 단백질이 증가한다고 밝혔다.[8] 표본 집단이 적기는 하지만, 매일 밤 글림프계가 내 뇌를 완전히 해독할 기회를 주어야 한다고 확신하기에는 충분했다. 단순한 8시간 수면이 아니라 깊은 수면을 취해야 한다.

미토콘드리아는 글림프계가 수행하는 기능과 수면 양쪽에서 중요한 역할을 한다. 따라서 미토콘드리아를 강화하는 모든 일은 숙면을 도와서 뇌에서 아밀로이드반을 제거한다. 글림프계 기능을 향상할 수 있는 간단한 방법도 있다. 쥐를 대상으로 한 실험에서는 엎드리거나 등을 대고 똑바로 누워 자는 자세보다 옆으로 누워 자는 자세가 글림프계가 청소하는 데 더 도움이 된다고 증명했다.[9] 이 결과가 사람에게도 적용된다는 연구 결과는 없지만, 옆으로 누워 자는 사람은 혈압과 심박 수가 낮다고 한다.[10] 대신 똑바로 누워 자는 사람보다 세로 주름이 더 많이 생긴다. 반면 똑바로 누워 자는 사람은 자는 동안 상기도가 막히는 수면무호흡증sleep

_{apnea} 위험이 커진다. 즉, 똑바로 누워 자면 주름은 덜 생기지만 사망할 확률이 높아진다. 선택은 어렵지 않다. 나라면 주름이 지더라도 오래 사는 쪽을 선택하겠다. 주름은 이 책에 소개한 다른 해킹 방법으로 해결하면 된다.

수면무호흡증은 '네 살인자' 때문에 사망할 위험을 크게 높인다. 수면무호흡증은 종종 미토콘드리아가 기능장애를 일으킨 결과이며, 치명적일 수 있다.[11] 잘 때 코를 골면 코를 골지 않는 사람보다 당뇨병, 비만, 고혈압이 생길 위험이 거의 두 배로 높아진다. 코를 고는 데다, 잠에서 깰 때 심하게 피곤하고, 거기에 잠드는 데 어려움까지 겪는다면, 위험도는 상대적으로 70~80%까지 높아진다.[12]

앞서 설명했듯이 질 나쁜 수면은 혈당 조절을 어렵게 하고, 기능이 떨어진 미토콘드리아는 숙면을 방해한다. 즉 미토콘드리아 기능장애가 혈당 조절도 방해한다! 아무리 부인해도 잠을 깊이 자지 못하면 빨리 늙어서 곧 죽음에 이를 것이다. 물론 정확한 관계를 확인하려면 좀 더 살펴야 하지만 말이다.

◀ 얼마나 자야 충분할까?

잘 늙는 데 숙면이 얼마나 중요한가를 깨달은 후로, 수면에 관한 생각이 완전히 바뀌었다. 수면은 줄여야 할 대상에서 바이오해킹을 해야 할 목표로 바뀌었다. 나는 수면을 해킹해서 매일 밤 8시간을 희생하지 않고도 숙면의 모든 장점을 얻기로 했다. 이 중에는 다른 방법보다 더 효과적인 것도 있다.

2000년, 구글이 서비스를 시작한 지 겨우 18개월이 지났을 즈음 초기 바이오해커가 인터넷 한구석에 우버맨 수면법Uberman Sleep Schedule을 포스팅했다. 매일 정확하게 같은 시간에 여러 번의 낮잠을 자면, 하루 3시간으로도 충분한 숙면을 얻을 수 있다는 최초의 주장이었다. 지금은 이 수면법을 다단계 수면법이라고 부른다.

이 수면법에 흥미를 갖게 된 나는 수면법을 실행해보았다. 그러나 다단계 수면법 실천에 시간과 에너지를 사용한 것은 어리석은 짓이었다. 사회생활과 일 때문에 매일 같은 시간에 낮잠을 자기 힘들었고, 한 번이라도 낮잠을 놓치면 망연자실해졌다. 다단계 수면법은 일이나 사회생활과 병행할 수 없다. 잘 맞는 사람도 있겠지만, 개인적으로는 생산성이 떨어지면서 반사회적인 좀비가 된 느낌이었다. 한 번에 두 시간씩 낮잠을 잔다는 것은 마치 꿈만 같은 생각이었지만 성공할 수 없었다. 나는 어쩔 수 없이 밤에 8시간을 자야 한다는 사실을 받아들이고 체념했다.

그러다가 우연히 서던캘리포니아대학교 켁의과대학과 미국암학회가 발표한 논문을 발견했다. 이 연구는 1백만 명이 넘는 30~102세 대상자를 추적해서 수면 시간과 사망률의 연관성을 조사했다.13 논문 결과는 수면에 대한 내 생각을 영원히 바꿔놓았다. 사실 논문 데이터는 1980년대에 수집했지만, 너무 복잡해서 수면 시간이 단 30분만 달라도 결과가 달라졌다. 1980년대 컴퓨터 기술로는 연구 결과를 분석하기 힘들었기 때문에, 이 데이터는 컴퓨터 성능이 높아질 때까지 수년 동안 그대로 보관

되었다. 최근에서야 데이터를 분석하게 되었는데, 하루 6시간 반을 잔 사람들은 장수했지만 8시간을 잔 사람들은 어떤 원인으로든 사망률이 일관되게 더 높았다. 이런! 내게 최소한 8시간은 자야 한다고 말했던 의사들은 모두 이 논문을 읽어봐야 한다!

이 부분을 읽고 장수하려면 잠을 적게 자야 한다고 결론 내릴지도 모르겠다. 하지만 불행하게도 그건 틀린 결론이다. 대신 이 논문에서 알 수 있는 사실은 장수한 사람들이 가장 건강하다는 것이다. 이들은 만성질환, 염증, 매일의 스트레스에서 회복할 시간이 오래 필요하지 않았고, 그래서 잠을 적게 잔 것이다. 노화가 '수천 번의 상해로 인한 죽음'이라면, 수면은 수많은 '상처'를 회복하는 일이다. 회복해야 할 상해가 적을수록 수면 시간도 적어진다.

나는 수면 시간과 그날의 에너지 수준을 확인해서 내가 하루 동안 하는 일들이 나를 노화시키고 있는지 조사했다. 6시간을 자고 가뿐하게 잠에서 깨어나면 내가 제대로 하고 있다는 뜻이었다. 하지만 8시간을 내리자도 일어날 때 피곤하다면, 내가 하는 무언가가 나를 아프게 하고 염증을 일으키고 있다는 신호였다. 최강의 식사법을 시작한 후로 잠을 적게 자도 괜찮은 이유를 이로써 설명할 수 있다. 내 몸은 음식에서 받는 손상이 적어서 회복할 시간이 많이 필요하지 않다.

수면 해킹은 2단계 과정으로 진행한다. 첫 번째 단계는 손상 횟수를 줄여서 회복에 필요한 시간을 줄인다. 두 번째 단계는 수면의 질을 높여서 수면 투자수익률을 높인다. 즉, 당신이 충분히 건강하다면 수면을 전략적으로 이용할 수 있다. 수면은 방해물이 되는 대신 능력을 향상하는 기능 개선제로 바뀔 것이다. 물론 잠은 충분히 자야 하지만, 슈퍼 휴먼이 되기 위해 사용할 다른 바이오해킹법이 실제로 자야 하는 시간을 줄여 줄 것이다.

◀ 당신이 잠든 사이에

나는 수면의 질을 향상하기 위해 수면을 탐색하는 긴 여행을 시작했다. 이 여행은 19년이 지난 지금도 여전히 진행 중이다. 수면에 관심을 가져야 할 이유는 수없이 많다. 수면이 우리 몸을 회복하는 시간이라면, 지난 밤에 얼마나 잘 회복했는지 알아야 한다. 그 정보를 바탕으로 오늘 어떤 행동을 할지 선택할 수 있다. 잠을 푹 자지 못했다면 격렬한 운동은 몸을 튼튼하게 하는 대신 노화를 앞당길 것이다. 당이 많은 식사는 평소보다 혈당에 더 큰 영향을 미칠 테고, 아주 적은 스트레스로도 손상을 입을 것이다.

질 좋은 숙면은 회복 계좌에 저축하는 일과 같다. 은행 계좌를 정기적으로 확인하듯이 현재 자신의 수면이 어떤 상태인지 매일 알 수 있다면, 수면의 질을 향상하고 더 잘 회복하며 더 젊어지기 위해 실천할 수 있는 작은 변화에 집중할 것이다.

2004년에 나는 전일제로 일하면서 아이비리그 경영대학원을 다니는 힘겨운 2년을 마무리했다. 당연히 항상 잠이 모자랐다. 그래서 수면을 추적해서 지난밤 수면 상태를 정확하게 알려주는 값비싼 헤드밴드의 첫 번째 구매자가 되었다. 헤드밴드가 알려주는 정보는 유익했고, 초기 바이오해킹을 할 때 큰 도움이 되었다. 당시 사용한 장치는 아내가 반기지 않을 정도로 괴상한 모양새였지만, 현재는 초기 버전보다 디자인과 기능이 크게 진화했다.

7년 뒤 나는 수면과 운동을 추적하는 손목밴드 장치 회사인 베이시스Basis사의 기술 책임자가 되었다. (이 회사는 나중에 인텔이 인수했다.) 나는 이 장치가 대중에 알려지기 전부터 내 수면을 관찰해서 전략적인 변화를 일으킬 수 있었고, 수면 시간에서 더 많은 것을 얻었다. 사실 나는 시중에 판매중인 거의 모든 수면 추적기를 사용해보았다. 수면 추적기는 투자 수익률이 매우 높은 노화 예방 장치 중 하나다. 당신이 잠든 사이에 뇌가 무엇을 하는지 당신은 모를 것이다. 무료부터 수백 달러에 이르는 여러 장치 중 어떤 것을 사용할지 고민될 것이다. 그러나 그전에, 우선 수면을 추적해서 어떤 정보를 얻을지 생각해야 한다.

◀ 수면의 기본사항

정확하게 몇 시에 잠들고 몇 시에 일어나는지, 이 정보가 시간에 따라 어떻게 변하는지 알고 싶은 것은 당연하다. 침대에 누워 잠들기까지 오랜 시간이 걸렸는가? 밤중에 여러 번 깨진 않았는가? 얕은 수면으로 밤을 낭비하고 있진 않은가? 이런 질문은 모두 수면의 질을 결정하는 중요한 요소다. 내가 '19일 동안 탄수화물 안 먹기'라는 엉뚱한 실험을 했을 때,

괴상하게 생긴 수면 추적 헤어밴드는 내가 밤에 8~12번이나 잠에서 깼다는 사실을 알려주었다. 물론 중간에 깼다는 기억은 없었다. 아침에 좀비가 된 기분이 들긴 했다. 나는 수면 상태 정보를 확인한 후에야 이 실험을 멈췄다.

이러한 이유로 수면을 추적할 때는 잠자면서 코를 고는지도 확인해야 한다. 특히 코골이는 염증 신호다. 나는 목구멍 뒤쪽에 생긴 염증이 부분적으로 기도를 막으면서 코골이가 굉장히 심했다. 지금은 2분 이상 코를 골지 않는다. 요즘 내가 코를 고는 이유는 대개 전날 먹은 음식 중 무언가가 염증을 일으켰기 때문이다. 코 고는 소리는 녹음하기도 쉬워서 코를 골았다는 사실을 부인할 수도 없다. 목에 염증이 생기는 음식은 몸 전체에 노화를 일으키는 염증도 유도하므로 대단히 가치 있는 정보다.

렘수면과 서파수면(델타 수면)

잠을 자면 두 가지 형태의 수면이 순환한다. 안구가 빠르게 움직이면서 꿈을 꾸는 렘수면REM sleep과 비렘수면non-REM sleep이다. 비렘수면에는 세 단계가 있다. 1단계는 쓸모없는 얕은 잠이고, 2단계는 적절한 중간 수면이지만 역시 얕은 잠이다. 3단계 깊은 델타 수면은 푹 자는 잠이다. 슈퍼휴먼처럼 나이 들거나 활동하고 싶다면 최대한 많은 시간을 서파 델타 수면slow-wave delta sleep에 들어서 깊이 잠들어야 한다. 이 상태에서는 호흡과 심박 수가 떨어지면서 뇌파가 느려지고 폭이 넓어진다. 느린 뇌파는 델타파라고도 부르며, 1초에 1~4번 진동해서 진동수는 1~4Hz로 나타난다. 뇌파 중에서 가장 빠른 감마파는 평균 진동수가 40Hz 이상이다.

서파수면은 그날 익힌 모든 정보를 되새기도록 돕기 때문에 서파수면에 오래 머무르는 것이 중요하다.[14] 서파수면은 뇌가 단기기억을 장기기억으로 바꿀 때 기억을 강화하고 통합한다.[15] 이를 통해 청년은 더 효율적으로 학습하고 일할 수 있으며, 노년층은 나이 들면서 찾아오는 기억력 저하를 막을 수 있다. 또한 서파수면은 스트레스 호르몬인 코르티솔cortisol 농도를 낮추고, 프로락틴prolactin과 성장 호르몬을 분비시켜 면역계 활동을 돕는다.[16]

젊어지고 싶다면 깊은 잠을 많이 자야 한다. 그러나 불행하게도 십 대에서 이십 대 중반으로 넘어가면서 깊은 잠을 자는 시간이 크게 줄어든다. 사라진 깊은 수면은 중간 단계 수면으로 대체된다. 뭔가 조치를 취하지 않는 이상, 나이 들수록 서파수면 시간이 계속 줄어든다. 19년 전에 600회가량 수면 실험을 한 과학자들은 나이가 들면 총 수면시간과 서파수면의 비율이 줄어든다고 보고했다. 당신이 평범한 사람이라면, 삼십 대부터 시작해 10년마다 하루 수면시간이 12.2분씩 줄어든다. 더 나쁜 상황은 쓸모없는 얕은 잠이 50% 넘게 늘어난다는 사실이다. 이는 최소 180세까지 살고, 얕은 잠을 자는 3~4시간을 다른 즐거운 활동에 유용하게 사용하길 원하는 사람에게는 화나는 일이다. 렘수면 시간은 60세까지는 대개 건강 상태에 따라 달라지며, 별다른 조치를 취하지 않으면 60세를 기점으로 렘수면 시간이 줄어든다.[17]

십 대는 1.7~2시간, 18세 이상이라면 1.5~1.8시간 정도 깊은 잠을 자야 한다.[18] 그러나 그만큼 잠을 잘 가능성이 적을 뿐만 아니라, 측정하지 않는 이상 얼마나 깊은 잠을 자는지를 알 길이 없다. 십 대가 깊은 잠을 충분히 자려면 최소한 오전 8시까지는 자야 하는데, 현실에선 학교에 가기 위해 그보다 더 일찍 일어난다. 수면 시간은 건강의 중요한 척도다. 얼마나 빨리 달리는지, 최대산소섭취량은 얼마인지, 얼마나 무거운 역기를 들 수 있는지, 복근은 어느 정도인지보다 훨씬 더 중요하다. 나는 마흔여섯에도 십 대처럼 잤다. 이 장의 뒷부분에서 설명할 수면 해킹법을 이용해서 6~7시간의 수면 시간 동안 두 시간 이상 깊은 잠을 자고, 두세 시간 정도의 렘수면을 취했다.

렘수면이나 델타 수면을 많이 취할수록 회복력도 높아진다. 그러면 수면에 더 적은 시간을 할애하면서도 더 상쾌하고, 더 젊고, 더 명석한 뇌 상태로 깨어나게 된다. 슈퍼 휴먼처럼 말이다.

심박변이도(HRV)

자율신경계는 대사, 호흡, 수면 같은 몸의 기능을 조절한다. 자율신경계는 교감신경계와 부교감신경계로 나뉜다. 교감신경계는 스트레스 반응을 책임지며, 스트레스 요인을 만나면 투쟁-도피 반응을 일으킨다. 부교감신경계는 소화, 생식기능 같은 휴식과 회복에 관련된 활동을 활성화한다.

교감신경계가 활성화하면 심박수 간격이 일정해진다. 이는 스트레스를 받은 동물이 보이는 징후다. 하지만 부교감신경계가 활성화하면 심박수의 변화가 커진다. 즉, 긴장을 풀었을 때는 1분당 심박수는 같지만 덜 규칙적이다. 스트레스에서 더 빨리 회복할 수 있으며, 이것은 심박수가 빠르게 가속되고 감속되는 상태인 심박변이도에 반영된다. 심박변이도 heart rate variability, HRV 는 심박 간격이 변화하는 정도다. 심박변이도가 낮으면 불안장애나 심혈관계 질환이 생길 수 있다. 심박변이도가 높으면 심장 회복력과 전체적인 심장 건강과 연관 있다.

심박변이도와 수면 사이에는 직접적인 연관성도 있다. 적절한 수면을 취하지 못하면 몸이 스트레스를 받으면서 교감신경계가 활성화한다. 그러면 심박변이도가 낮아진다. 펜실베이니아대학교에서 발표한 논문을 보면, 수면을 단 5일 동안만 제한해도 실험대상자의 심박변이도가 심각한 수준까지 낮아졌다.[19] 이와 반대로, 낮에 의식적으로 심박변이도를 높이면 수면 효율성을 높일 수 있다.[20]

여기서 나쁜 소식이 하나 있다. 노화 과정을 포함한 많은 요인들이 심박변이도를 낮춘다. 특히 건강이 나빠지거나 과한 운동, 만성 스트레스, 염증, 감염은 모두 심박변이도를 낮춘다. 좋은 소식은 심박변이도를 딱히 측정하지 않아도 명상, 호흡훈련, 뜨거운 물에 목욕하기, 푹 자기, 잘 먹기, 알코올 같은 독소 적게 먹기, 적절한 영양보충제 먹기 등으로 심박변이도를 높일 수 있다는 사실이다. 나는 종종 야심적이며 목표 지향적인 일중독자 같은 사람들을 만난다. 이들은 노인과 비슷한 낮은 심박변이도를 보인다. 검사결과를 듣고 난 그들은 초를 양 끝에서 태우는 것처럼 과도하게 열심히 일을 하는 게 하등 도움이 되지 않는다는 것을 깨닫는다.

심박변이도를 측정하면 스트레스받는 정도를 생리적 수준에서 효율적으로 확인할 수 있다. 이 정보는 아주 가치 있는 정보다. 당신은 이미 스트레스가 노화를 앞당긴다는 사실을 알고 있다. 따라서 얼마나 스트레스를 받았는지를 확인하면, 더 이상 무리하지 말고 손상 입은 몸을 적극적으로 회복해야 한다. 이것만으로도 노화 과정을 크게 바꿀 수 있다.

수면 추적 장치

1970년대 초 이후로 수많은 수면 추적 장치가 나왔다. 허리에 차는 기기부터 가정용 체중계 형태, 내가 제작에 참여했던 베이시스사 추적 장치까지 그 형태도 다양하다. 새로 나온 수면 추적 장치는 외형이 더 매끈하고 정확하며, 심박변이도부터 특수 수면 상태와 뇌파까지 온갖 지표를 측정한다. 갑작스러운 충격으로 잠에서 깨어나 스트레스 상태로 하루를 시작하지 않도록 부드럽게 잠을 깨워주는 알람도 있다.

하지만 아쉽게도 수면을 추적하는 손목 밴드 장치 대부분은 특별한 정보를 수집하지 못한다. 수면이 아니라 움직임을 추적하도록 설계되었기 때문이다. 관련 산업계는 이런 움직임 추적에서 가치 있는 정보를 얻을 수 없다는 것을 깨달았다. 그래서 수면 기능을 덧붙이려고 노력했을 뿐이다. 그들의 잘못이라고만은 할 수 없는 게, 1970년대 이후는 모두 그런 식이었다. '하루에 만 보 걷기'라는 말을 들어보았을 것이다. 이 '만 보'라는 숫자에 과학적 근거가 없다는 사실을 아는가? 1965년 일본의 야마사 토케이 케이키사는 허리에 차는 장치를 만들어 사람들이 걷도록 유도했다. 만 보는 이들이 그저 대충 만들어낸 숫자에 불과하다.

이것이 스마트폰의 단순한 앱이나 최첨단 반지가 수면 상태를 추적하는 최고의 방법으로 각광받는 이유다. 이 둘 사이에는 광범위한 데이터와 함께 수많은 선택지가 있다. 이를 통해 얻을 수 있는 혜택은 다양하다. 이미 장치를 샀다면 제한적이나마 수면 추적 기능을 사용해서 수면의 질을 향상할 수 있는지 살펴볼 수도 있다. 하지만 대부분의 장치는 우리가 얼마나 깊은 잠을 자는지 알려주지 않는다. 정확한 심박변이도를 보여주는 장치는 더 적다.

어떤 수면 추적 장치를 선택하든, 가장 중요한 점은 얼마나 잠을 깊이 잤는지를 아는 것이다. 그런 뒤에야 수면의 질에 영향을 미치는 요인에 주의를 기울일 수 있다. 회복 계좌에 저축액이 얼마나 남아있는지 알아야 다음날 에너지를 사용할 방법을 더 영리하게 선택할 수 있다. 그러려면 다음의 방법을 실천하기를 권한다.

수면 주기 앱(Sleep Cycle)

수면 주기 앱은 수면 추적 투자수익률이 가장 높지만 데이터 제공량은 적다. 그럼에도 투자수익률이 높은 이유는 오직 알람을 맞추는 시간만 투자하면 되기 때문이다! 단순한 무료 앱으로, 스마트폰의 마이크와 움직임 센서를 이용해서 대략적인 수면 주기를 추적할 수 있다. 호흡과 움직임을 분석해서 사용자가 깨어있는지, 깊이 잠들었는지, 렘수면 상태인지 기록한다. 당황스럽게도 코 고는 소리를 녹음하고, 밤새 몇 분 동안 코를 골았는지 그래프로 보여준다. 무엇보다도 알람 소리가 깊은 수면을 방해하지 않는다. 잠자기 전, 앱에 기상 시간을 입력하고 스마트폰을 비행기 모드로 해서 침대 옆이나 협탁 위에 올려놓는다. 예약한 알람 시간에 사용자가 얕은 수면 주기에 들었다면 알람이 울리고, 깊은 수면 주기에 들었다면 알람이 울리지 않는다. 이런 식으로 깊은 수면 주기를 계속 유지할 수 있다. 아쉽게도 심박변이도는 측정할 수 없으며, 수면 정보도 정확하지 않다.

델타 수면(깊은 수면)에 들었을 때 강제로 깨우지 않기 때문에 나는 이 앱을 5년 이상 거의 매일 사용했다. 코골이 데이터를 기록하는 것도 장점이다!

비용: 무료, 프리미엄판은 매년 29.99달러

플랫폼: iOS, 안드로이드

특징

- 영리한 알람 기능
- 수면 분석
- 수면 그래프
- 멜로디 알람
- 알람 끄기 기능
- 애플 건강 앱과 연동(아이폰만 가능)
- 데이터 내보내기(아이폰만 가능)

오라 링(Oura Ring)

내가 추천하는 수면 추적 장치는 오라 링이다. 값이 저렴하지는 않지만 그렇게 비싸지도 않다. 수면 추적 기술 중에서 최고의 정보를 제공하고 사용하기도 쉽다. 오라 링은 폭넓은 측정 항목과 상세한 분석으로 사용자가 잠든 사이에 무슨 일이 일어나는지 알려준다. 추적할 정보가 많을수록 더 많은 통찰을 얻을 수 있고, 그러면 짧은 시간 내에 최상의 휴식을 취하기 위한 변화를 일으키기가 더 쉬워진다. 오라 링은 착용이 간편하다. 투박하지 않고 매끈하며, 일반 반지처럼 생겼다.

오라 링은 사용자의 정보를 분석해서 '준비 점수'라는 특별한 피드백을 준다. 준비 점수는 사용자가 힘든 일을 할 준비가 된 날인지, 휴식과 회복에 힘써야 하는 날인지 평가하는 점수다. 전날 밤의 수면, 전날의 활동, 그 외 다른 측정치에서 얻은 정보를 사용해서 오늘 하루를 어떻게 계획할지 현명한 판단을 내리도록 돕는다.

또한 밤새 평균 체온을 측정해서 침실 온도를 살짝 바꾸면 수면의 질을 향상할 수 있을지도 알려준다. 내 데이터를 보면 침실 온도가 낮을수록 렘수면이 길어졌다. 또한 체온 정보는 월경주기를 관찰하려는 여성에게도 유용하다. 월경주기의 중간쯤 배란이 일어나면서 프로게스테론 농도가 높아지는데, 이때 체온이 0.3도가량 상승하는 현상이 나타난다. 자기 몸을 관리하려는 여성에게는 중요한 정보다.

오라 링은 호흡수와 심박변이도를 측정하는 몇 안 되는 추적 장치다. 스트레스를 얼마나 받았는지, 따라서 얼마나 빨리 노화하는지 알 수 있는 좋은 지표다. 이 책에서 제안하는 방법을 따르기 시작하면, 이런 측정값이 점점 어떻게 변하는지 오라 링으로 확인할 수 있다. 나는 전날 밤에 얼마나 잘 잤는지를 아침에 오라 점수로 확인하는 일이 정말 즐겁다. 내가 가장 신뢰하는 수면 추적 장치이자 유용한 종합 바이오 모니터 장치로, 운동 정보도 알려준다.

비용: 기본 모델 가격은 299달러

플랫폼: iOS, 안드로이드

특징

- 총 수면시간

- 수면 효율성

- 렘수면

- 깊은 수면

- 얕은 수면

- 지연 시간(누운 시간부터 잠들기까지의 시간)

- 적합도

- 체온

- 심박 변이도

- 호흡수

- 칼로리 소모

- 단계

(알림: 이 책의 초고를 완성한 뒤, 나는 오라사의 자문 이사로 합류했다. 또 내가 애용하는 수면 앱의 소액 투자자가 되었다. 내가 사용한 앱 중 최고였기 때문이다.)

이십 년 동안 수면 상태를 관찰한 후, 나는 수면의 질이 내 기분에 미치는 영향을 알게 되었다. 나는 일어나면 항상 내 기분을 토대로 오라 링 점수를 추측했다. 시간이 지나자 내 추측은 점점 오라 링 점수와 비슷해졌는데, 전날 밤에 깊은 잠을 자면 다음 날 어떤 기분이 드는지 정확하게 알게 되었기 때문이다. 반대로 잘 자지 못하면 어떤 기분이 드는지도 알게 되었다. 이 정보를 바탕으로 새로운 수면 해킹법을 시험해서 어떤 해킹법이 투자수익률이 높은지 비교할 수 있었다. 내 수면 계획을 살짝 비틀고, 그런 차이점이 어떻게 나타나는지 관찰했다.

그래서 한 주에 여러 번을 여행해도 시차 때문에 피로를 느끼지 않는 경지까지 수면 계획을 미세하게 조정할 수 있었다. 모든 사람의 몸은 각각 다른 자극에 독특한 방식으로 반응하기 때문에 이것은 예술인 동시에 과학이다. 예를 들면, 청색광에 더 예민한 사람이 있고 크게 예민하지 않은 사람도 있다. 자신에게 무엇이 해로운지 깨닫는 시점에는 이미 늦은 경우가 많다. 수면 조절은 노화를 일으키는 손상을 제거하고 몸을 통제하는 중요한 방법이다.

◀ 숙면, 그 이상은 필요 없다

수면을 추적하는 일은 등식의 반쪽일 뿐이다. 아무리 정확한 정보를 얻어도 그 정보로 아무것도 하지 않으면 소용없다. 아는 것만큼이나 실천이 중요하다. 지금부터 소개하는 해킹 방법은 단순한 것부터 다소 복잡한 방법까지, 무료에서 적당한 비용이 드는 것까지 다양하다. 자신에게 가장 잘 맞는 방법을 골라 가능한 한 투자 대비 가장 높은 이익을 얻길 바란다.

수면 상태를 직접 조절한다

과학자들은 잠자는 동안 뇌에 유익한 델타파(徐波)를 더 많이 만드는 방법을 연구했다. 한 연구 결과에서는 뇌의 특정 영역을 자기장으로 자극하는 경두개 자기자극법TMS으로 델타파를 뇌의 다른 영역으로 전파하는데 성공했다.[21] 하지만 모두가 이런 방법을 밤마다 이용할 수는 없다. 다행히 델타파를 증가시키는 더 쉬운 방법이 있다. 2010년 발표된 논문을 보면, 짧은 소리를 이용해서 비렘수면 중에 델타파를 거의 50%나 증가시켰다.[22] 소리의 길이는 각각 50밀리초(1,000분의 1초)로, 잠자는 동안 뇌의 뉴런이 자연스럽게 변화하는 속도와 흡사하다. 다른 논문도 비슷한 결과를 보고했다.[23]

다행히도 이 기능을 가진 앱이 있다! 대니얼 가튼버그 박사가 만든 소닉 슬립 코치다. 가튼버그 박사는 수면 연구를 위해 NIH에서 1백만 달러의 연구 자금을 지원받았다. 소닉 슬립 코치 앱은 스마트폰의 마이크를 통해 잠자는 사용자의 호흡을 감지해서 깊은 수면, 혹은 렘수면에 들었는지 판단한다. 사용자가 꿈을 꾸는 동안 특별한 소리를 내서 렘수면을 늘리고, 또 다른 소리로는 깊은 수면 시간을 늘린다. 앱을 이용하면 수면 효율을 유의미하게 개선할 수 있다. 또 잡음을 감지하면 그것을 막는 소리를 내서 수면을 방해하지 않도록 한다. 나는 여행할 때는 항상 소닉 슬립 코치 앱을 이용한다. 가끔은 집에서도 사용한다.

(알림: 나는 이 책을 쓴 후 이 인상적인 앱의 자문위원 겸 소액 투자자가 되었다. 이 앱이 수면의 질을 개선한다고 믿으며, 실제로 효과가 있기 때문이다!)

청색광을 줄여라

잠들기 전에 마신 커피 한 잔보다 수면에 더 치명적인 요인은 저녁 시간의 밝은 청색광이나 백색광이다. 이 빛은 다양한 방법으로 노화를 일으킨다. 청색광은 우리 주변 어디에나 있다. 보통 태양에서 적정량을 받지만 에너지 절전 효과가 있는 발광 다이오드LED 조명에서 대량의 청색광이 나온다. TV 화면에서도 나오고, 컴퓨터, 태블릿, 스마트폰 화면에서도 청색광이 나온다. 청색광은 짧은 파장의 빛으로, 적색광처럼 긴 파장의 빛보다 에너지가 더 크다. 아마 이 사실을 이미 알고 있어도 청색광이 슈퍼 휴먼이 되는 데 얼마나 큰 걸림돌인지 모르고 지나쳤을 확률이 높다. 데이터는 확실하고, 청색광 문제를 줄이기는 생각보다 쉽다.

그러나 청색광도 다 나쁜 것만은 아니다. 낮에 청색광을 받으면 정신이 맑아지면서 잠이 깨고 기분도 좋아진다. 실제로 백색, 혹은 청색광을 발산하는 고글이나 패널은 계절성 우울증, 시차증, 월경 전 증후군 치료에 사용된다.[24] 문제는 인공조명인 LED와 소형 형광등에는 햇빛에서 나오는 적외선, 자색광, 적색광이 없다는 것이다. 대신 우리의 눈과 뇌, 몸이 적응할 수 없을 정도로 청색광의 강도만 높다. 나는 이 조명을 '쓰레기 조명'이라고 부르는데, 정크푸드만큼 건강에 안 좋고 노화를 앞당기기 때문이다.

우리는 온종일 쓰레기나 다름없는 빛에 폭격당하며, 밤에도 마찬가지다. 스마트폰, 컴퓨터, TV 등에서 나오는 청색광에 노출되면 수면이 엉망이 된다.[25] 청색광은 뇌에 자야할 시간을 알려주는 호르몬인 멜라토닌을 억제해서 일주기 리듬 일부를 바꾼다. 몸은 여기에 속아서 낮이 계속 된다고 생각한다.

뇌에 있는 완두콩 크기의 솔방울샘pineal grand은 보통 잠자기 두 시간 전부터 멜라토닌을 분비한다. 하지만 청색광은 망막에 있는 빛 감지기의 한 종류인 감광신경절세포intrinsically photosensitive retinal ganglion cell, ipRGC를 자극해서 이 과정을 엉망으로 만든다. 감광신경절세포는 빛 정보를 일주기 리듬 시계에 보내서 멜라토닌과는 별개로 잠들고 깨어나야 할 시간을 알린다.[26]

밤에 빛 감지기가 청색광에 자극받으면 잠들기가 아주 힘들어진다. 2014년 연구는 잠자기 전에 화면을 통해 글을 읽는 사람은 종이책을 보는 사람보다 잠드는 데 더 오래 걸리고, 깊이 잠들지 못하며, 의식이 명료하다는 사실을 발견했다.[27]

밤에 노출되는 청색광의 양은 빠른 노화와도 연결된다. 눈에 있는 미토콘드리아가 청색광을 처리하려면 평균보다 더 많은 에너지를 생산해야 한다. 눈에 있는 미토콘드리아가 혹사당하면, 나머지 미토콘드리아도 함께 스트레스를 받는다. 그러면 몸 전체에서 대사 문제와 염증이 일어나고, '네 살인자'가 발생할 위험도 덩달아 커진다.

한 논문에서는 저녁 식사를 하는 동안 청색광에 노출된 성인은 어두운 불빛 아래에서 저녁 식사를 하는 성인보다 혈당이 더 높고, 대사 속도가 느리며, 인슐린 저항성이 더 높다는 사실을 발견했다.[28] 촛불을 밝히든지 조광 스위치를 갖춰 불빛을 조절해야 한다. 이렇게 하는 게 당뇨병 치료보다 비용도 적게 든다.

밤에 외부에서 강한 청색광에 노출된 사람도 노출이 덜한 사람보다 유방암과 전립선암에 걸릴 위험이 커진다.[29] 또 다른 논문은 일주기 리듬 시계가 붕괴되면 암에 걸릴 위험이 커진다고 주장했다.[30] 청색광 노출은 심혈관계 질환의 중요한 위험 요인인 비만과 대사 장애와도 연관된다.

청색광은 종종 실명으로도 이어지는 망막 손상인 황반변성macular degeneration을 일으킨다.[31] 내 아버지를 포함해서 60세 이상의 성인 1,100만 명 이상이 다양한 형태의 황반변성을 앓고 있을 만큼 피부에 와 닿는 중요한 사안이다.[32] 내 계획에 동참해서 180세까지 살고 싶다면 나이가 들어도 시력이 유지되길 바랄 것이다. 나는 다음 십 년 동안 황반변성을 앓는 인구가 1억 명 이상으로 늘어나리라고 예상한다. 여기에 끼고 싶지 않다면 청색광을 줄이는 일은 선택이 아니라 필수다.

황반변성은 미토콘드리아 기능장애인 동시에 혈액응고장애다. 눈을 보호하려면 이 책에 소개한 미토콘드리아 해킹법을 모두 실천해야 한다. 또 가능한 한 혈액 점도가 높아지지 않도록 잘 관리해야 한다. 생선 기름, 어란 기름, 강황은 유용한 항염증 보충제다. 나는 이런 영양보충제와 함께 내가 최강의 식단용으로 만든 눈 전용 보충제를 먹으면서, 되도록 이어지는 목록의 모든 항목을 실천한다.

최근에는 저명한 안과 의사에게 아주 세밀하게 시력 검사를 받았는데, 검사 후 놀랄만한 말을 들었다. "데이브, 지금 46세인데 동년배보다 안구 유연성이 훨씬 좋네요. 양쪽 눈 모두 시력이 20/15이고(우리나라식으로 표기하면 1.3임-역주) 검사판의 가장 작은 글자까지 읽을 수 있군요. 아마도 그 안경(트루다크 반청색광 차단 안경)과 식이요법, 영양보충제 덕분인 듯

합니다."

짜잔.

시력을 잃는 일이 두렵지 않더라도 사망 위험을 낮추려면 청색광 노출을 줄여야 한다. 다음은 청색광을 줄이는 방법들이다.

- 침실에 필요 없는 전기 장치의 플러그를 뽑거나 덮어둔다. 방을 훑어보면서 플러그를 뽑고 LED 조명을 덮어서 침실을 어둡게 한다. 나는 여행을 갈 때면 스티커나 비닐 테이프를 가져가서 호텔 방 어디에나 널려있는 TV, 에어컨, 알람시계의 청색 LED 화면을 덮는다.

- 암막 커튼에 투자한다. 수면 해킹 도구 중 단 한 가지 방법만 선택하겠다면 단연 암막 커튼이다. 암막 커튼은 아주 중요한 게임 체인저다. 어두운 방은 질 좋은 수면과 동의어다. 암막 커튼이 있어도 커튼 주변 틈새로 파고드는 빛을 조심하라. 벨크로 테이프로 커튼 옆 틈새를 꼼꼼하게 막고, 커튼 위쪽에는 발란스(장식용 천)를 단다. 아니면 포일로 창을 덮어라. 물론 세련된 인테리어는 아니지만 이 정도는 질 좋은 수면을 위한 공정한 거래다.

- 밤에는 황색 전구나 붉은색 전구를 사용한다. 아니면 최소한 조광 스위치를 설치해 조명 밝기를 조절한다. 나는 침실에서는 붉은색 LED 전구를 단 램프를 사용한다.

- 밝은 흰색 LED 전구나 소형 형광등은 버려라. 백열전구나 할로겐 조명보다 값은 더 싸지만 청색광이 다섯 배는 더 많다. 눈의 피로감이 적어지고, 신진대사를 도우며, 후에 황반변성이 생길 가능성도 적

어질 것이다.

- 수면을 보호하기 위해 안경을 써라. 나는 우스꽝스러운 청색광 차단 안경을 2008년부터 착용했다. 기술학회 강연을 하면서 처음 썼는데, 세계 최고의 얼간이가 된 기분이었다. 하지만 내 뇌는 매우 행복했으므로 그만한 가치가 있었다. 재미있는 것은 기술학회에서 평소보다 열 배나 많은 명함을 받았다는 사실이다. 노란 안경을 낀 남자는 모두의 눈에 확 띄었기 때문이다. 아침과 낮에 청색광 차단 안경을 쓰는 것은 좋은 생각이 아니다. 청색광을 아예 못 받으면 몸은 지금이 낮인지 모르기 때문이다. 그래서 나는 트루다크TrueDark사를 세워서 청색광을 부분적으로만 차단하는 주간용 안경을 만들었다(맞다, 나는 이 문제를 진심으로 믿었기에 이를 해결하려 회사를 세웠다. 하지만 이 책을 읽기 위해 트루다크 안경을 살 필요는 없다). 가장 좋은 안경은 내가 자주 쓰는 노란 안경이다. 슈퍼 휴먼 성향을 다른 사람에게 알리고 싶지 않다면 '투명한' 트루다크 안경도 있다. 청색광을 적당히 차단하면서 자신의 비밀스러운(?) 성향도 숨길 수 있다. 잠자기 몇 분 전에는 청색광을 더 많이 차단하는 특허받은 안경을 쓴다. 이 안경이 없으면 나는 최상의 숙면을 취할 수 없다.

- 아이폰, 아이패드를 온종일 야간모드로 설정한다. 잠자기 전에는 모든 장치를 끄는 것이 제일 좋지만, 요즘 세상에서 항상 그럴 수는 없는 법이다. 애플은 훌륭한 해킹법을 장착했다. 바로 화면을 따뜻한 느낌의 웜톤으로 조정하는 기능이다. '나이트 쉬프트'라는 야간모드 기능으로, 고작 몇 분이면 설정할 수 있다. 화면 아래쪽을 올려

서 밝기조정 아이콘을 몇 초간 누른다. 나이트 쉬프트 아이콘이 나오면 '사용함'으로 전환한다. 그 뒤 세팅〉디스플레이와 밝기〉나이트 쉬프트로 이동한다. 여기서 '일출부터 일몰까지'라는 식으로 야간모드를 언제 사용하거나 사용하지 않을지 정할 수 있다. 색도 더 따뜻한 색으로 조정할 수 있다.

- 빛 차단 필터 앱을 설치한다. 컴퓨터나 안드로이드폰은 플럭스f.lux나 아이리스Iris 같은 앱을 설치한다. 화면 색상을 시간에 따라 조정하는 앱이다.

- 잠들기 두 시간 전에 모든 화면을 꺼둔다. 현실적으로 항상 지킬 수는 없지만, 할 수 있다면 꼭 실천한다(나도 자주 지키지는 않는다. 당신이 읽는 이 책도 밤에 집필했다).

- 카로티노이드carotenoid 보충제를 먹는다. 눈을 쓰레기 조명에서 보호하려면 항산화제로 작용하는 색소인 카로티노이드가 필요하다. 특별한 카로티노이드인 루테인lutein, 제아크산틴zeaxanthin, 아스타크산틴astaxanthin은 함께 망막을 보호하고 청색광이 일으키는 산화스트레스를 줄인다.[33] 눈 건강을 보조하는 영양보충제로 함께 판매하며, 물론 나도 불릿프루프 아이아머 보충제에 이 카로티노이드들을 넣었다.

- 정오가 되기 전에 질 좋은 빛을 많이 받는다. 인공적인 쓰레기 조명에 노출되는 것과 균형을 맞출 수 있도록 의식적으로 밖에 나가서 햇빛을 받는다. 햇빛을 매일 15~20분 정도 받으면 가장 좋지만, 300W짜리 밝은 할로겐 조명을 이용해도 좋다. 당장 에너지를 충전

하고 뇌 기능을 높이며, 장기적으로 노화를 막는 간단한 방법이다.

쓰레기 빛은 당신의 수면을 파괴하는 것 이상의 일을 한다고 밝혀졌다. 미토콘드리아를 직접 망가뜨리고 염증을 일으키며 매일 우리를 노화시킨다. 동시에 이런 손상을 예방하고 때로는 회복시킬 수도 있는 유익한 빛 치료법도 있다. 따라서 얼마나 빠르게 노화의 길을 달려갈지는 어떤 빛을 선택하는지에 따라 크게 달라진다. 이 선택은 우리를 다음 장으로 안내한다.

죽음을 피하고 싶은가?
그렇다면 지금 당장 아래 사항을 실천하라!

• 마음에 드는 수면 앱을 다운받거나 수면 추적 장치를 사서 수면을 관찰한다. 매
  일 밤 자신이 얼마나 잘 회복하는지 확인한다.

  – 가장 좋은 앱: 소닉 슬립 코치

  – 가장 좋은 장치: 오라 링

• 전날 밤에 푹 자지 못했다면 몸에 스트레스를 주는 일을 하는 대신 회복을 돕는
  활동을 한다. 운동으로 예를 들자면, 이런 날엔 웨이트 트레이닝보다는 요가가
  낫다.

• 침실을 깨끗하게 청소한다. 온도는 20℃ 정도로 조금 낮추고, 암막 커튼을 설치
  한다. 잠들기 전 루틴을 만들어서 밤이 되어 긴장을 풀 때가 되었음을 몸에 알
  린다.

• 밤에는 청색광에 노출되는 일을 가능한 한 피한다. 조명의 조도를 낮추고, 붉은
  LED 전구로 바꾸고, 청색광 차단 안경을 쓰면 가장 좋다.

초인적인 힘을 얻으려면
빛을 이용하라

스피드 퀴즈: 슈퍼맨에게 초능력을 준 건 무엇일까? 슈퍼맨 망토? 고독의 요새? 아니다, 지구를 비추는 햇빛이다. 올바른 지식만 갖추면 당신도 햇빛에서 초능력을 얻을 수 있다. 이 초능력으로 높은 빌딩을 한 번에 뛰어오르지는 못하겠지만 에너지가 넘치고, 더 젊어 보이며, 더 오래 살 것이다.

빛은 우리 존재의 근원이다. 우리는 빛을 단순히 어둠 속에서 사물을 더 명확하게 보는 도구로만 여기는데, 사실 빛은 훨씬 더 복잡한 존재다. 빛은 에너지다. 인간세포를 활성화하고 세포의 움직임에 영향을 미치는 신호다. 빛은 음식이나 의약품처럼 우리의 호르몬과 대사를 조절한다. 즉, 빛은 우리의 수명에서 몇 년을 사라지게 할 수도 있고, 반대로 현명하게 이용하면 경기력 향상 약물PED 같은 존재가 될 수도 있다.

◀ 빛의 힘

먼저, 빛이 사람의 일주기 리듬에 어떻게 영향을 미치는지 이해해야 한다. 우리의 몸과 유전자 대부분은 하루 중 각자 다른 시간에 스위치가 꺼지거나 켜지면서 24시간 주기로 움직이도록 설계되었다. 인간의 호르몬과 신경전달물질은 일주기 리듬에 따라 자연스럽게 농도가 높아졌다가 낮아진다. 간단히 말하자면, 우리 몸은 빛에 반응해서 코르티솔 같은 특정 화학물질을 분비한다. 그러면 먹거나 운동하는 등의 깨어나서 하는 활동들을 할 수 있다. 한편 몸이 어둠에 반응하면 수면, 휴식, 회복 기능을 하는 멜라토닌 같은 화학물질을 분비한다.

앞서 시계 뉴런이 사람의 일주기 리듬을 통제하는 과정을 설명했다. 이 과정에는 뇌에 있는 약 2만 개의 시계 뉴런이 우리 몸의 마스터 클락으로 활동하며 관여한다. 온종일 다양한 빛을 접할 때마다 눈은 시계 뉴런에 관련 정보를 보낸다. 시계 뉴런의 약 1/4은 청색광만 감지할 수 있다. 태양에서든 스마트폰에서든 청색광을 접한 시계 뉴런은 나머지 마스터 클락 뉴런에 신호를 보낸다. 그러면 시계 뉴런 전체는 이제 일어나서 의식을 깨워야 할 시간이라고 뇌에 보고한다. 대부분의 동물과 마찬가지로 사람도 생체 시계를 청색광에 일치시키도록 만들어졌다. 햇빛은 존재하는 가장 풍부한 청색광 광원이기 때문이다. 사람은 선천적으로 아주 적은 양의 청색광에도 민감하게 반응한다. 그래야 아침에 해가 뜨자마자 각성 과정이 시작되기 때문이다.

그러나 인간이 만든 세상은 빛으로 가득하다. 여기에는 인공 청색광원도 있어서 아침뿐만 아니라 해가 지고 난 뒤에도 빛난다. 이는 비교적 최근에 일어난 환경 변화다. 백 년 전에는 해가 지고 나면 불을 피울 때 나오는 빛보다 더 밝은 빛을 볼 방법이 없었다. 하지만 지금은 어디에 살든지 밤에도 청색광 폭격을 받는다. 그 결과 자연스러운 수면 주기가 붕괴되었을 뿐만 아니라 몸의 기능을 최적으로 유지하는 리듬마저 무너졌다.

이러한 붕괴는 눈에 보이지 않는(몇 가지는 눈에 띄기도 한다) 수많은 결과로 나타나 노화에 영향을 미친다. 붕괴 과정을 멈추는 방법은 두 가지 단계로 이루어진다. 첫 번째 단계는 청색광 노출을 줄여서 죽지 않는 것이다. 두 번째 단계는 유익한 광원을 더해서 슈퍼 휴먼의 힘을 얻는 것이다. 마치 슈퍼맨처럼.

1단계: 장수하려면 쓰레기 빛을 줄여라

4장에서 과량의 청색광 노출이 '네 살인자'에 걸릴 위험을 높인다고 설명했다. 인공 청색광이 문제가 되는 이유는 몸이 멜라토닌을 생산하지 못하게 억누르기 때문이다. 멜라토닌은 잠자야 할 시간을 알려주는 호르몬이다. 멜라토닌 생산량이 적어지면 수면의 질이 떨어지고 암 발생 위험을 높인다.[1]

과량의 청색광은 염증과 미토콘드리아 기능장애도 일으키는데, 주로 포도당을 조절해서 영향을 미친다. 저녁에 청색광에 노출되면 포도당 농도가 최고조에 달해 혈당이 높아지고, 인슐린 저항성이 증가한다.[2] 혈당이 정상보다 높으며, 몸이 혈액에서 포도당을 적절하게 제거하지 못한다는 뜻이다. 그 결과 몸무게가 늘어날 위험이 매우 높아지고[3] 2형 당뇨병이 발병할 가능성도 커진다. 알고 있겠지만, 2형 당뇨병은 '나머지 살인자들'의 위험도 높인다.

하지만 청색광은 전자 기기에서만 나오는 것이 아니다. 청색광은 어디에나 있다. 오늘날의 조명에는 청색광이 건강에 해로울 정도로 많고, 균형을 잡아줄 유익한 파장은 너무나도 적다. 그래서 나는 이 빛을 '쓰레기 빛'이라고 부른다. 백색 LED 전구의 빛에는 햇빛에 많이 들어있는 자연 파장이 없다. 적외선, 적색광, 자색광 같은 자연 파장은 우리 몸과 뇌가 움직이는 데 필요하다. 또 태양에서 나오는 청색광보다 최소 다섯 배나 많은 청색광을 내보낸다. 형광등도 햇빛과 비교하면 대개 청색광을 더 많이 내보내고, 적외선은 더 적게 내보낸다. 이런 쓰레기 빛이 잠들기 전 당신의 눈에 닿으면, 슈퍼맨이 잠들기 전 치명적인 크립토나이트 물로 목욕하는 것이나 마찬가지다.

수면을 방해하고 혈당을 붕괴시키는 일 외에도, 특히 밤에 청색광에 노출되면 눈에 있는 세포에서 활성산소를 대량으로 만들어 미토콘드리아에 부담을 준다. 물론 모든 파장이 포함된 빛을 받아도 미토콘드리아는 활성산소를 만든다. 이때는 활성산소가 자신들을 흡수할 항산화제를 더 많이 생산하라는 신호를 세포에 보낸다. 그러나 다른 파장 없이 오직 청색광에만 노출된 미토콘드리아가 생산하는 활성산소는 이런 신호를

보내지 못한다. 이런 활성산소는 더 오래 남아서 세포를 손상시키고 노화의 일곱 기둥을 촉진한다.[4]

햇빛 혹은 청색광이 적은 백열등 빛 대신에 쓰레기 빛에 자신을 노출하는 일은 같은 열량이더라도 표준 식사에서 열량을 얻는 것과 설탕 한 접시에서 열량을 얻는 것만큼의 차이가 있다. 청색광은 고과당 옥수수 시럽인 액상과당이나 마찬가지다. 대부분의 사람들이 삶의 93%를 형광등이나 LED 같은 인공조명 아래서 보낸다는 사실로 미루어보면, '네 살인자'의 발생률이 높아지는 것도 당연하다.

우리는 햇빛에서 유익한 빛 파장을 제거하고 그 자리를 너무 많은 청색광으로 대체하고 있다. 동시에 생존에 필요한 자외선A(UVA)와 자외선B(UVB)를 완전히 차단하기 시작했다. 태양에서 오는 자외선A와 자외선B를 너무 많이 받으면 손상이 일어나는 것은 맞지만 손상 정도는 약하다. 피부가 자외선B를 받으면 몸은 비타민 D를 활성화한 상태인 황산염 형태로 바꾼다. 다시 말하자면, 햇빛은 비타민 D를 몸이 활용하기 더 좋은 형태로 바꾼다.

앞서 설명했듯이, 장수하려면 비타민 D가 충분해야 한다. 비타민 D가 너무 적으면 노화의 일곱 기둥의 하나인 아밀로이드 단백질이 축적된다. 비타민 D는 몸의 일주기 리듬을 설정하고 혈당을 조절하는 중요한 역할을 한다. 햇빛을 더 많이 받는 여름에는 혈당이 자연스럽게 낮아지는 이유가 여기에 있다.[5]

최근 연구 결과는 적절한 햇빛 노출이 부족할 경우 당뇨병 발생률이 높아지는 직접적인 상관관계를 찾아냈다. 한 연구팀은 25~64세 사이의 여성 1천 명을 11년 동안 추적 연구했다. 그 결과 규칙적으로 햇빛을 받는, 즉 '햇빛을 적극적으로 받는 습관'을 가진 여성은 햇빛을 거의 받지 않는 여성보다 당뇨병 발생 위험도가 30%나 낮다고 결론 내렸다.[6]

자외선을 완벽하게 차단하면 무심코 노화 과정을 가속하게 된다. 나도 비타민 D가 든 영양보충제를 추천하지만, 보충제만으로는 햇빛이 혈당 조절에 미치는 영향을 완전히 재현할 수 없다.[7] 햇빛을 대체할 수 있는 것은 아무것도 없다.

사실 자외선에 노출되기 전에 햇빛의 적색광과 근적외선을 먼저 받으면 유익하다고 증명한 흥미로운 논문이 많다. 적색광과 근적외선은 자외선을 이용해서 비타민 D를 생산하도록 세포를 준비시키는 동시에 세포 스스로 자외선을 자연스럽게 방어하도록 만드는 듯 보인다. 또 자외선에 노출된 세포가 회복하도록 돕는다.[8] 논문이 주장하는 빛에 노출되는 순서는 사람의 일주기 리듬과 상당히 비슷하므로 일리 있는 주장이다.

옛날 사람들은 동틀 무렵에 일어나 오전 내내 외부에서 활동했다. 따라서 정오가 되기 전, 새벽빛에서 나오는 적색광과 적외선을 많이 받았다. 지금 우리는 건물 내부의 인공조명 아래서 더 많은 시간을 보낸다. 햇빛을 받을 때는 보통 하루 중 정오에 받는데, 이때는 햇빛의 강도가 가장 강할 때다. 사람 세포는 적색광이나 적외선의 도움 없이는 자외선 노출에 대비할 수 없다. 거의 광적인 수준으로 자외선 차단제를 사용해도 피부암 발생률이 높아지는 건 이런 이유 때문이 아닐까? 지금 태양 때문에 발생하는 혹독한 질병에 적색광과 적외선 노출 부족이 한몫한다 해도 그리 놀랍지 않을 것이다.

우리는 건강을 위해 태양을 피하지만, 사실은 과도하지 않은 적절한 햇빛 노출이 우리의 장수를 돕는다. 아이러니한 일이다. 최근 한 연구에서는 스웨덴 여성 2만 9,000명을 20년 넘게 추적 연구해서 '햇빛 노출을 피하는 것은 흡연과 비슷한 수준의 사망 위험 요인이다.'라고 결론 내렸다. 이 연구는 햇빛을 받지 않는 사람들의 기대수명이 0.6~2.1년 줄어든다고 보고했다.[9]

놀랍게 들릴지도 모르지만, 빛이 조절하는 일주기 리듬은 모든 지구 생명체가 생존할 수 있는 근본이다. 동물, 사람, 식물, 곰팡이까지, 모두 24시간 주기로 잠들고 깨어난다. 너무나 자연스럽게 타고난 리듬이어서 만약 동물이나 식물을 지구에서 화성으로 옮겨놓으면 바뀐 환경에 적응하기 위해 엄청난 투쟁을 해야 할 것이다. 그러고도 끝내 생존에 실패할지도 모른다. 화성이 문제가 아니라 일주기가 24시간이 아닌 그 어떤 행성에 갖다 놓아도 마찬가지일 것이다. 아주 의미심장하지 않은가.

솔크연구소의 사친 판다 박사는 일주기 리듬의 붕괴가 건강과 장수에 어떤 영향을 미치는지 연구했다. 실험동물의 생체 시계가 돌연변이를 일으키면 당뇨병, 비만, 심혈관계 질환, 암 같은 질병에 걸릴 위험 요인이 증가했다. 실제로 연구실에서 대상자들의 일주기 리듬을 통제해서 수면 시간을 5시간으로 줄였더니, 불과 몇 주 만에 '네 살인자'의 징후를 보였다.

오해하지 말길 바란다. 전자 기기를 사용하지 말라거나, 숲 한가운데로 이사하라거나, 햇빛에 맨몸으로 노출하라는 말이 아니다. 현대기술의 편의성을 누리면서도 이 과정에서 해를 입지 않을 방법이 있다. 사실 자연의 유익한 광원을 이용해서 일주기 리듬을 잘 관리하고, 쓰레기 빛이 일으키는 노화와 질병을 예방하거나 회복할 수도 있다.

간단한 방법으로는 태양이 내보내는 자연 파장을 많이 발산하는 붉은색 전구를 설치하는 방법이 있다. 적색광은 사람 눈으로 볼 수 있는 전자기파 스펙트럼으로 가시광선 영역의 한쪽 끝에 해당한다. 한편 적외선은 적색광 바로 옆의 파장이다. 적외선은 눈으로 볼 순 없지만 열의 형태로 느낄 수 있다. 햇빛을 직접 받으면 따뜻한 이유가 바로 적외선 때문이다.

밴쿠버 섬에 있는 내 집은 모든 옥외조명이 붉은색이다. 친구들은 잠수함에서 사는 것 같다거나 홍등가 같다며 놀려댄다. 하지만 나는 밤에도 일주기 리듬을 망치지 않고 집 밖에 나갈 수 있다. 덧붙여서 별도 볼 수 있다. 붉은 옥외조명은 우리 가족의 건강에 좋다는 점 외에도 집 근처에 사는 동물들에게도 유익하다. 백색 LED 현관등과 달리 붉은 조명은 벌레를 유인하지 않는다. 이것은 생각보다 큰 장점이다. 대부분의 사람들은 쓰레기 빛에 이끌려 모여드는 곤충을 살충제로 죽이기 때문이다. 과학자들의 발표에 따르면 전 세계 곤충의 40%가 감소 중이며, 다가오는 십 년 내로 멸종될 수도 있다고 한다. 이 연구 결과를 발표한 오스트레일리아 시드니대학교의 한 과학자는 "우리가 지금 멈추지 않으면 모든 생명체가 기아에 빠지면서 생태계 전체가 붕괴할 것이다."라고 경고했다.[10]

옥외조명을 붉은색으로 설치하는 또 다른 이유는 집 주변에 동물들이 살기 때문이다. 동물들의 일주기 리듬을 고의로 붕괴시키는 일은 무책임한 행동이다. 우리 집 주변 90m 안에 부엉이 세 종이 둥지를 틀었다. 붉은 조명이 부엉이 서식지를 망가뜨리지 않기 때문이다. 부엉이를 발견하기 전까지는 쓰레기 빛이 지구의 모든 생명체에게 어떤 영향을 미치는지 미처 깨닫지 못했다. 그러니 당신의 마당에 붉은 전구를 설치하라. 그리고 이웃들의 질문 공세에 대비하라. 당신의 대답을 들은 이웃들은 당신이 아주 멋지다고 생각하거나 매력적이라고 여길 것이다.

빛을 이용하는 또 다른 방법은 실내조명을 모든 파장의 빛을 내보내는 전구로 바꾸는 것이다. 방탄커피 카페Bulletproof coffee shop 출입문 주변에는 시간에 따라 색이 변하는 커다란 라이트 박스가 있다. 이 라이트 박스는 건강한 일주기 리듬을 자극하는 장치다. 새로 마련한 불릿프루프 본부에는 조명의 광도를 조절하는 조광기가 달렸고, 저전압 할로겐 조명과 LED 조명을 함께 설치했다. 저녁에 붉은색과 황색 파장을 더해서 자연스러운 태양의 리듬을 흉내 내기 위한 방법이다.

어떤 환경에서든 건강한 빛을 만드는 가장 쉬운 방법은 조광기를 설치하는 것이다. 조광기로 메인 조명을 어둡게 하거나 강도를 낮춘다. 집이나 사무실의 조명을 바꾸게 된다면 가시광선 파장을 내는 조명을 선택하기를 강력하게 권한다. 항상 완벽해지려 애쓸 필요는 없다. 그런 데서 스트레스를 받으면 노화가 일어난다. 우선 집부터 바로잡는 것을 목표로 하자. 그러다 보면 시대를 한참 앞서 나간다는 사실을 알게 될 것이다.

전자 기기에서 나오는 청색광을 줄이는 방법은 이미 설명한 바 있다. 여기서는 노화를 일으키는 광원을 환경에서 제거하는 또 다른 방법을 소개한다.

- 오후 8시부터 집안 모든 조명의 조도를 낮춘다. 조명을 붉은색 LED로 바꾸고 특별한 효과를 바란다면 양초를 사용한다.

- 조광기를 설치할 수 없거나 밤에도 밝은 곳에 있어야 한다면 청색 광 차단 안경을 쓴다. 내가 강연하는 모습을 봤다면 실내에서 청색 광을 일부분 차단하기 위해 쓴 노란색 안경도 봤을 것이다. 고등학 생 때였다면 아마도 괴롭힘을 당했을지도 모르지만, 지금은 이 안 경이 멋져 보인다고 확신할 수 있다.

- 청색광 차단 안경은 싫고, 밤에 밝은 환경에 있어야 한다면 선글라 스를 착용한다.

- 하루 10~20분 정도는 밖에서 자외선을 받아라. 햇빛이 강해지는 정오가 되기 전의 아침 햇빛이 좋다. 이때 자외선 차단제는 필요 없다.

2단계: 더 젊게 보이고 더 많은 에너지를 얻기 위해 유익한 광원을 더한다

노화를 일으키는 쓰레기 빛을 피하는 방법을 모두 소개했다. 만약 특정 파장의 빛을 당신의 환경에 선택적으로 더해서 몸이 생존에 그치지 않 고 번영할 수 있다면 어떻게 하겠는가? 해로운 파장의 빛이 미토콘드리 아에 부담을 주고 염증과 노화를 일으키듯이, 유익한 특정 파장의 빛은 미토콘드리아 기능을 향상할 수 있다.[11] 또한 이런 빛은 염증을 줄이고 [12] 몸이 에너지를 더 효율적으로 생산하도록 돕는다. 그러면 몸에 손상이 적게 가서 더 젊고 더 멋져 보인다.

우리를 슈퍼 휴먼으로 만들어 줄 빛에 대해 더 자세히 살펴보자.

적색광/적외선

20여 년 전에 나는 두 건의 차 사고에 휘말렸다. 두 사고는 비슷한 경위로 일어났고 엄청난 후유증을 몰고 왔다. 첫 번째 사고가 난 뒤, 나는 거의 일 년 동안 통증과 두통에 시달렸다. 후유증에서 회복하려고 온갖 종류의 치료법을 동원했다. 두 번째 사고는 멈춰 있는 내 포드 뒤를 커다란 BMW가 와서 들이받으면서 일어났다. 이때 내 머릿속을 스친 것은 끔찍한 고통 속에서 보낼 또 다른 한 해에 대한 걱정이었다. 아니나 다를까, 사고 후 이틀이 지나기도 전에 목이 뻐근해지고 오른쪽 팔의 감각이 둔해졌으며 묵직한 두통이 생겼다. 하지만 그때 나는 노화 예방 단체에 가입한 상태라서 치료해 줄 전문가를 찾을 수 있었다. 친구가 캘리포니아주 산호세에서 자연요법 치료사와의 식사 자리를 주선했다. 그는 내게 한 손에 들어오는 작은 의료용 레이저 기기를 건네면서 등이 아플 때 올려놓으라고 했다. 이 레이저 기기는 경주마를 위해 만든 장치로, 사람에게 사용하는 것은 승인받지 못한 상태였다.

처음에는 미심쩍었지만 이 기기가 열을 내거나 절개하는 의료용 레이저가 아니라는 점을 확인하고는 한번 사용해보았다. 레이저 기기로 등에 적색광과 적외선을 쬔 지 단 3분 만에 전류가 척추를 타고 솟구쳐 오르면서 뭉친 근육이 풀리는 것을 느꼈다. 팔은 서서히 따뜻해졌고 머리는 맑아졌다. 내가 시험했던 방법 중에서 가장 빠르게 통증이 사라졌다.

기계 값은 내 한 달 수입의 절반 수준이었다. 일 년 동안 물리치료, 척추지압, 마사지 치료에 돈을 내면서 통증에 시달리는 것보다 이 레이저 기기가 훨씬 싸게 먹힐 것 같았다. 나는 이 레이저 기기를 구입했고, 그 이후로 이십 년 동안 계속해서 빛 치료를 하고 있다.

적색광/적외선 치료법은 적색광과 적외선 파장을 함께 이용해서 미토콘드리아의 기능을 향상한다. 또한 일반적으로 나이 들면서 약해지는 줄기세포의 기능을 활성화해서 손상되거나 퇴화하는, 심지어는 죽을 위험이 있는 조직을 치료하고 회복하며 보호한다.[13] 실제로 적색광/적외선 치료를 받으면 미토콘드리아가 만들어내는 에너지양이 증가한다.[14] 이 치료법은 산화질소 농도도 높인다. 산화질소는 몸이 만드는 중요한 분자의 하나로 혈관을 건강하게 한다. 산화질소가 많을수록 혈액이 원활하게 순환해서 모든 세포가 혈액, 산소, 영양소를 충분히 받을 수 있다.[15]

적외선 치료법은 세포 안에 함유된 물인 이지$_{EZ}$ 워터(물의 네 번째 상인 이지 워터는 활성수소수이자 H_3O_2-의 형태로 활성산소를 제거한다고 알려져 있다-역주)를 만드는 데 도움이 된다. 이지 워터가 충분하지 않으면 세포가 탈수되어 미토콘드리아가 제 기능을 하지 못한다. 생채소즙, 신선한 샘물, 빙하수를 마시면 세포 속 이지 워터를 충분하게 유지할 수 있다. 적외선을 쬐면 이지 워터가 세포 안에서 저절로 만들어지면서 미토콘드리아 기능을 촉진한다. 내 회사에서는 워싱턴대학교에 5만 달러를 기부해서 이지 워터 연구를 지원했다. 아마 이지 워터는 우리 몸의 생리 과정에서 중요한 역할을 할 것이다.

적외선 치료법은 근육 피로와 손상을 치료하는 데 매우 효과적이기도 하다.[16] 근육 피로와 손상 때문에 많은 사람들이 나이가 들면서 적절한 운동을 하지 못한다. 생각해보라, 이 기술 하나로 노화의 기둥 여러 개를 예방할 수 있다. 줄기세포가 많을수록 낡은 세포를 잘 대체할 수 있고, 미토콘드리아 기능이 뛰어날수록 염증이 줄고, 운동과 순환이 잘 되면 세포 손실을 막을 수 있다!

각각의 파장은 우리 몸에 각기 다른 영향을 미친다. 치료에 가장 효과적인 파장은 $630\sim670nm$의 적색광과 $810\sim880nm$의 적외선이다. 두 파장의 빛은 피부 속 $8\sim10mm$까지 침투해서 세포의 생화학 반응에 영향을 준다. 적색광을 피부 아주 가까이에 쪼이면 주변 피부층, 혈관, 림프관, 신경, 모공까지 영향을 미친다. 그러면 염증이 줄어들고, 피부톤이 맑아지며, 햇볕에 탄 피부 화상을 회복하고, 흉터와 튼 살이 엷어지며, 머리카락이 자란다. 또한 피부 콜라겐 생성도 촉진해서 주름이 줄어들고, 새로운 주름이 생기지 않도록 예방한다. 상처와[17] 노화에 따른 눈의 황반변성도 치유한다.[18]

적색광과 근적외선 치료법을 활용할 수 있는 방법은 많다. 피부과 전문의, 피부미용사, 트레이너, 스포츠의학 전문의 등 자격을 갖춘 전문가들이 이 치료법을 시행한다. 의료용 스파나 업그레이드 랩Upgrade Labs에서도 적색광 치료를 받을 수 있다. 업그레이드 랩은 내가 설립한 인간 업그레이드 시설 체인점이다. 집에서도 적색광과 근적외선 치료법으로 건강을 관리할 수 있다. 주브Joovv사에서 판매하는 개인용 적색광 치료기를 사용하면 된다. 주브사의 의료기기는 레고 블록처럼 모듈식으로 설계되어서 시간을 두고 전체 시스템을 원하는 대로 조립할 수 있다. 아니면 25달러 정도 하는 값싼 적색광과 적외선 전구를 설치해서 밤에 인공 청색광을 줄일 수 있다. 나처럼 집 주변에 붉은색 전구를 설치하기만 해도 과량의 쓰레기 빛 속에서 일주기 리듬의 균형을 되찾을 수 있다는 점을 기억하라. 하지만 이것은 빛 치료가 아니다. 빛 치료 효과를 보려면 밝은 LED 전구를 피부 아주 가까이에 접촉해야 한다.

실험 전문 기니피그가 되는 일에는 장점이 있다. 밴쿠버 섬의 내 집에 완벽한 바이오해킹 연구실을 차리는 일도 포함된다. 나는 태닝 기계처럼 생긴 의료용 적색광 치료기를 사용한다. 4만 개 이상의 적색 및 적외선 LED 전구들이 내 몸 전체에 빛을 뿌려서 미토콘드리아를 재충전하고 더 건강한 콜라겐을 만들도록 돕는다. 이 기계를 사용한 뒤 내 피부에 일어난 변화는 놀라울 정도다.

물론 이런 기계는 가정용으로 쓰기엔 터무니없는 가격이다. 테슬라주식을 사는 쪽이 더 나은 투자일지도 모른다. 게다가 공간도 많이 차지한다. 따라서 이런 기계를 사용할 수 있는 센터에 일주일에 한 번씩 가기를 추천한다. 처음에는 40분 정도 사용하는 편이 안전하다. 집에 값싼 적색 전구 패널을 설치해도 비슷한 효과를 볼 수 있다. 단, 몸 전체에 빛을 쬘 수 없다는 단점은 있다. 그러나 작은 적색 전구 패널도 잦은 구역질이나 두통에 놀랄 정도로 치료 효과가 좋았다. 우리 부부가 이 패널로 아이들의 복통과 다양한 통증을 치료한 횟수는 셀 수 없을 정도로 많다.

적외선을 유용하게 이용하는 또 다른 방법은 적외선 사우나다. 적외선 사우나는 전통 사우나와 다르다. 전통 사우나가 외부 공기를 데우는 반면, 적외선 사우나는 빛이 직접 몸을 뚫고 들어와 조직을 데운다. 그래서 적외선 사우나는 전통 사우나처럼 몸이 뜨거워지지 않으며, 기절할 것 같은 기분을 느끼지 않고도 훨씬 오래 사우나를 할 수 있다. 처음에는 곰팡이 독소와 수은 해독을 위해 적외선 사우나를 시도했다. 그러나 곧 적외선 사우나가 굉장히 유익하다는 사실을 깨달았고, 몇 년이 지난 지금도 꾸준히 사용하고 있다.[19]

적외선이든 전통식이든 사우나를 하면 몸은 열충격단백질heat shock proteins, HSPs을 만든다. 열충격단백질은 산화스트레스로 인해 단백질이 분해되는 상황을 막는다. 또 활성산소를 제거하고 글루타티온 농도를 높이며, 단백질이 적절한 구조를 유지하도록 돕고, 노화의 기둥 몇 가지를 막아준다.[20] 적외선 사우나 기기는 일반 스파에도 많고, 요가 스튜디오나 헬스장에도 있다. 처음에는 20분, 혹은 30분씩 일주일에 두세 번으로 시작해서 점점 늘리면 된다.

황색광

주황색, 혹은 호박색 빛 치료법이라고도 부르는 황색광 치료법은 570~620nm 파장을 이용한다. 황색광 치료는 세포 에너지인 ATP를 생산하는 미토콘드리아 기능을 향상시킨다. 하지만 적색광이나 적외선만큼 피부 깊숙이 침투하지는 못한다. 대개 하지정맥류의 초기 증상인 거미상정맥류sider veins나 주사rosacea(안면 중앙부 홍조), 햇빛에 입은 화상 같은 피부 질환을 치료하는 데 사용한다.

황색광 치료법은 바이오해킹 세계에 상대적으로 잘 알려지지 않았지만, 많은 논문에서 황색광 치료법이 피부 질환에 효과가 있다고 증명했다. 900명의 환자를 2년 넘게 추적 연구한 대규모 연구에서는 실험 대상자들이 황색광 치료만 받거나 다른 빛 치료를 함께 받았다.[21] 황색광 치료만 받은 환자들은 피부가 부드러워지고 잔주름이 줄었으며, 광노화, 즉 햇빛 노출에 따른 손상이 감소했다. 또 다른 연구에서는 황색광 치료를 받은 실험 대상자의 90%에서 광노화 징후가 줄었다. 실험 대상자의 피부는 부드러워졌고 색소 과다침착, 즉 검버섯이 줄었다. 가장 주목할 점은 900명 모두에게서 콜라겐 생성률이 뚜렷하게 높아졌다는 사실이다.[22]

그 외에도 레이저 박피술 같은 침습성 치료를 받은 환자가 황색광 치료를 받으면 치유 속도가 빨라진다고 주장하는 논문도 있다.[23] 이런 사실들을 바탕으로, 과학자들은 황색광 치료법을 이용해서 방사선 치료를 받은 암 환자가 더 빨리 회복하도록 돕는 방법을 탐색하기 시작했다. 한 논문에서 실험군은 방사선 치료를 받은 뒤 황색광 치료를 받았고, 대조군은 방사선 치료만 받았다. 대조군의 68%는 방사선 때문에 피부 통증을 일으켰지만, 황색광 치료를 받은 환자군은 5%만이 고통을 호소했다.[24] 엄청난 차이다!

이 책을 집필하는 현재, 시장에서 살 수 있는 유일한 다중 파장 황색광 기기는 트루라이트 에너지 스퀘어다. 이 기기는 적색광, 적외선, 황색광을 발산하며 값은 몇백 달러에 불과하다.[25] 하지만 의료용으로 승인받지는 못했다. 곧 더 많은 기기가 시장에 나올 것이라 기대한다.

3부-2장에서는 눈에 보이는 노화의 징후를 되돌릴 때 선택할 수 있는 몇 가지 방법을 설명할 것이다. 그러나 우선은 노화를 예방하고 몸 안에서부터 노화를 되돌리는 편이 더 효과적이라는 사실을 명심해야 한다. 그런 다음에 전략적인 노화 예방법을 사용해서 외부에 남아있는 손상을 치료하는 것이 올바른 순서다. 눈에 띄는 노화의 징후를 먼저 치료하려 들면 시간은 오래 걸리면서 효과는 거의 없고, 노화가 시작되는 원인인 세포 손상을 예방하려고 노력하지 않게 된다. '내면이 중요하다'라는 말은 그냥 하는 말이 아니다.

정맥주사 레이저치료(IVL)

할 수 있는 빛 치료는 모두 해보겠다면 정맥주사 레이저치료법도 있다. 구소련에서 1980년대 초에 개발한 치료법이다. 호르메시스 효과를 이용하는 일종의 산화 요법으로, 운동처럼 세포에 적당한 스트레스를 주고 그에 반응해서 세포가 강해지도록 유도하는 치료법이다. 정맥주사 레이저치료법은 의사가 자외선을 직접 혈류에 조사한다. 논문에서는 염증이 줄어들고 미토콘드리아 효율이 높아지면서 ATP가 더 많이 생산됐다고 한다.[26] 또 햇빛에 노출됐을 때보다 활성화한 비타민 D3를 더 많이 만든다고 한다. 1980년대 이후 러시아에서는 정맥주사 레이저치료법으로 심장 질환과 다른 여러 질병을 치료했지만, 아마도 당신은 이에 대한 정보를 전혀 들어본 적이 없을 것이다. 그 이유는 미국의학 기득권층에서 이 치료법을 받아들이지 않기 때문이다.

최근 두바이에서 발표한 노화 예방 연구에 따르면 정맥주사 레이저치료법은 혈액 세포를 보충해서 혈관계, 면역계, 내분비계에 영향을 미친다. 또한 "정맥주사 레이저치료법은 혈관 질환의 수와 발생률을 낮출 수 있고, 몸 전체의 질환을 간접적으로 줄여서 장수하는 데 도움이 된다."라고 주장했다.[27] 나는 일 년에 한두 번 정도 정맥주사 레이저치료를 받는다. 치료 한 번에 250달러가 드는데, 아쉽게도 대도시 밖으로 나가면 정맥주사 레이저치료법을 시술하는 전문의를 찾기가 어렵다. 하지만 이 치료법은 놀라울 정도로 가성비가 뛰어나다.

대부분의 사람들에게는 지금까지 설명한 치료법만으로도 노화를 일으키는 수많은 상처를 줄이거나 피하는 충분한 방어 전략이 된다. 즉, 좋은 음식을 먹고, 충분한 숙면을 취하고, 쓰레기 빛을 피하고, 유익한 빛을 받아야 한다. 좀 더 젊었을 때 이런 지식을 알고 있었더라면 좋았으리라는 생각을 종종 한다. 식이요법, 수면, 빛 노출에 간단하지만 지속적인 변화를 일으키자 내 몸은 비로소 보통 사람처럼 기능을 회복했다.

작은 변화가 일으키는 심오한 결과를 보면서 나는 계속 나아갈 수 있었다. 나도 모르게 일어나는 손상을 줄이고, 미래에 입을 상처를 적극적으로 예방하는 방법을 계속 탐색할 수 있었다. 환경, 수면, 식이요법을 바꾸는 것만으로도 훨씬 좋은 기분을 느끼고 건강해졌다. 만약 몸 상태를 한 단계 더 끌어올린다면, 나는 무엇을 할 수 있을까?

다시 말하면, 나는 성공적으로 죽음을 멈추었다. 이제 노화를 되돌릴 차례다.

s·u·m·m·a·r·y

죽음을 피하고 싶은가?
그렇다면 지금 당장 아래 사항을 실천하라!

- 매일 적색광이나 적외선을 쬔다. 아니면 오전 햇빛을 매일 15~20분 정도 받는다.
- 쓰레기 빛을 받지 않도록 자신을 최대한 보호한다. 집의 전구를 바꾸고 청색광을 일부 차단하는 안경을 쓴다. 밤에 실내에서도 청색광 차단 안경을 쓴다. 사람들이 많이 모인 공공장소에서도 꼭 쓴다! 청색광 차단 안경이 싫다면 선글라스도 조금은 도움이 되지만, 크게 효과적이지는 않다.
- 적외선 사우나로 해독 작용을 돕고 미토콘드리아 기능을 촉진한다. 상처 치유, 근육 피로 회복, 조직 회복을 위해서라면 적색광과 적외선 치료를 받는다. 피부 문제에는 황색광 치료법이 적당하다.

제 2 부

노화를 되돌리다

SUPER HUMAN

여기서 책 읽기를 멈추고 죽지 않는 일에만 초점을 맞추어도 당신은 이미 슈퍼 휴먼이 될 운명이다. 당신이 지금까지 읽은 내용의 대부분은 인간을 죽음으로 이끌 뿐만 아니라, 나이 들수록 점점 더 약해지고 느려지고 덜 행복하게 한다. '네 살인자'만 잘 경계해도 나이 들었을 때 또래보다 더 건강할 것이다. 하지만 당신이 이 책에서 얻은 지식을 친구들과 나누고 함께 실천하면 슈퍼 프렌즈를 갖게 될 것이다(오글거렸다면 미안하다. 하지만 이 단어를 꼭 써보고 싶었다).

문제는 당신이 나와 같다면 예상보다 훨씬 더 많은 손상을 입었으리라는 점이다. 노화가 수천 번의 상처에 의한 죽음이라면, 혹은 최소한 노화의 일곱 개의 기둥에 의한 죽음이라면, 계속 축적된 몇 가지 상처를 회복해서 실제로 몸이 더 젊어지게 하면 멋지지 않을까? 노화를 되돌리는 것은 슈퍼 휴먼의 새로운 능력이다. 먼저 죽음을 멈춘 뒤에 노화를 되돌리기 시작하면, 매번 더 나은 삶을 누릴 것이다.

주변 환경에 비교적 작은 변화를 준 것만으로도 내 몸이 놀라울 정도로 변했고, 조기 노화까지 멈추었다. 가족과 친구들은 이 모습을 보고 깜짝 놀랐다. 단지 그들이 몰랐던 것은 그동안 내가 주류과학계에는 알려지지 않은, 노화 예방 기술을 연구하는 최고 과학자 공동체에 운 좋게 다가가게 되었다는 사실이었다. 이를 기회로 나는 화장품을 이용한 전형적인 노화 예방 접근법을 뛰어넘어 실제로 몸 안에서부터 노화를 되돌리기 시작했다.

그 이후 내가 시험해본 것들은 새롭고 증명되지 않은 방법들이었다. 그러나 모두 내가 원했던 위험 대비 수익률을 충족했으며, 모두 그럴듯한 증거가 충분히 있었다. 내가 했던 모든 일을 당신도 따라 하라고 권하는 것은 아니다. 사실 그래서는 안 된다. 당신의 탐구와 의사결정은 내가 아니라 당신 자신의 몸과 목표를 토대로 해야 한다. 그리고 위험한 시도는 전문가들과 함께해야 한다.

최첨단 기술에 도전하지 않더라도 단기적으로 많은 에너지와 힘을 얻기 위해, 그리고 장기적으로는 노화를 되돌리기 위해 할 수 있는 간단한 방법은 많다. 결국 지금 시작해서 오래 살면, 지금은 '아직 증명되지 않은' 기술이 미래에 실용화되어 대중화가 될 때까지 충분히 기다릴 수 있다. '죽지 않는' 방법을 당장 실천하지 않아서 당신에게 주어질 이 놀라운 노화 예방법을 모두 놓친다면 매우 안타까울 것이다.

많은 비용이 드는 방법은 뒤로 미뤄도 좋다. 시간이 더 지나면 가격은 낮아질 것이다. 2003년, 최초의 인간 게놈 서열 확인에 든 비용은 1억 달러였다. 요즘은 당신의 정보를 제공하겠다는 조건 하에 무료로 확인할 수 있다. 혹은 몇백 달러만 지불하면 1~2주 뒤에 결과를 받을 수 있다. 회춘 기술도 같은 길을 따라갈 것이다.

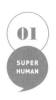

두뇌를
다시 작동시켜라

노화의 일곱 기둥 때문에 나이 들면서 세포가 죽고 그 자리를 새 세포가 대체하지 못하면 뇌는 줄어들기 시작한다. 시간이 더 지나면, 퇴행한다. 우리가 보통 노인을 상상할 때 자기 이름조차 기억하지 못하는 끔찍한 모습을 떠올리는 이유다. 나는 우리가 그 이미지를 영원히 지울 수 있는, 아니, 지워야 하는 순간에 이르렀다고 믿는다. 대신 여든의 나이에도 스무 살처럼 정신이 명석한 새 이미지를 만들어야 한다. 사실 뇌를 잘 관리하면 뇌는 우리 몸을 잘 돌볼 것이다. 이미 뇌의 노화 징후 몇 가지가 나타났더라도, 당장 오늘부터 노화를 멈추고 뇌 손상을 회복할 수 있다. 내가 해냈기 때문에 자신 있게 말할 수 있다.

처음 찍은 뇌 SPECT 스캔 결과는 내가 오랫동안 겪은 인지기능 장애가 현실일 뿐만 아니라 생리적인 근거도 있다는 확실한 증거였다. 튼 살자국으로 가득한 물렁물렁한 몸과 뇌의 조기 노화는 또 다른 문제였다. 늘 적절한 단어를 떠올리지 못해 단어가 혀끝에서 맴돌았고, 경영대학원 시절 성적도 그다지 좋지 못했다. 일상적인 일을 하는 도중에 내가 뭘 하고 있었는지 잊어버리는 일도 잦았다. 가게에 갔다가 뭘 사러 왔는지 잊어버린 적도 있었고, 해야 할 일 목록을 노려보며 어떤 일을 먼저 해결하기로 정했는지 기억해내려 애쓰기도 했다.

여러 해 동안 나는 뚱뚱한 몸과 잦은 통증, 그리고 특정 신체 활동을 하지 못하는 상황에 익숙해졌다. 다행히 나는 생각할 줄 아는 인간이었다. 비록 비만에, 사교적으로 서툴러도 영리하기는 해서 뇌에 의지해서 일하고 먹고 살았다. 따라서 뇌가 제대로 작동하지 않을 수도 있다는 상황은 근본적으로 내 미래마저 위협하는 일이었다.

바로 이것이 내 전환점이었다. 뇌를 고칠 방법을 찾지 못하면 내가 원하는 미래는 없었다. 나는 뇌를 치료하기 위해 무엇이든 하기로 했다.

이십 대인 나는 인지기능 장애를 겪기에는 너무 젊었다. 사실 정신 기능의 퇴행은 어느 나이대에서든 '정상'으로 여겨서는 안 된다. 나이 든다고 해서 인지 기능이 망가질 이유가 없다. 보통은 건망증을 정확하게 규정하는 대신 '나이 들어 생기는 깜빡증' 정도로 치부한다. 하지만 이 증상이 알츠하이머병이나 치매의 전조 증상일 수도 있다.

당신이 아직 젊고, 인지기능 장애를 겪지 않더라도 뇌가 퇴행하기 전에 예방하는 편이 좋다. 그러면 보너스로 지금 당장 인지기능이 향상될 것이다. 길어진 텔로미어의 효과는 즉시 느낄 수 없더라도 뇌에 에너지가 넘치는 것은 바로 알 수 있다. 크게 노력하지 않고도 실제로 넘치는 에너지를 느끼면 천하무적이 된 기분이다. 노력은 거의 들지 않지만 효과는 아주 크다.

어쩌면 사십 대나 오십 대가 될 때까지 '나이 들어 생기는 깜빡증'이 생기지 않을 수도 있다. 하지만 인지기능 장애의 징후를 훨씬 더 일찍 감지할 수는 있다. 나는 이전에 세계적인 신경퇴행성 질환 전문가이자《알츠하이머병의 종말》의 저자인 데일 브레드슨 박사를 인터뷰했다. 그때 브레드슨 박사는 알츠하이머병은 대개 병리생리학적 현상이 20년 동안 진행한 뒤에야 진단된다고 했다. 사십 대에 진단받는 사람도 있는데, 이는 알츠하이머병이라는 살인자가 일으키는 신체적인 문제가 이르면 이십 대부터도 시작될 수 있다는 사실을 보여준다. 사십 대에 나타나는 '나이 들어 생기는 깜빡증'이 육십 대가 되면 알츠하이머병으로 진단될 신호일 수 있다는 뜻이기도 하다. 이처럼 '네 살인자'는 시간을 들여 천천히, 은밀하게 움직인다.

마냥 두려워할 문제는 아니다. 오히려 질병의 약점을 활용해서 알츠하이머병을 극복할 수 있다. 우리에게는 두 가지 이점이 있다. 알츠하이머병은 천천히 진행되고, 조기 진단 기술은 점점 발전한다. 뇌 기능을 지금 당장, 그리고 장기적으로 향상시키기 위해 할 수 있는 일은 많다. 보통 알츠하이머병이나 치매에 걸리는 원인이 유전 탓이거나 운이 나빠서라고 생각하지만, 이는 사실이 아니다. 내가 인지기능 장애를 회복하기 위해 사용했던 똑같은 치료법으로 당신도 알츠하이머병 발병 위험도를 낮출 수 있다. 나이에 관계없이, 생각하고 행동하는 능력 향상에도 도움이 될 것이다.

◀ 바보들을 위한 뉴로피드백

SPECT 스캔을 할지 고민하기 훨씬 전부터, 나는 뇌가 제대로 기능하지 않는다는 사실을 알 수 있었다. 아주 모호한, 정확하게 콕 집어 말할 수 없는 느낌이었지만, 뭔가가 모자란다고 생각했기 때문이다. 운이 좋았는지 노화 예방 공동체의 친구가 뉴로피드백이라는 뇌 치료법에 관해 듣고 내게 알려줬는데, 당시에는 전혀 알려지지 않은 새로운 치료법이었다. 획기적인 치료법과 유능한 의사를 찾게 도와준 친구들이 아니었더라면, 나는 이 치료법을 전혀 몰랐거나 시도하지 못했을 것이다. 소개해 준 사람 중에는 샌프란시스코의 베이 에어리어에 있는 척추 지압사가 있었는데, 이 치료사는 뉴로피드백 치료도 했다.

첫 진료가 어떻게 진행될지 전혀 짐작할 수 없었다. 나는 불빛이 깜빡거리는 커다란 진료실에 흰 가운을 입은 사람들이 있는, 영화 〈트론〉의 세트장과 비슷한 풍경을 상상했다. 하지만 실제는 매우 달랐다. 어항과 구슬을 꿰어 만든 커튼으로 대기실과 진료실을 나눈 소박한 공간이었다. 대기실에서 자폐증을 앓는 낯선 소년이 내게 다가오더니 주위를 빙글빙글 돌면서 우렁찬 목소리로 소리 지르기 시작했다. 첫 뉴로피드백 진료에서 기대했던 장면은 분명히 아니었다.

나는 치료실로 들어가서 의자에 앉았다. 의사는 작은 전극 두 개를 끈적끈적한 하얀 풀로 내 두피에 붙였다. 강력한 접착제라 저녁에 이 풀을 씻어내는 데 애를 먹었다. 당시 의사들은 뇌전증, 수면장애, 그 외 다른 뇌 질환을 진단할 때 뇌전도EEG를 이용했는데, 이 의사도 내 뇌전도를 검사했다. 뇌전도는 뇌에서 나오는 전기적 활동을 측정해서 뇌 자체의 이미지를 실제로 그려내지 않고도 정보를 알 수 있었다. 뇌에 어떤 이상이 있는지 그림으로 볼 수 없는 대신 내 뇌, 그리고 내가 무엇을 하는지 실시간으로 보여주었다.

나는 센서를 몸에 붙이고 간단한 비디오 게임을 하면서 화면에 나타나는 내 뇌파 패턴을 관찰했다. 사무실 전화벨이 울릴 때마다 뇌전도 그래프가 마구 흔들리는 것을 볼 수 있었다. "뇌파에서 치솟는 뾰족한 부분 보이죠?" 의사가 내게 말했다. "저건 환자분의 투쟁-도피 반응입니다. 전화벨이 울릴 때마다 공황 상태에 빠지는 거예요."

투쟁-도피 반응은 교감신경계를 활성화하는 선천적인 생존 메커니즘이다. 이때 몸에서는 코르티솔 같은 스트레스 호르몬이 분비되면서 달아나거나 싸울 준비를 한다. 동시에 고차원적인 의사결정에 관여하는 전전두엽 피질에서는 혈액이 빠져나간다. 전화벨 같은 소음이 투쟁-도피 반응을 활성화한다는 주장은 일리가 있다. 교감신경계는 무해한 전화벨 소음과 폭발음 같은 진짜 위험을 구분하지 못한다. 실제 위험한 상황에서는 전전두엽 피질이 활약할 필요가 없다. 전전두엽 피질은 행동 대신 분석만 과하게 하기 때문이다. 공격에서 살아남아야 하는 상황에서는 달리기의 장단점을 따질 것이 아니라 당장 달리기를 시작해야 한다.

그러나 투쟁-도피 반응을 일으키는 것이 전화벨 소리나 시험, 스트레스를 주는 이메일이라면 어떨까? 투쟁-도피 반응을 통제하는 방법을 배워서 쓸데없이 활성화되는 투쟁-도피 반응을 막아야 하지 않을까? 게다가 이런 통제 불능의 스트레스는 노화를 가속화한다. 내 투쟁-도피 반응은 너무 자주 활성화됐는데, 스트레스로 가득한 현대사회에서 드문 일은 아니다. 뇌가 계속해서 쉽게 공황 상태에 빠지면 집중력을 기르거나 의사결정 능력을 향상시키기가 상당히 어렵다. 뉴로피드백은 스스로 통제하는 방법을 학습해서 투쟁-도피 반응이 너무 쉽게 활성화되지 않도록 돕는다.

나는 이후 몇 주 동안 정규 뉴로피드백 치료를 받았다. 뇌가 항상 위협받고 있다고 느끼지 않도록 스트레스 반응을 바꾸려고 노력했다. 뉴로피드백은 쉬워 보이지만 실제로는 힘들다. 뇌가 입력값인 시각과 청각에 반응하며 스스로 통제하는 법을 학습하고, 출력값인 뇌파를 바꾼다. 나는 미묘한 변화를 감지할 수 있었다. 뉴로피드백 치료 이후 실제 내 뇌전도는 전화벨 소리에 더 이상 큰 파동을 그리지 않게 되었다.

여섯 번째 치료를 받으러 갔을 때, 첫날 만났던 자폐증 소년을 대기실에서 다시 만났다. 소년은 이번에는 내게 걸어오더니 내 눈을 바라보며 "안녕하세요, 난 보비예요."라고 인사했다. 나는 감격했다. 보비는 이십 년이 지난 지금도 기억에 뚜렷하게 남을 정도로 놀라운 변화를 보여주었다. 나는 이 기술을 꼭 집에 들여놓아야겠다고 생각했다! 내 뇌를 구석구석 알게 되면 대체 어떤 초능력을 발휘할 수 있을까 기대됐다.

결국 나는 1997년에 뇌전도 기계를 집에 설치했다. 요즈음의 뉴로피드백 기술은 더욱 발전했고, 비용도 적당해졌다. 하지만 더 세밀한 치료로 뇌 통제력을 갖추거나 뇌 기능을 향상하고 싶다면 훈련받은 전문의에게 치료받는 편이 좋다. 뉴로피드백은 트라우마나 불안증, 우울증 환자 치료에 효과적이며 널리 사용된다. 지금은 주요 대도시에서 전문의를 찾을 수 있고, 마사지와 비슷한 비용으로 한 시간가량의 치료를 받을 수 있다. 가정용 기기도 있다.

보비와의 만남은 사람의 뇌가 근본적으로 바뀔 수 있다는 사실을 내게 증명했다. 나 역시 살아있는 증거다. 뇌에 심각한 문제가 있었지만 지금 내 해마 부피는 동년배의 상위 13%에 해당한다. 앞서 설명한 대로 해마는 대개 나이 들수록 줄어든다. 따라서 나는 최소한 해마 부피라는 측면에서 뇌의 노화를 막은 셈이다. 이십 대의 나 자신과 비교하면 오히려 더 나아졌다. IQ도 높아졌고 작업기억력도 향상되었다.

보비와 내가 특별한 사례는 아니다. 우리 모두는 새 뉴런을 만들고 뉴런들 사이에 새로운 연결점을 만들어서 뇌의 학습과 성장을 지속할 수 있다. 뇌가 스스로 구조와 기능을 변화시키는 이런 특성을 신경가소성 neuroplasticity이라고 한다. 에릭 캔들은 뇌가 새로운 신경회로를 만들어 평생 스스로 재조직할 수 있다는 사실을 증명해서 2000년에 노벨상을 받았다(이전에는 이십 대 중반이 지나면 뇌가 신경회로를 새로 만들 수 없다고 생각했다).

이 모든 일을 마치자 내 회복 탄력성은 최고점에 달했다. 낮은 스트레스 반응을 보였고, 적당한 단어가 떠오르지 않아 헤매는 일도 없어졌다. 드물게 단어가 생각나지 않는 날에는, 내게 염증을 일으키고 뇌 기능을 억제할 만한 환경이나 먹었던 음식이 무엇이었는지 쉽게 추적할 수 있었다. 즉, 이런 일이 일어나는 것은 나이 때문이 아니다. 미토콘드리아가 전력으로 일하는 것을 방해하는 상처들이 축적되기 때문이다.

염증과 뇌 기능장애의 연관성을 완전히 이해하려면 미세아교세포의 기능을 알아야 한다. 앞서 미세아교세포가 뇌의 면역세포라고 설명했다.

뉴런은 다양한 일을 하지만, 미세아교세포 없이는 일할 수 없다. 기형 단백질이 뭉치면 아밀로이드반이 뇌에 축적된다고 했는데, 미세아교세포는 뇌에 아밀로이드 단백질이 생기면 제거하는 일을 돕는다. 아밀로이드반이 과량으로 쌓이면 미세아교세포는 이를 제거하기 위해 아밀로이드반 주변으로 모여들어 염증 화합물을 더 많이 분비한다.[1] 면역세포가 상처 입은 몸을 치유하기 위해 염증을 일으키듯이, 미세아교세포도 뇌를 치료하려 한다. 하지만 뇌에서 이런 상황이 지속되면 뉴런이 손상되고, 결국 신경퇴행성 질환으로 발전한다.

질 낮은 음식, 만성 스트레스, 중금속이나 곰팡이독소 중독, 감염, 일주기 리듬 붕괴 등으로 뇌에서 만성 염증이 일어나면, 미세아교세포는 과량의 프로그래뉼린progranulin, PGRN을 만든다.[2] 고농도의 프로그래뉼린은 알츠하이머병, 파킨슨병, 근위축성 측삭 경화증ALS(루게릭병), 암과 연관성이 있으며, 온갖 나쁜 일을 일으켜 당신이 슈퍼 휴먼이 되는 일을 방해할 것이다.

하지만 염증을 일으키는 수많은 상처는 처음부터 피할 수 있다. 브래드슨 박사의 말에 따르면 알츠하이머병을 일으키는 가장 큰 위험 요인은 만성 염증, 인슐린 저항성, 독소 노출이라고 한다. 이들은 모두 환경 요인이지 유전 요인이 아니다. 알츠하이머병에 걸려서 회복하는 것보다 환경을 해킹해서 알츠하이머병을 예방하는 것이 훨씬 쉽다. 나는 이십 년 동안 연마한 기술로 상처 입는 일을 줄이고 인지기능 장애를 성공적으로 회복했다. 상처를 입더라도 상쇄하는 방법을 알고 있어서 내 뇌는 가능한 한 빠르게 회복한다. 나는 이 회복 탄력성에 의지해서 180세까지 살

계획이다.

뉴로피드백 외에도 인지기능 장애를 예방하고 회복하는 가장 효과적인 치료법은 세 가지로 나눌 수 있다. 빛, 음식, 약품이다. 바로 앞장에서 설명했던, 빛을 바꾸는 일부터 시작해보자.

◀ 뇌에 빛을 쬐어라

요즘도 다수의 주류의사들은 뇌에 레이저를 조사하는 치료를 권하지 않는다. 하지만 노화 예방 공동체에서는 바로 그 치료를 수년 동안 큰 성공을 거두며 해오고 있다. 1990년대에 레이저 치료를 받고 엄청난 효과를 경험한 나는 빛을 노화 예방 도구로 이용할 다양한 방법을 찾기 시작했다.

나는 아직 초기 단계였던 인터넷 한구석에서 인지기능 장애를 겪던 남자와 그가 찾은 해킹법을 발견했다. 그는 자신의 발견을 야후에 공개했다. 당시에는 사람 뇌에 적외선을 조사하는 치료의 안전성과 효율을 탐색한 연구 결과가 없었지만, 동물에서는 혈류를 증가시켰다는 논문이 있었다. 이 논문을 바탕으로 그는 직접 고출력 적외선 LED 장치를 만들었다. 이 장치는 직접 납땜한 LED를 구멍 뚫린 알약 통 뚜껑에 넣은 것처럼 생겼다. 그는 이 장치를 야후에서 200개 정도 팔았다. 또 눈에는 보이지 않는 LED 빛을 머리 중앙 부분에 매일 2분가량 비추면, 뇌 기능과 집중력이 놀라울 정도로 높아지고 기분이 좋아진다는 자신의 경험을 설명했다. 그에게는 레이저 장치의 위험 대비 수익률이 높았던 셈이다.

나는 그의 아이디어가 마음에 들었다. 나도 그 장치를 사서 매일 2분 가량 이마와 머리 뒤쪽에 대고 사용했다. 그러자 정말이지 누군가 내 뇌의 스위치를 켠 것 같았다. 모든 일이 쉬워졌다. 항상 모든 일에 전력을 다해야 했지만, 장치를 사용하자 누군가가 나를 끌어 당겨주는 느낌이었다. 사용할 때마다 뇌 기능이 더 향상됐으므로 이 장치는 내게 가장 소중한 물건이 되었다. 지금 내 연구실에 더 훌륭한 뇌 LED 장치가 있지만, 나는 아직도 이 장치를 간직하고 있다.

지금은 LED 장치를 뇌의 일부분에 갖다 대면, LED에서 나오는 적외선이 미토콘드리아 기능을 회복 시켜 더 많은 에너지를 만든다는 사실을 안다. 당시 나는 늘어난 에너지 덕분에 처음으로 명확하게 사고할 수 있었다. 지금은 적외선 LED와 레이저가 뇌의 미토콘드리아 기능을 자극해서 세포 에너지 생성률을 높이고, 신경의 퇴화를 효율적으로 치료할 수 있다는 사실을 보여주는 논문이 많다.[3] 독소 때문에 기능이 멈춘 뉴런을 레이저로 직접 활성화할 수도 있다.[4] 오랫동안 곰팡이독소에 노출된 내 뇌의 치료에 레이저 치료법이 유용했던 이유가 바로 이것 때문이라고 나는 생각한다.

적외선은 근육과 뼈 조직까지 뚫고 들어가 뇌에 침투할 수 있으므로 뇌 기능을 촉진하는 데 상당히 효율적이다. 지난 몇 년 동안 의사들은 적외선 레이저로 뇌졸중, 외상성 뇌 손상, 퇴행성 뇌 질환, 척수 손상, 말초 신경 손상을 치료했다.[5] 이런 퇴행성 질환 증상이 나타나기 전에 건강한 보통 사람의 뇌 기능도 향상할 수 있다.[6]

하지만 불과 이십 년 전만 해도 뇌에 레이저를 쏜다고 하면 이상하게 여겼다. 치료 효과가 낮아서도 아니었다. 내가 사용한 장치를 만든 남자를 기억하는가? 그는 야후에 글을 쓰기 시작한 지 2년이 됐을 즈음, 자기 뇌가 이제는 제대로 기능하고 있으며 곧 의과대학에 진학할 예정이라고 했다. 그 글을 쓰고 일주일 뒤, 남자는 야후에 올렸던 모든 게시글을 지웠다. 아마 의사가 되고 난 후에 문제가 될까 봐 걱정한 듯하다. 지금 인터넷에는 이 장치에 관한 글이 전혀 남아있지 않다. 의과대학에 갈 수 있게 도와준 바로 그 도구에 관해 공개적으로 말할 수 없다는 사실은 아이러니하다. 그가 지금 어디에 있는지 모르지만, 어딘가에서 사람들의 뇌를 치료하는 일을 하기 바란다. 그가 분명히 나를 도와주었기 때문이다.

레이저 장치를 구해서 뇌에 빛을 비추기 전에, 빛 치료법이 엄청나게 강력하다는 사실을 명심해야 한다. 제대로 사용하지 않으면 다칠 수 있다. 한번은 다리 위에 적외선 기구를 올려놓은 채로 잠들었다가 2도 화상을 입었고, 6주 동안 화상 치료를 받았다. 하지만 무엇보다 초기 뇌 LED 조사 장치를 뇌의 언어 관장 영역에 사용해서 해킹하려 했던 때가 가장 두려웠다.

나는 다른 사람들의 말에서 미묘한 뉘앙스를 잡아내지 못했다. 이 사실이 항상 나를 괴롭혔는데, 특히 5개 언어를 유창하게 구사하는 라나와 결혼한 후에는 더 심해졌다. 그래서 머리 왼쪽에 있는 언어 관장 영역에 장치를 대고 2분 동안 빛을 조사했다. 그러자 몇 시간 동안 말하는 능력이 완전히 엉망이 되었다. 아무리 노력해도 제대로 말할 수 없었다. 나는 언어 구사 능력이 돌아오기 전까지 겁에 질렸다. 당시 기술의 미래에 관한 강연으로 생계를 유지했기 때문이다. 이런 상황이 위험 대비 수익률의 위험한 부분이다. 나는 모든 실험을 천천히 진행해서 장기적으로 발생할지도 모를 문제들을 피했다. 그때 내가 뇌를 한 시간 동안 자극했더라면 어떻게 됐을지 누가 알겠는가?

지금은 이런 치료법을 안전하게 시행하는 방법이 많이 알려졌다. 뇌 레이저 치료법의 얼리 어답터가 되고 수년이 지난 뒤, 나는 근미래 정상회담Near Future Summit에 참석했다. TED 강연에 자주 나오는 혁신을 주제로 한 행사로, 당시에는 샌디에이고에서 열렸다. 그해에는 변화를 꾀했는지 유명한 벤처 자본가와 참석자를 위한 파자마 파티를 열었다. 그때 벤처 자본가들 사이에서 유니콘 모양 우주복 잠옷이 유행했던 것이 분명하다. 아무튼 파티가 열릴 것을 몰랐던 터라 비서에게 급하게 잠옷을 주문해달라고 부탁했는데, 그렇게 받은 내 잠옷은 빨간 실크 소재의 휴 헤프너 스타일이었다. 하하.

유니콘들에 둘러싸인 휴 헤프너가 된 나는 평범한 옷을 입은 신경과학자 옆에 앉았다. MIT에서 온 그는 그날 이미 강연을 마쳤는데, 강연 주제가 아주 단순한 빛 치료로 알츠하이머병을 회복하는 방법이었다. 그는 1초에 40번 깜빡이는 빛으로 뇌에 있는 아밀로이드반을 파괴할 수 있다는 사실을 발견했다. 그의 목표는 깜빡이는 빛 패널을 모든 양로원에 설치하는 것이었다(나는 그 광경을 볼 때까지 오래 살고 싶다).

이제서야 이러한 기술에 충분한 연구 자금이 시원되기 시작했다. 2016년 MIT 과학자들은 특정 주파수로 깜빡이는 LED 빛이 쥐의 시각 피질에 있는 베타 아밀로이드반을 상당량 줄인다는 사실을 증명했다.[7]

이 치료를 받은 쥐는 아밀로이드를 적게 만들었을 뿐만 아니라 뇌 면역 세포인 미세아교세포를 활성화했다. 보통 미세아교세포는 아밀로이드반을 파괴한다.

이듬해 하버드 의과대학과 보스턴 의과대학은 레이저 치료를 받은 치매 환자의 인지기능이 상당히 회복되었다고 주장했다. 이 연구는 소규모 환자를 대상으로 한 연구로, 경증부터 중증 인지기능 장애를 겪는 환자까지 총 다섯 명이 12주 동안 두개골을 관통하는 레이저 치료를 받았다. 12주 후 환자들은 뇌 기능이 상당히 향상되었고, 잠을 깊이 잤으며, 분노를 폭발시키는 일이 줄었고, 불안감도 적게 느꼈다. 부정적인 영향은 없었다.[8]

헤드셋처럼 생긴 비라이트Vielight라는 레이저 치료 기기는 다이오드로 두피와 콧속에 근적외선을 발산하는데, 집에서도 사용할 수 있다. 북미에서 228명을 대상으로 알츠하이머병에 미치는 영향을 임상시험 중이다. 만일 내가 사랑하는 사람이 지금 알츠하이머병으로 고통받는다면, 임상시험이 끝날 때까지 기다리지 않고 기기를 살 것이다. 새 기기를 사용할 때 생길 위험보다 알츠하이머병이 진행되도록 방치하는 쪽이 더 위험하다. 뇌에 사용하는 빛 치료 기계 가격은 200달러대부터 수천 달러까지 다양하다.

◀ 뇌를 배부르게 먹여라

염증을 일으키는 음식은 뇌 기능도 해친다. 이것만 알아도 충분하다. 하지만 염증을 일으키는 식품을 피하는 일 외에도 뇌를 보호하기 위해 할 수 있는 일이 더 있다. 나이가 들면 혈당을 낮게 유지하고, 급격하게 혈당을 올리지 않으며, 혈액에 케톤을 계속 유지하는 식단을 먹어야 한다. 지난 십 년 동안 많은 논문들은 인슐린 저항성이 적어도 부분적으로는 뇌의 아밀로이드반 형성에 영향을 미친다는 사실을 일관되게 증명해왔다.[9] 앞서 설명한 대로 뇌의 퇴화 현상이 인슐린 저항성과 관련 있다고 보는 최근 연구 결과 때문에 많은 전문가가 알츠하이머병을 3형 당뇨병으로 언급하기 시작했다.

기억하라, 인슐린은 혈액에 있는 당을 세포로 밀어내서 혈당을 낮춘다. 그러면 세포 속 미토콘드리아는 당을 연료로 연소한다. 당을 너무 많이 섭취하면 몸은 인슐린을 더 많이 만들어서 혈액 속의 당을 모두 세포로 밀어내야 한다. 하지만 미토콘드리아가 당을 연소하는 속도는 이보다 느리므로 당은 갈 곳이 없다. 이것이 2형 당뇨병의 전 단계인 인슐린 저항성의 시작이다. 혈당이 높으면 노화의 일곱 기둥인 AGE와 아밀로이드반도 만들어진다.

인슐린이 충분할 때는 혈당이 너무 낮아지지 않도록 인슐린 분해효소insulin degrading enzyme를 만들어서 여분의 인슐린을 분해한다. 흥미롭게도 인슐린 분해효소는 뇌에서 알츠하이머병을 일으키고 몸에서는 노화를 일으키는 아밀로이드반을 파괴한다. 하지만 인슐린 분해효소는 여분의 인슐린과 아밀로이드반을 동시에 제거할 수는 없다. 만약 인슐린 분해효소가 인슐린을 분해하느라 계속 바쁘다면 아밀로이드반을 제거할 여력은 남지 않을 것이다. 그러면 아밀로이드반은 뇌에 축적될 기회를 얻게 된다.

즉, 급격하게 혈당을 올리는 음식을 많이 먹으면 우리 몸은 당을 분해하려고 인슐린을 많이 생성한다. 인슐린이 많이 생성되면 인슐린을 분해하는 인슐린 분해효소도 바빠진다. 이렇게 되면 아밀로이드반을 분해할 수 없게 되는데, 이는 아밀로이드반에게 문을 활짝 열어주는 것과 다름없다. 동시에 당신은 빠르게 노화하고, 알츠하이머병에 걸릴 위험이 높아진다. 바꾸어 말하면, 알츠하이머병 위험을 낮추는 가장 쉽고 효과적인 방법은 당류를 먹지 않는 것이다. 그러면 인슐린 분해효소는 과량의 인슐린을 분해하는 대신 아밀로이드반을 분해하는 데 집중할 수 있다.

매일 피콜린산 크로뮴chromium picolinate 400~1,000μg과 황산바나딜 vanadyl sulfate 25~100mg을 먹으면 급격한 혈당 상승을 줄이는 강력한 효과가 있다. 탄수화물을 먹을 때 같이 먹으면 가장 좋다. 식사 후에 나타나는 급격한 혈당 상승은 건강한 혈당을 유지하는 사람에게도 나타나는데, 무기질인 피콜린산 크로뮴과 황산바나딜은 이 현상을 줄여준다. 황산바나딜을 당뇨병에 걸린 동물에게 먹이면 혈당과 콜레스테롤, 트리글리세리드 농도를 낮춘다.[10] 피콜린산 크로뮴은 혈당과 인슐린 저항성을 낮추어서 2형 당뇨병을 예방하는 데 도움이 된다.[11] 이들 영양보충제는 구하기 쉽지만, 연구 결과를 보면 정부 권고치보다 더 많이 먹어야 한다.

또 탄수화물, 특히 당 함량이 높은 음식을 먹을 때는 섬유소가 풍부하거나 포화지방이 많은 음식과 함께 먹어야 한다. 섬유소와 포화지방은 급격한 혈당 상승을 막아준다. 분명히 해두자면 설탕과 지방의 조합은 몸에 나쁘다. 하지만 설탕만 먹으면 더 나쁘다. '그나마' 아이스크림은 같은 양의 설탕이 들어 있는 탄산음료보다 혈당을 적게 올린다.

비만과 에너지 부족에 시달리던 1998년, 주치의는 내 혈액 검사 결과를 보고 "어쩌면 혈당이 높을지도 모르겠어요."라고 말했다. 그 이야기를 들은 나는 바로 다음 날 200달러짜리 혈당측정기를 샀다. 손가락 끝을 찌르면 기계에 혈당 수치가 나왔다. 하루에도 수십 번씩 혈당을 검사한 까닭에 내 손가락 끝은 계속 따끔거렸다. 2주 뒤, 나는 그동안의 검사 결과지를 들고 주치의 진료실을 다시 찾았다. 내 혈당은 약간 높았지만 내가 겪는 증상을 일으킬 만큼 높은 수준은 아니었다. 주치의는 나를 유난스럽다고 여겼다. "혈당측정기는 당뇨병 환자가 쓰는 거예요. 데이브, 당신은 (아직) 당뇨병은 아니라서 그 기계는 필요 없어요."라고 했다. 그래, 어쩌면 나는 주치의가 여기는 대로 어리석은 괴짜일지도 모른다. 하지만 혈당측정기로 혈당 변화를 관찰하면서 혈당 급상승을 피하는 방법을 알아냈다.

요즘은 20달러면 혈당측정기를 살 수 있다. 기계에 손가락을 넣고 찌르면 혈당을 측정할 수 있다. 정말 오래 사는 데 관심이 있다면 좀 더 투자해서 내가 사용하는 24시간 추적 혈당측정기를 사도 좋다. 동전 크기의 장치로 최대 2주까지 삼두근에 붙일 수 있는데, 언제든지 스마트폰으로 혈당을 확인할 수 있으며 아프지도 않다. 잠자는 동안, 운동한 뒤에,

식사 후에 혈당의 변화도 볼 수 있다.

처음 이 장치를 사용하던 날, 나는 〈닥터 오즈 쇼The Dr. Oz Show〉에 출연하기 위해 비행기를 타고 뉴욕으로 향했다. 오라 링 수면 추적기와 혈당 모니터를 한쪽 팔에 차고 TV 세트장에 나타나자, 나를 본 PD가 삼두근에 붙은 괴상한 장치를 떼어달라고 요청했다. 장치에 관해 설명하자 PD는 "카메라로 보면 마치 로봇팔 같아서 좀 우스꽝스러워요."라고 말했다. 좀 웃기게 보이면 뭐 어떤가, 내 뇌는 그 이상으로 소중하다.

혈당을 낮추는 일은 알츠하이머병 위험을 낮추는 가장 쉬운 방법이다. 하지만 주기적인 케토시스 상태는 더 강력한 효과를 낸다. 주기적인 케토시스 상태는 최상의 회복 탄력성을 위해 몸이 지방과 포도당을 번갈아 가며 연소하도록 한다. 대사 유연성은 뇌세포에 매우 중요하다. 대사 유연성이 떨어지면 인슐린 저항성이 생기고, 포도당을 효율적으로 연소하지 못하며, 신경세포의 미토콘드리아가 선호하는 연료를 공급할 수 없다. 내 목표는 180세까지 사는 것이기 때문에 탄수화물을 먹을 때도 혈액 속에 항상 일정량의 케톤이 존재하도록 조절한다.

일주일에 5~6일만 고지방 저탄수화물 식단을 지키면 된다. 7일째는 탄수화물 섭취량을 약 150g으로 늘린다. 이 일주일 동안 탄수화물은 고구마, 호박, 흰쌀 같은 식품으로 섭취한다. 항상 케토시스 상태를 유지하면 세포는 포도당을 연료로 사용하지 않기 때문에 '게을러'지고, 결과적으로 인슐린 저항성이 높아진다.[12] 인슐린 저항성을 높이지 않고 케토시스의 장점을 누리려면 저탄수화물 케톤 식단과 적당한 탄수화물 식단을 번갈아 먹어야 한다.

나는 주기적인 키토제닉 식이요법을 몇 년간 지켜왔다. 따라서 지금은 탄수화물 양을 계산하는 데에 신경을 덜 쓴다. 대신 탄수화물이 있어도 혈액 속의 케톤양을 늘려준다는 연구 결과에 따라 브레인 옥테인 오일을 이용한다. 그러면 더 많은 채소와 몇 가지 탄수화물을 먹으면서도 케토시스의 혜택을 누릴 수 있다. 방탄커피에도 브레인 옥테인 오일을 넣고, 샐러드드레싱에도, 고기에도 뿌려서 온종일 소량의 케톤이 일정하게 유지되도록 한다. 내 세포는 포도당이든 지방이든 항상 연소할 준비가 되어 있고, 혈당 급상승도 피할 수 있다. 이 식이요법은 내 인슐린 민감도 지수를 완벽하게 1점으로 유지했다. 인슐린 민감성 지수Insulin sensitivity score는 1점부터 160점까지 올라가는데, 네 가지 검사 점수를 합산해서 매긴다.

주기적으로 케토시스 상태를 유지했다가 멈추는 방식은 뇌의 미토콘드리아를 재훈련 시켜 회복 탄력성과 대사 유연성을 높인다. 또 인슐린 분해효소가 인슐린 분해를 멈추고 인지기능을 붕괴시키는 아밀로이드 반을 청소할 기회도 준다. 혈액 속에 케톤이 있으면 만성 염증 때문에 미세아교세포가 분비하는 프로그래뉼린 농도도 낮아진다.[13]

초기 알츠하이머병을 진단받았거나 고급 단계의 뇌 해킹을 하고 싶다면, 인슐린을 콧속에 뿌려서 인지기능 향상을 꾀할 수 있다. 약사에게 주사용 인슐린 앰플을 코 분무기에 넣어달라고 부탁해서 양쪽 콧구멍에 한 번씩 뿌린다. 나는 책을 집필하는 것처럼 높은 집중력이 필요한 일을 할 때 한 달에 한두 번씩 뿌리고는 한다. 건강한 뇌의 인지기능 개선제로 유용하다. 떨어진 기억력을 향상시키고 인지기능이 퇴화하는 일을 막아 알츠하이머병에 효과가 있다는 명확한 증거도 있다.[14] 남성과 여성 모두에게 좋지만 여성은 20IU, 남성은 40IU가 적절하다. 이 바이오해킹법은 주치의와 상담하길 권한다. 인슐린 코 분무기는 혈당을 낮추지 않는다. 그저 뇌가 포도당을 더 잘 연소하게 할 뿐이다.

정확하게 정리해보자. 오랫동안 뇌의 인슐린 농도를 높게 유지하면 안 된다. 인슐린 저항성으로 이어지기 때문이다. 하지만 순간적인 인슐린 노출은 포도당 대사를 일으키는 데 도움이 된다. 코를 통해 추가로 들어가는 인슐린은 혈액속의 포도당을 뉴런으로 직접 밀어내 뉴런에 많은 에너지가 생성되게 한다. 뇌에 고농도의 인슐린이 만성적으로 유지되면 장기적으로는 이득보다 손해가 더 크다.[15] 짧고 순간적인 인슐린 노출 효과에 관해서는 더 많은 연구가 이루어지길 기대한다. 현 시점에서는 적절한 식단 조절과 운동으로 인슐린 농도를 낮게 유지하는 것이 알츠하이머병과 치매 예방에 더 효과적이다. 이미 질병에 걸린 뒤에 이를 멈추거나 회복하기 위해 뇌에 인슐린을 추가로 주입하는 것보다는 말이다.

◀ 뇌도 약을 먹는다

나는 1997년에 〈스마트 드러그 뉴스Smart Drug News〉라는 소식지를 우연히 발견했다. 1980년대부터 발행되기 시작한 이 소식지는 생화학자인 스티븐 폭스가 작성과 편집을 맡고 있다. 폭스는 머리가 좋아지는 지능 개선제인 라세탐racetam 류 약품의 장점을 설명했는데, 여기에는 피라세탐

piracetam, 페닐피라세탐phenylpiracetam, 애니라세탐aniracetam이 있다. 1960년대부터 등장한 이 약들은 뇌에 산소 공급량을 늘리고 산화스트레스로 일어난 미토콘드리아 기능장애를 개선한다.[16] 처음으로 긍정적인 결과가 나온 연구는 1971년 논문이지만, 이 약들은 미국에서는 거의 찾을 수 없다. 대형제약회사가 제조하는 약품인데도 내 주치의는 약 이름도 몰랐다. 미국에서 금지되지도 않았지만 수용되지도 않은 채, 현재도 이 약품들은 여전히 '회색지대'에 놓여있다.

나는 나의 뇌를 살리기 위해 필사적이었으므로, 위험을 감수하기로 하고 소위 '머리가 좋아지는 약'을 유럽에서 1,000달러어치 주문했다. 아무런 표시도 없이 대충 포장한 약 꾸러미가 도착하자, 나는 천재로서 하루를 살게 될지, 아니면 1,000달러를 사기당한 하루를 보내게 될지 궁금해졌다. 연구 결과로 미루어 보면 꽤 확실한 투자일 것이라 생각했다. 내 생각은 맞았다. 20년이 지난 지금도 나는 이 약을 매일 먹는다.

처음 이 꾸러미에 든 약을 먹은 이후, 인지기능을 높이기 위해 온갖 종류의 누트로픽nootropics이라 부르는 머리 좋아지는 약과 영양보충제를 내 몸에 시험했다. 어떤 약은 내 뇌에 엄청난 영향을 주었고, 어떤 약은 아예 효과가 없었다. 하지만 이 약들을 모두 시험해볼 기회가 있었다는 점에 감사한다. 그리고 이 약들을 음지가 아닌 양지에서 보게 될 날이 빨리 오길 바란다. 우리는 매일 기운을 돋우려고 커피를 마시고, 더 뚜렷하게 보려고 안경을 사용하고, 더 높은 성과를 내려고 필요한 온갖 도구를 사용한다. 머리 좋아지는 약으로 지금 당장 똑똑해질 수 있고 뇌를 계속, 더 오래, 더 잘 사용할 수 있다면, 똑똑해지는 약은 커피나 안경 같은 도구들과 다를 이유가 없다.

　나이 들면서 떨어지는 인지기능 향상에 도움이 되는 약품과 보충제
는 수없이 많다. 그중에서 가장 유망한 항노화 약품들은 몸에서 천연 화
학물질을 만들어서 뇌에 새 뉴런이 자라도록 자극한다. 새 뉴런의 성장
을 촉진하는 화학물질에는 뇌유래 신경성장인자BDNF와 신경성장인자
NGF, 뉴로트로핀neurotrophin-3과 뉴로트로핀-4가 있다. 이런 화학물질의
농도가 높아지면 바로 퇴행성 뇌 질환을 치료하고 인지기능을 높일 수
있다.[17]

　어떤 누트로픽이 가장 높은 투자수익률을 안겨 줄지는 알 수 없다.
사람들의 뇌가 각자 다르기도 하고, 이 약물들이 어떻게 작용하는지 자
세히 알지 못하기 때문이기도 하다. 신중하게 접근하려면 한 번에 하나
씩만 시험하도록 한다. 나쁜 소식은 약 하나에 60일씩, 순서대로 먹어서
시험하다 보면 모든 약을 시험해보기 전에 늙어 죽으리라는 사실이다.

　그보다는 당신이 원하는 효능을 골라서 그 효과를 나타낼 것 같은 영
양보충제 몇 가지를 한꺼번에 먹어보는 쪽이 더 효율적인 전략이다. 원
하는 효과가 나타나면 마음껏 기뻐하면 된다. 그런 뒤 영양보충제를 하
나씩 빼면서 원하는 효과가 계속 나타나는지 본다. 피라세탐 종류를 비
롯한 의약품은 한 번에 하나씩 시험하는 편이 낫다. 영양보충제와 달리
약물끼리 상호작용이 일어날 가능성이 더 높기 때문이다.

　다음은 나이에 상관없이 뇌가 잘 돌아가도록 도와주는 머리 좋아지
는 약 몇 가지에 대한 대략적인 설명이다. 약국에 달려가서 아래의 약을
꼭 살 필요는 없지만, 자신에게 가장 잘 맞는 약을 한두 가지 찾는 데 들

이는 시간과 돈은 그만한 가치가 있을 것이다.

피라세탐

처음 받았던 소포 뭉텅이에서 나는 피라세탐을 가장 먼저 선택했다. 2주 동안 먹었지만 뇌에는 별다른 느낌이 없었다. 나는 화가 났다. 그 약품들은 비싼 데다가, 효과가 나타나길 기다리고 있었기 때문이다. 그래서 피라세탐 약통을 다시 상자에 집어넣었다. 그런데 다음날 회의에서 단어를 떠올리지 못해 머릿속이 뒤죽박죽이 된 나를 발견했다. 그리고 불현듯 지난 2주 동안 내가 말을 더듬거린 적이 없었다는 사실을 깨달았다. 약물이 너무 자연스럽게 제 기능을 해서 내가 미처 알아차리지 못했던 것이다. 나는 더 나답게 느껴졌고, 모든 일이 조금 더 쉬워졌다. 벼락 치듯 극적으로 달라지거나 초능력이 생긴 건 아니었다. 다만 능력이 조금 더 늘었을 뿐이었다.

　피라세탐 유도체는 수십 가지나 되고 각각 효능이 다르다. 피라세탐 유도체를 한 번에 하나씩 시험해서 자신의 뇌가 어떻게 반응하는지 살펴본다. 여러 유도체를 한꺼번에 '무더기'로 먹으면 안 된다. 애니라세탐은 인기 있는 피라세탐 유도체로 유일하게 지방에 녹는 지용성 물질이다. 동물실험에서 기억 입출력, 정확하게는 기억의 내용을 꺼내거나 저장하는 능력을 향상한 유일한 물질이다.[18] 가벼운 항우울제이기도 하다.[19]

　또 다른 인기 유도체로는 페닐피라세탐이 있다. 운동선수에게는 금지 약물로 지정됐는데, 신체 활동력을 향상하기 때문이다. 피라세탐 유도체 중에서 효능이 가장 강력해서 꼭 끝마쳐야 할 일이 있으면 커피와 함께 마신다. 페닐피라세탐이 젊은 사람을 똑똑하게 만든다는 증거는 많지 않지만, 노화에 따른 인지기능 퇴화를 감소시킨다는 증거는 상당하다.[20]

나는 애니라세탐과 페닐피라세탐을 거의 이십 년 동안 정기적으로 먹었고, 앞으로도 최소한 백 년은 먹을 계획이다. 보통 애니라세탐은 500~750mg씩 하루에 두 번, 페닐피라세탐은 100~200mg씩 하루에 두세 번 먹는다. 약물 간 상호작용에 대해서는 주치의와 상담한다. 사람에 따라서는 이 약물 외에도 비타민 B 복합체의 하나인 콜린이 더 필요할 수 있다.

모다피닐

그다음으로 먹은 약은 2002년에 먹은 모다피닐modafinil로, 이때는 먹자마자 바로 효능을 느꼈다. 누군가 내 뇌에 조명을 켠 것 같았다. 이전처럼 뇌를 사용하기 위해 큰 노력을 들일 필요가 없었다. 모다피닐은 인지기능 장애가 있는 내가 전일제로 일하면서 MBA 과정을 마칠 수 있도록 도와주었다. 명상 수행에도 도움이 됐다. 모다피닐이 없었더라면, 전일제로 일하면서 좋은 남편이자 두 아이의 아버지 노릇을 하는 동시에 불릿프루프 사업을 시작하기 어려웠을 것이다.

몇 년 전까지만 해도 극소수의 경영자들만 누트로픽의 효능을 믿고 머리 좋아지는 약을 먹었다. 내가 아는 사람들은 약을 먹는다는 사실을 공개적으로 인정하지 않을 것이다. 하지만 나는 처음부터 거리낌 없이 똑똑해지는 약을 먹는다고 밝혔다. 누군가가 나중에 이 사실을 알고 나를 '사기꾼'으로 고소하는 상황은 바라지 않아서다. 와튼대학교에서는 시험 보기 전에 책상에 누트로픽 약통을 주르륵 세워놓은 적도 있다. 이 사실을 링크드-인LinkedIn(구직 관련 소셜 네트워크에서 출발한 세계 최대 비즈니스 네트워크 사이트-역주) 프로필에 써놓았더니, 실리콘밸리 친구 몇 명이 내게 자신도 머리 좋아지는 약을 먹는다고 고백하기도 했다.

이 사실을 공개적으로 말하는 사람은 내가 유일했다. 그래서 ABC의 〈나이트라인〉이 내 집에서 모다피닐 특집 편을 찍었다. 그 이후 모다피닐은 경쟁우위를 차지하려는 기업인, 경영자, 대학생들 사이에서 점점 더 유명해졌다. 하지만 스물다섯 살 이하의 젊고 건강한 사람이 모다피닐을 먹는 것은 좋지 않다고 생각한다. 전전두엽 피질이 완전히 발달한 상태가 아니고, 젊은이들에게 나타나는 효과를 연구한 논문이 아직 없기 때문이다.

지금은 모다피닐의 효능을 입증할 증거가 매우 많다. 다만 알코올 민감성을 높인다는 보고가 있으므로 모다피닐을 먹을 때는 술을 마시지 않길 바란다. 모다피닐은 회복 탄력성을 높이고 기분을 좋게 한다. 건강한 성인들의 피로감을 개선하고 동기부여, 반응 시간, 각성 상태를 향상한다. 수면 부족인 사람의 뇌 기능도 향상한다.[21] 내 경우에는 인지기능 장애를 확실하게 회복시켰다.

나는 뇌가 잘 작동해서 더는 먹을 필요가 없다고 생각할 때까지, 십 년 가까이 모다피닐을 복용했다. 그때 나는 거의 모다피닐 전도사가 되어서 만나는 모든 사람에게 모다피닐을 전파했다. 블로그 첫 포스트를 쓰기 위해 나는 유명 TV 프로듀서, 최고의 인공지능 과학자, 작가, 최면 치료사인 친구들을 불러 모았다. 친구들에게 모다피닐이 내게 얼마나 유익했는지 설명하자, 모두 처방전을 받거나 합법적인 판매 경로로 사서 먹어보겠다고 했다. 다음 주에 나는 예상했던 대로 잔뜩 흥분한 친구들의 전화를 받았다.

TV 프로듀서인 친구는 단 하룻밤 만에 여러 달 동안 미루던 달라이 라마 재단 기획서를 완성했다. 새 기획서는 이전의 기획서보다 훨씬 뛰어났다. 인공지능 전문가 친구는 이전에는 만들지 못했던 새 연결점을 만들었다며 모다피닐을 널리 알려야 한다고 주장했다. 작가 친구는 더는 글을 쓸 수 없을 것 같은 절망을 이겨내고, 여러 달 동안 썼던 양보다 훨씬 많은 글을 써 내려갔다. 최면치료사 친구는 인지 수행력에서 거대한 돌파구를 찾아, 훈련 중인 치료기술에 관한 새로운 지식을 얻었다.

솔직히 이런 반응은 드물지 않다. 여러분이 이 약을 모르는 이유는 이 약을 먹는 사람들이 남들에게 '속임수를 쓴다'고 여겨지거나 괴짜로 보일까 봐 말하지 않기 때문이다. 하긴, 인정은 한다. 불을 피워 가족을 추위로부터 지킨 동굴의 원시인처럼, 나도 속임수를 썼다. 괴짜인 것도 맞다. 이것은 슈퍼 휴먼의 공통점이다!

미량의 니코틴

최근에는 인지기능 향상을 위해 경구 니코틴을 복용한다. 자, 일단 내 말을 들어보기 바란다. 담배나 전자담배 같은 제품을 말하는 것이 아니다. 니코틴은 담배에 든 수많은 화학물질의 하나일 뿐이며, 니코틴 자체는 부작용이 거의 없는 머리 좋아지는 약이다.

1988년 예비연구 결과를 보면 니코틴이 알츠하이머병 환자의 뇌에 확실한 효능을 나타낸다는 사실을 알 수 있다.[22] 여섯 명의 환자에게 정맥 주사용 니코틴을 주사한 후 인지기능 검사를 하자, 기억 손상이 줄어들었다는 결과가 나왔다. 여기에 더해 불안이나 우울감 같은 감정 관련 장애도 줄어든다. 더 최근에는 이중맹검double-blind(실험 결과가 편향되는 것을 방지하기 위해 연구자와 대상자 모두에게 특정 정보를 숨기고 진행하는 연구 방법을 뜻한다-역주) 예비 임상시험에서 매일 니코틴 15㎎을 여섯 달 동안 복용하면 가벼운 인지기능 손상을 줄이는 데 효과가 있다는 결과도 나왔다.[23] 또한 니코틴은 뇌에서 항산화제 역할을 하므로 파킨슨병 환자와 알츠하이머병 환자에게 도움이 될 수 있다.[24]

니코틴은 퍼옥시좀 증식체-활성화 수용체 감마 보조활성자1-알파PGC-1α에 영향을 미친다. PGC-1α는 미토콘드리아 생합성을 주로 조절한다. 즉 니코틴은 실제로 새 미토콘드리아가 생기는 데 도움이 된다는 뜻이다. 게다가 운동과 똑같이 항노화 작용을 한다. 사실 담배를 끊으면 대부분 몸무게가 늘어나는데, 그 이유가 바로 PGC-1α가 감소하기 때문이다. 그렇다, 똑바로 읽은 게 맞다. 니코틴은 세포에서 운동과 비슷한 변화를 일으킨다(그러니 운동도 하고 니코틴도 먹어야 한다!).

내가 이 논문을 처음 본 것은 2014년으로, 그 이후 니코틴 1㎎을 주사해서 인지기능을 향상시키고 있다. 1㎎은 담배에 든 니코틴양의

5~10%로 아주 적은 용량이다. 물론 중독성 물질인 니코틴에 중독되는 것이 괜찮을지도 고민해야 했다. 그리고 나는 괜찮다는 결론을 내렸다. 매일 무언가를 하면 기분이 좋고, 하지 않으면 기분이 나쁘다면 중독인 걸까? 당신은 아마 중독이라고 답할 것이다. 만약 그 중독이 운동과 비슷한 효과를 일으킨다면 어떤가? 내가 생활하는 데 도움이 되는 무언가에 중독되는 것이 약점이라고는 생각하지 않는다. 타인과 똑같은 것에 중독되어야만 안심하는 사람들도 많이 보았다. 이를 테면 커피처럼 말이다. 남들과 같다는 것에서 안도감을 느낄 수는 있겠지만, 이것이 다른 사람과 똑같이 빨리 노화한다는 뜻일 수도 있다.

모다피닐처럼 니코틴도 25세 미만에게는 적당하지 않다. 니코틴을 시험하려면 뇌가 완전히 손쓸 도리가 없을 정도여야 한다. 그리고 미국에서는 생명보험 가입 시 니코틴을 사용한다고 명시하거나 90일 동안 사용을 자제해야 한다. 최소량을 사용해야 한다는 점도 잊지 말아야 한다. 소량을 사용하면 노화와 인지기능에 도움이 되지만, 고용량은 미토콘드리아에 해롭고 탈모나 발기부전을 유발할 수도 있다.

연구 결과는 없지만, 인지기능 향상을 위한 가장 합리적인 방법은 25세부터 $1\sim2mg$을 소량으로 나누어서 가끔 사용하는 전략이다. 이후 50세까지는 $1mg$씩 하루에 두세 번으로 늘려간다. 그 이후는 5년에서 10년마다 매일 $1mg$씩 양을 늘린다. 70세가 되면 니코틴 사용량이 $10\sim12mg$까지 높아진다. 참고로 이 양은 담배 한 개비에 들어 있는 양이다.

니코틴을 사용하기로 마음먹었다면 제품을 고를 때 조심해야 한다. 당연히 담배나 전자담배는 안 된다. 경구 니코틴 제품, 즉 스프레이나 껌,

입에서 녹여 먹는 사탕류를 선택한다. 나는 깨끗한 재료로 인공감미료 없이 니코틴 제품을 만드는 스타트업 기업 루시_{Lucy}의 팬이다.

마지막으로 강조한다. 담배를 피우면 슈퍼 휴먼이 되지 못한다. 오래 사는 데에도 도움이 되지 않고, 투자수익률도 최악이다. 담배보다는 전자담배가 조금 낫지만 투자수익률은 둘 다 마이너스다. 담배는 피우지 마라. 절대로.

미량의 데프레닐

가장 강력한 항노화 약품이자 머리 좋아지는 약의 하나로 셀레길린 selegiline, 즉 데프레닐leprenyl이 있다. 감정, 쾌락, 뇌의 보상과 동기부여 메커니즘에 관여하는 중요한 신경전달물질인 도파민lopamine 생성을 촉진하는 것으로 유명하다. 도파민은 행동 조절도 돕기 때문에 신경세포 손상으로 도파민이 결핍되면 손 떨림과 균형감각 상실 같은 파킨슨병 증상이 나타난다.[25]

도파민은 너무 적어도 문제지만, 너무 많아도 공격성이나 편집증처럼 꽤 심각한 증상이 나타난다. 다행히 경이로운 인간의 뇌는 도파민 농도를 점검할 수 있다. 도파민 농도가 높아지면, 자연스럽게 뇌에 있는 과잉의 도파민을 먹어 치우는 모노아민 산화효소 B_{monoamine oxidase B, MAO-B}를 만들어낸다.[26] MAO-B 효소가 적으면 도파민 농도는 높아지고, 효소가 너무 많으면 도파민 농도 조절은 완전히 실패한다. 그러면 동기부여가 되지 않고, 즐거움도 느낄 수 없으며, 내성적인 성향으로 바뀐다. 무엇보다도 과량의 MAO-B 효소는 도파민을 파괴하는 과정에서 노화를 일으키는 활성산소를 배출해서 주변 세포를 손상시킨다.

신경이나 정신적 문제가 없다면 MAO-B 효소의 견제와 균형 체계는 대략 인간의 절정기로 여겨지는 45세까지 정상적으로 작동한다. 그 이후로는 MAO-B 효소 농도가 해마다 점점 높아지고, 따라서 도파민은 보충되는 속도보다 더 빠르게 파괴되기 시작한다. 나이 든 사람들의 도파민 농도가 슬프도록 낮은 이유다.[27]

셀레길린/데프레닐은 MAO-B 효소 활성을 억제해서 도파민 분해 속도를 늦춘다. 의사들은 초기 단계의 파킨슨병을 치료할 때 고농도의 셀레길린 알약을 도파민 전구체와 함께 처방한다. 그러면 여분의 도파민이 만들어지고, 도파민을 분해하는 효소인 MAO-B는 억제된다.[28] 우울증을 치료하기 위해 처방하는 셀레길린 패치도 있다.[29]

MAO-B 효소를 억제하는 일 외에도, 셀레길린은 신경영양인자 농도를 높여 이미 존재하는 뉴런을 강화하고 새 뉴런의 성장을 돕는다. 또 강력한 항산화제인 초과산화물 불균등화효소superoxide dismutase, SOD를 증가시켜서 세포 속 해로운 물질을 분해한다. 그러면 동맥 경화나 심장마비, 뇌졸중, 그 외 염증성 질환으로 이어지는 조직 손상을 막을 수 있다.[30] 나는 이 두 가지 효과를 얻기 위해 22년 동안 미량의 데프레닐을 먹어왔다.

의사들은 1980년대부터 셀레길린이 장수에 도움이 된다는 사실을 알았다. 당시 몇몇 동물 대상 연구들은 쥐에게 셀레길린을 주면 수명이 유의미하게 길어진다고 발표했다.[31] 셀레길린을 먹은 쥐는 학습능력도 나아졌다.[32] 한 논문에서는 셀레길린을 먹은 쥐가 어린 쥐만 하는 전형적인 행동을 보였다고 보고했다.[33] 그래서 내가 셀레길린을 좋아한다!

셀레길린은 다른 향정신성 약물이나 기침 억제제 성분인 덱스트로메토르판dextromethorphan 같은 몇 가지 일반의약품, 아야와스카ayahuasca처럼 식물에서 채취하는 약품과 반응한다. 정상적인 처방량을 지켜도 메스꺼움, 수면장애, 행동조절 장애, 심박 수 이상, 착란상태 등 신체 및 정신적 부작용이 나타날 수 있다. 모두 뇌에 도파민이 너무 많아서 나타나는 반응이다. 젊고 도파민 농도가 적절한데도 과량의 셀레길린을 먹으면 몸에 이롭기는커녕 부작용을 겪게 된다.

셀레길린은 처방전이 필요한 약이다. 기능의학 전문의나 노화 예방 전문의는 보통 하루 1mg을 처방한다. 고용량의 10%에 해당하는 양으로, 삼십 대에 시작해서 10년마다 1mg씩 늘려간다. 노화 예방 효과에 더해 동기부여, 활력, 집중력에 긍정적인 효과가 있다.

코엔자임 Q10/이데베논

미토콘드리아는 코엔자임 Q10coenzyme Q10을 이용해서 에너지를 만든다. 원래 사람 몸에는 코엔자임 Q10이 있지만 여분의 활성산소가 있거나 산화스트레스를 받으면(노화가 일어나면), 미토콘드리아가 코엔자임 Q10을 써버려서 코엔자임 Q10이 부족해진다. 여기에 더해 몇 가지 약품, 예를 들어 콜레스테롤 농도를 낮추는 스타틴statin 같은 약품은 혈액 속의 코엔자임 Q10 농도를 최대 40%까지 줄인다.[34] 코엔자임 Q10을 보충하면 이런 결핍을 상쇄할 수 있고, 미토콘드리아가 일을 더 잘 하도록 도와서 더 많은 에너지를 만든다.

원래보다 더 오래 살기로 결심했다면 코엔자임 Q10은 반드시 하루 100~200mg씩 먹어야 한다. 노화 예방 전문의는 코엔자임 Q10과 비슷한 합성 약물인 이데베논idebenone을 추천하기도 한다. 이데베논은 피부를 튼튼하게 하고 뇌세포를 건강하게 하며[35] 쥐의 학습능력과 기억력을 향상한다.[36]

피롤로퀴놀린 퀴논(PQQ)

이 항산화제는 활성산소로부터 세포를 보호해서 젊게 유지하는 효과가 비타민 C보다 약 100배나 더 강력하다. 신경성장인자nerve growth factor, NGF를 자극해서 새 뉴런이 성장하게 하고, 뇌와 척수를 신체 다른 부분과 연결하는 말초신경계의 재생 능력을 향상시킨다.[37] 피롤로퀴놀린 퀴논은 녹차, 발효한 콩(낫또), 시금치, 파슬리 등 다양한 음식에 들어있지만 충분한 양을 섭취하기는 어렵다. 피망에도 들어있지만, 피망은 종종 염증을 일으킨다.[38]

쥐를 대상으로 한 실험에서 피롤로퀴놀린 퀴논은 미토콘드리아의 효율을 최고로 높였다. 특히 미토콘드리아 밀도를 높여 더 많은 에너지를 만들고,[39] 염증을 줄이며,[40] 신진대사를 촉진했다.[41] 또 산화스트레스에 저항하며,[42] 생식 능력을 높이고,[43] 학습 능력과 기억력을 향상하며,[44] 심장을 보호한다.[45]

피롤로퀴놀린 퀴논은 운동이나 니코틴과 같은 경로로 PCG-1α를 활성화해서 미토콘드리아 생합성을 촉진한다.[16] 즉 피놀로퀴놀린 퀴논 하나만으로도 기존 미토콘드리아의 기능을 향상하고, 새로운 미토콘드리아를 자라게 하며, 동시에 놀랍도록 강력한 항산화제 역할을 한다는 이야기다. 완전히 장수의 성배나 다름없다. 그런데 왜 아무도 피놀로퀴놀린 퀴논에 대해 말하지 않을까?

피놀로퀴놀린 퀴논은 나트륨이 두 개 붙어서 안정적인 이나트륨염과 활성화 상태인 피놀로퀴놀린 퀴논, 두 가지 유형이 있다. 몇 년 전 나는 피놀로퀴놀린 퀴논 이나트륨염을 매일 $30\sim40mg$씩 먹었다. 하지만 다른 미토콘드리아 활성 약품을 먹었을 때와 다르게 전혀 효과를 느낄 수 없었다. 몸속에서 어떤 작용을 했을지도 모르지만 차이점을 느낄 수가 없었다. 피놀로퀴놀린 퀴논은 값도 비쌌다. 지금은 내가 그때 돈과 시간을 낭비했다고 확신한다.

더 오랜 기간 고용량을 복용해도 활력을 느낄 수 없었던 것은 '안정된' 이나트륨염을 먹었기 때문이라고 생각한다. 피놀로퀴놀린 퀴논 이나트륨염은 제조하기 쉽지만, 불행하게도 아주 소량이라도 사람의 위산과 만나면 침전한다. 내가 먹었던 그 값비싼 피놀로퀴놀린 퀴논은 미토콘드리아를 돕는 대신 내 위에서 작은 돌멩이가 되어 가라앉았다. 이 문제를 해결하기 위해 나는 피놀로퀴놀린 퀴논 분자를 리포솜이라는 기름 보호막으로 감싸서 흡수하기 쉽게 만들었다. 이것이 불릿프루프 영양보충제인 액티브PQQ가 만들어진 배경이다.

리포솜 형태의 피놀로퀴놀린 퀴논이 아니라면, 빈속에 피놀로퀴놀린 퀴논 이나트륨염과 베이킹소다를 함께 먹어서 위산을 중화해야 한다. 연구 결과는 없지만 이 방법이 제대로 효과를 내리라고 장담한다.

L-테아닌

L-테아닌L-theanine은 녹차에 들어 있는 아미노산으로, 뇌 가소성을 높이는 뇌유래 신경성장인자brain-derived neurotrophic factor, BDNF 농도를 높인다.[47] L-테아닌 자체는 근육을 이완하고,[48] 경계와 각성 수준을 높인다.[49] 또한 카페인과 상승작용을 일으켜 녹차의 효능을 극대화하며, 카페인과 함께 반응 시간과 기억력, 정신적인 지구력을 높인다.[50] 보충제로 복용하거나 녹차를 하루에 한두 잔 마셔도 된다.

녹차를 마시기로 했다면 그늘에서 자란 찻잎이 좋다. 그늘에서 자란 찻잎은 대개 클로로필, 아미노산, L-테아닌 함유량이 다른 품종보다 많다. 녹차 속의 카페인 함량도 높고 향기가 훨씬 더 감미롭다.

노루궁뎅이버섯(헤리시움 에리나세우스)

중국 의학의 주재료인 이 버섯은 뇌와 신경계를 튼튼하게 해주고, 정신을 명료하게 해주며, 집중력과 기억력을 높여준다. 항산화제가 많이 든 노루궁뎅이버섯은 신경성장인자NGF를 자극한다. 노루궁뎅이버섯에서 분리한 생물 고분자 물질은 신경성장인자나 뇌유래 신경성장인자BDNF 보다 뉴런을 산화스트레스에서 더 효과적으로 보호한다는 사실이 밝혀졌다.[51] 나는 최고의 투자수익률을 얻기 위해 노루궁뎅이버섯과 신경성장인자나 뇌유래 신경성장인자를 촉진하는 다른 영양보충제를 함께 먹는다.

노루궁뎅이버섯을 추출하는 방법은 여러 가지가 있다. 하지만 뜨거운 물은 별로 좋은 선택이 아니다. 노루궁뎅이버섯 캡슐이나 차를 추천하지 않는 이유가 여기에 있다. 커피에 넣어도 끔찍하게 맛없다. 내가 사용한 제품 중 가장 효과적이었던 것은 알코올과 열로 두 번에 걸쳐 추출한 라이프 사이클Life Cykel사의 제품이다. 자기 전에 두 방울 먹으면 꿈을 선명하게 기억하는 렘수면이 뚜렷하게 늘어난다.

커큐민

2018년에 캘리포니아대학교 로스앤젤레스 캠퍼스UCLA에서 발표한 논문에는 커큐민을 매일 일정량 먹으면 노화로 일어나는 기억 손실을 막아 기억력이 개선되고 우울감이 사라진다고 보고했다.[52] 커큐민은 강황의 뿌리로 만든 향신료의 유효성분이다. 위약(플라시보, 실험을 위해 만든 가짜 약-역주) 대조군을 설정한 이중맹검 실험에서는 기억력 감퇴를 호소한 50~90세의 성인 40명을 두 집단으로 나눴다. 대조군은 위약을, 실험군은 커큐민 90mg을 매일 두 알씩 18개월 동안 복용했다. 실험대상자 40명은 실험이 시작될 때와 실험 중 6개월마다 표준 인지평가를 받았다. 이중 30명에게는 18개월의 실험이 시작할 때와 끝날 때 양전자방출 단층촬영술PET 스캔 검사를 해서 뇌의 아밀로이드를 관찰했다.

실험 결과 커큐민을 복용한 대상자는 기억력과 집중력이 눈에 띄게 개선되었다. 기억력 점수는 18개월 동안 평균 28%나 향상되었다. 정서도 개선되었고, 뇌 PET 스캔 결과 아밀로이드 퇴적물이 적었다.

커큐민이 주는 장수의 혜택을 최대한 받으려면 영양보충제로 먹는 편이 좋다. 파인애플에 들어 있는 소화효소인 브로멜린과 함께 먹거나, 몸에서 흡수와 활용이 잘 되는 오일 캡슐 형태도 좋다. 흡수율을 높이려고 검은 후추나 검은 후추 추출물인 바이오페린bioperine과 함께 먹으면 안 된다. 물론, 검은 후추 추출물은 강황이나 다른 수많은 폴리페놀의 몸속 농도를 높인다. 다만 문제는 검은 후추 추출물이 젊음을 유지하는 데 필요한 사이토크롬 P450 3A4 효소의 해독 작용을 억제해서 이런 결과를 가져온다는 것이다. 검은 후추 추출물은 간에서 오염물질을 제거하는 해독 경로를 억제해서 몸이 잠재적으로 해로운 물질을 제거하는 일을 막는다. 그러면 강황과 노화를 일으키는 독소가 함께 늘어난다. 별로 좋은 전략이 아니다. 검은 후추 추출물은 장 누수 증후군leaky gut syndrome과도 연관된다.[53] 따라서 나는 검은 후추 추출물은 먹지 말라고 강하게 권한다.

나는 불릿프루프 커큐민 보충제를 만들면서 염증을 억제하기 위해 잘 알려지지 않은 중국 약초인 분방기(한방기라고도 하며 학명은 스테파니아 stephania다. 우리나라 방기와는 기원 식물의 속과 약효가 다르다고 한다-역주) 뿌리와 유향나무 진으로 만든 프랑킨센스를 함께 넣었다. 또 검은 후추를 넣는 대신 흡수를 돕기 위해 오일 캡슐 형태로 만들었다(그렇다, 나는 내가 유용하다고 믿는 제품을 만드는 데 기꺼이 투자한다!).

하수오(폴리고눔 멀티플로럼)

고대 중국 약초인 하수오는 원래 도교 문헌에서 장수를 돕는 약초로 묘사되었다. 지금은 그 이유가 알려졌다. 하수오는 몸을 자극해서 아주 강력한 항산화제인 초과산화물 불균등화효소$_{SOD}$를 만든다. 동시에 모노아민 산화효소 B$_{MAO-B}$를 억제해서 몸속 도파민 농도를 높인다.[54] 데프레닐과 비슷한 효과를 나타내는 셈이다.

나는 몇 년 전부터 머리카락을 다시 자라게 하고 흰머리를 줄이기 위해 하수오를 먹기 시작했다. 물론 내 노화 예방 해킹은 대부분 젊어 보이는 일보다는 기분이 좋아지는 쪽에 초점을 맞추고 있다. 하지만 누구나 멋지게 보이고 싶은 법이다. 내 친척들은 대부분 서른이 되기 전에 백발이 됐고, 나도 삼십 대에 들어서자 머리가 희끗희끗해지면서 헤어라인이 뒤로 후퇴하기 시작했다. 하수오가 쥐의 털을 다시 자라게 한다는 논문도, 적지만 발표됐다.[55] 옛날부터 중국에서는 하얗게 센 머리를 다시 검어지게 하는 데는 하수오가 최고의 약초라고 여겼다.

사실 하수오는 '어찌 머리가 까마귀처럼 검게 되었는가'라는 뜻이다. 전설에 따르면 하수오를 발견한 남자가 매일 하수오를 먹고 흰 머리가 모두 윤기 흐르는 검은 머리가 됐다고 한다. 또 건강하게 160세까지 살았다고 한다. 나는 하수오를 먹은 후로 흰 머리가 줄어들었지만, 다른 영양보충제도 챙겨 먹는다. 나는 180세가 되어서도 검은 머리가 자라고 뇌가 완벽하게 작동하길 기대하고 있다.

노화를 되돌리고 싶은가?
그렇다면 지금 당장 아래 사항을 실천하라!

- 당류 섭취를 줄여서 식사 후에도 혈당을 일정하게 유지하라. 여분의 당은 반갑지 않은 산화스트레스를 일으킨다. 설탕이나 탄수화물을 먹는다면 식이섬유나 포화지방과 함께 먹는다. 추가로 크로뮴과 바나듐 보충제를 먹어서 혈당이 급격하게 오르는 일을 막는다.

- 주기적인 키토제닉 식이요법으로 대사 유연성을 길러서 뇌에 연료를 공급하고, 뉴런이 인슐린 저항성을 갖지 않도록 예방한다.

- 몸속에 케톤이 저농도로 유지되도록 하되, 항상 케톤이 있어서는 안 된다. 나는 브레인 옥테인 오일을 챙겨먹고, 특히 탄수화물을 먹을 때엔 빠트리지 않는다.

- 심각한 트라우마를 겪었거나 불안이나 우울증 증상으로 고통스럽다면 뉴로피드백 치료를 권한다. 이 증상은 반드시 치료해야 한다. 그렇지 않으면 앞으로의 삶에 큰 부담이 될 것이다.

- 이 장에 소개한 인지기능 개선제를 사용해서 뇌 기능을 향상하고, 나이 들면서 나타나는 인지기능 퇴화를 예방한다. 여기에 간단하게 목록을 정리했다.
  - 피라세탐: 나이 들면서 나타나는 인지기능 퇴화를 줄인다.
  - 모다피닐: 작업 능력을 향상한다. 노화 예방용은 아니다.
  - 니코틴: 저용량을 코에 뿌리면 노화 예방과 인지기능 향상에 도움이 된다. 담배는 제외한다.
  - 데프레닐: 도파민 수용기에 작용해서 인지기능을 향상한다.

- 코엔자임 Q10: 미토콘드리아가 에너지를 생산하도록 돕는다.

- PQQ: 노화를 예방하는 강력한 항산화제다.

- L-테아닌: 기억력과 정신적인 지구력을 높여주는 아미노산이다.

- 커큐민: 기억력과 집중력을 향상시키며 항산화제 역할도 한다.

- 하수오: 장수를 돕는 항산화제 약초로, 머리가 다시 자라고 흰 머리도 검게 만들어준다!

금속의
공격

관절염부터 인지기능 장애까지 다양한 노화 증상으로 고통받던 이십 대 중반 무렵, 나는 다행스럽게도 중금속 독성을 확인하는 데 능숙한 의사를 만났다. 검사 결과, 납과 수은에 높은 수치로 양성 반응을 보였다. 아마 내 몸에는 다른 금속들도 상당량 쌓였을 것이다. 충격적으로 들릴 수 있겠지만, 내가 금속에 중독됐다는 사실보다 이 금속들을 알고 있다는 것이 더 놀라웠다. 이 책을 읽는 당신의 몸에도 독성 금속이 위험한 수준까지 축적되었을 가능성이 매우 높다. 더 무서운 점은 당신의 목표가 더 젊어지려는 것이라면, 독성 금속의 '안전 농도'는 전혀 안전하지 않다는 사실이다.

　당신이 젊고 회복 탄력성이 있다면 아직 중금속의 영향을 느낄 수 없을 것이다. 하지만 착각하면 안 된다. 체내에 중금속이 있으면 미묘하지만 분명하게 영향을 미친다. 당신이 슈퍼맨인데, 누군가가 크립토나이트를 지구 곳곳에 뿌렸다고 상상해보라. 크립토나이트가 당신이 먹는 식품이 자라는 흙에도 있고, 마시는 물에도 있다. 아주 조금씩, 당신은 독소를 섭취하게 된다. 지금 바로 당신을 죽이지는 않는다. 그저 초인적인 힘을 조금씩 갉아 먹을 뿐이다. 크립토나이트를 섭취할 때마다 조금씩 약해지는 것이다.

중금속이 바로 이렇게 작용한다. 우리는 중금속이라는 독소를 조금씩 섭취하고, 중금속은 우리를 조금씩 약하게 한다. 눈에 보이지 않는 세포 손상을 일으키면서 면역계를 억제하고 갑상선 기능을 막는다. 그 결과 우리는 매년 아주 조금씩 몸이 늘어지고 머리가 멍해진다. 그저 나이가 들어서 그렇다고 말하지만, 실제로는 중금속이 천천히 그리고 꾸준히 몸속에 쌓이면서 부담을 주고 불필요하게 노화시키는 것이다.

◀ 중금속의 독성 영향

비소, 카드뮴, 납, 수은은 독성이 가장 강하고 우리 주변에 많은 금속이다. 미국 환경보호국은 이 중금속들을 발암물질로 분류했는데,[1] 현재 우리는 상당한 양의 중금속을 섭취하고 있다. 우리가 먹는 식품에 수은이 지금처럼 많이 들어있던 적이 없었다. 알루미늄, 니켈, 탈륨, 우라늄은 몸속에서 고농도로 나타난다. 구리, 철, 크로뮴, 아연은 필수영양소지만 높은 농도로 축적되면 이들 역시 독성을 나타내면서 세포가 최적의 상태로 기능하는 것을 방해한다.

중금속은 지구 지각에 들어있다. 땅에서 광석을 캐서 금속을 제련하고 제조하는 과정에서 지구 지각의 금속이 흙, 공기, 마시는 물속으로 빠져나온다. 아직도 페인트, 휘발유, 항공유에 납을 첨가하는 나라가 있다. 도시 하수에서 생기는 침전물 찌꺼기는 중금속 오염도가 높아서 상황을 더 악화시킨다. 하수 찌꺼기는 저농도 유독성 폐기물이라고 봐도 무리가 없다. 폐기물 처리 기업은 대개 폐기물을 처리해서 나온 찌꺼기를 미국 환경보호국 기준 농도에 맞춰 비료에 섞는다. 금속 찌꺼기가 섞인 비료는 들판에 마구 뿌려지고, 식품은 이 땅에서 자라면서 금속을 흡수한다. 그리고 마지막으로 우리의 세포가 금속을 흡수하게 된다.

미토콘드리아가 전자전달계를 이용해서 에너지를 생산한다는 사실을 우리는 이미 알고 있다. 그런데 전기전도도가 높은 중금속이 우리 몸에 들어오면 전자전달계가 엉망으로 흐트러지면서 산화스트레스가 급격하게 높아진다. 그러면 세포 기능에 직접적인 영향을 미쳐서[2] 노화가 앞당겨지고, 몸의 기능은 빠르게 쇠퇴한다.

아기와 어린이는 특히나 중금속 독성에 취약하다. 금속은 열 살 이하 어린이의 혈액뇌장벽을 통과해 들어가 뉴런을 죽인다. 이에 따라 IQ가 낮아지는 등 인지능력과 정신건강에 문제를 일으킨다. 세계보건기구에 따르면 임신부가 고농도의 중금속에 노출되면 유산, 사산, 조산, 저체중아 같은 불행한 결과를 일으키며, 평생 아기의 건강에 문제를 일으킬 수 있다.[3]

중금속이 성인의 노화에 미치는 영향은 아직 연구 중이다. 2018년 〈란셋The Lancet〉은 납 노출 수준과 심혈관계 질환으로 인한 사망률 사이의 연관성을 연구한 논문을 발표했다. 이 논문은 1만 4천 명 이상의 성인을 대상으로 나이, 성별, 인종, 지역, 흡연, 당뇨병, 알코올 섭취, 가계 소득 등의 변수를 보정했다. 결과는 충격적이었다. 고농도의 납에 노출된 성인은 심혈관계 질환으로 사망할 위험이 평균치보다 70%나 더 높았고, 관상 동맥성 심장 질환으로 사망할 확률은 두 배 더 높았다.[4] 즉 다른 조건이 같다면, 고농도의 납 노출은 심혈관계 질환 사망률을 70~100%나 높인다.

이는 납이 혈관으로 들어가서 혈관을 감싸는 세포를 손상하고, 동맥을 딱딱하게 하며, 혈관 내에 퇴적물을 형성하기 때문이다. 일단 혈관 내 퇴적물이 생기면 혈압은 높아지고 심장 질환과 뇌졸중 위험도 커진다. 정부는 1970년대 이후 환경에 있는 납 허용 농도를 계속 낮춰왔지만 〈란셋〉은 "납 노출에 안전한 한계농도는 없다."라고 결론 내렸다. 그러나 불과 20년 전만 해도 지금은 독성이 있다고 밝혀진 혈액 속 납 농도가 안전하다고 생각했다. 우리의 건강과 장수를 위해서는 산업계의 영향을 받는 정부의 안전 기준보다 더 방어적으로 생각해야 안전하다.

문제가 점점 심각해지는데도 자주 간과하는 또 다른 독성 금속은 탈륨이다. 탈륨은 쥐약이나 살충제에 사용되며, 전자 기기, 유리, 약품 제조에도 사용한다. 러시아 스파이가 암살할 때 탈륨을 썼기 때문에 '암살자의 독약'이라고도 부른다. 무색 무미하며 세포에 들어가면 포타슘(칼륨)을 밀어내고 그 자리를 차지해서 세포를 망가뜨린다. 경악스럽게도 석유 산업계는 휘발유에 첨가하는 납을 탈륨으로 대체한다는 충격적일 정도로 근시안적인 결정을 내렸다. 어떻게 봐도 납보다 탈륨의 독성이 더 강하다. 탈륨은 더 적은 양으로 많은 장기를 퇴화시킨다. 탈륨의 독성은 기저핵 영역을 손상시키므로 신경계에서 부작용이 가장 심각하게 나타난다.[5] 뇌의 기저핵이 손상되면 말하기, 운동 능력, 자세 유지에 문제가 생긴다.

슬프게도 미국의 토양과 연료에는 탈륨이 너무나 많다. 가장 흔하게 볼 수 있는 인기 채소인 케일에는 탈륨이 다량으로 숨어있다. 케일 소비량과 재배량은 지난 십 년 동안 폭발적으로 늘어났으며, 탈륨 노출도 따라서 늘어났다. 지난 수년 동안 케일과 양배추 같은 다양한 배추속 식물이 흙에서 탈륨을 흡수하는 데 유난히 뛰어나다는 사실을 확인했다. 2006년 동료 과학자들의 검증을 거쳐 체코 과학자들이 발표한 논문은 케일이 탈륨을 잘 흡수한다는 주장이 사실임을 증명했다.[6] 2013년에 중국에서 발표한 논문은 양배추의 일종인 그린 캐비지도 똑같이 탈륨을 흡수한다는 사실을 밝혔다.[7]

배추속 식물은 매우 효율적으로 탈륨을 흡수한다. 2015년 중국 과학자들은 그린 캐비지를 이용해서 흙 속의 탈륨을 정제하는 방법을 발견했다.[8] 즉, 그린 캐비지가 흙 속의 모든 탈륨을 흡수해서 흙 자체의 독성이 없어진 것이다. 그러니 다음에 누군가 케일 스무디나 일반적으로 재배한 양배추로 만든 코울슬로를 권할 때는 이 사실을 기억하도록!

수은도 시간이 지나면서 몸속에 쌓이는 흔한 독성 금속이다. 과학자들은 수은이 혈압을 높이고, 심혈관계 질환을 일으키며, 신경독성을 나타낸다고 명확하게 밝혔다.[9] 다시 말하면 수은은 '네 살인자' 중 두 가지 질병인 심장 질환과 알츠하이머병으로 사망할 확률을 높인다. 인지기능과 운동능력도 손상시킬 수 있다. 수은은 바다에서 잡은 생선에 들어있기 때문에 특히 골칫거리다. 적절한 오메가-3 지방을 섭취하려면 생선을 먹어야 하지만, 너무 많이 먹으면 수은도 많이 섭취하게 된다.

생선이 오래 살수록 생선 조직에 더 많은 중금속이 축적된다. 그래서 커다란 광어나 넙치, 황새치, 상어를 먹는 것은 권하지 않는다. 이런 생선은 수명도 길고, 수은을 함유한 작은 생선을 잡아먹을 때마다 수은이 조직에 그대로 쌓이기 때문이다. 타고난 능력을 유지하면서 백 년 넘게 살 생각이라면, 오랜 시간 동안 축적된 수은, 납, 그 외 금속을 당신의 뇌에 넣고 싶지는 않을 것이다.

그러나 사실 수은에 노출되는 가장 큰 원인 중 하나는 사람의 발명품이다. 바로 치과에서 충전재로 쓰는 수은 아말감이다. 아말감에는 수은이 가득해서 입안에서 제거한 아말감은 위험 폐기물로 분류해야 한다. 입속에 아말감 충전재가 많다면, 잠재력을 발휘하지 못하거나 오래 살지 못할 확률이 100%다. 그만큼 명백한 사실이다. 문제는 아말감 충전재를 부적절하게 제거하면 혈액 속 수은 농도가 엄청나게 높아지면서 뇌가 중독될 수 있다는 점이다. 아말감 충전재를 안전하게 제거할 수 있으며 치료에 수은을 사용하지 않는 치과의사를 당신의 슈퍼 휴먼 지원팀에 반드시 넣어야 하는 이유다.

소형 형광등도 흔한 수은 접촉원의 하나다. 형광등 전구는 크기가 작아도 수은 증기가 많이 들어 있어서 정부의 위험 폐기물 수거 안전지침에 따라 버려야 한다. 나는 아이들에게 학교나 친구 집에서 형광등이 깨지면 말 그대로 숨을 멈추고 방에서 뛰어나와야 한다고 가르친다. 당연히 우리 집에는 수은 형광등이 없다.

결론적으로, 당신이 '네 살인자'로 쓰러지게 할 위험을 높이고 노화를 재촉하는 상당량의 중금속에 노출됐다는 사실엔 의심의 여지가 없다.[10] 당신이 먹는 식품이나 환경이 깨끗하다고 확신하는 것과는 별개의 문제다. 게다가 오래 살수록 상황은 더 나빠진다. 따라서 문제는 이렇게 요약된다. 중금속을 어떻게 할 것인가? 주치의가 중금속 중독 검사를 권유하지 않았으니, 무지한 채로 아무것도 하지 않을 것인가? 아니면 사전대책을 세워서 중금속이 일으키는 노화를 피하고 회복할 것인가?

◀ 중금속 해독법

중금속에 더 적게 노출되려는 노력은 좋은 전략이다. 슈퍼 휴먼으로 더 오래 살고자 한다면 반드시 지켜야 하는 전략이기도 하다. 한 가지 문제점은 중금속 대부분이 어디에나 존재하므로 어느 정도의 노출은 피할 수 없다는 사실이다. 이것이 주기적으로 중금속을 해독하고 몸에서 제거해야 하는 이유다.

해독법이라고 하면 대개 부정적인 반응을 보인다. 중독치료법이 대체로 혼재하기 때문이다. '디톡스' 센터, 배변을 쉽게 하는 완화제 차, 당이 많은 과일주스와 메이플 시럽이 가득 든 다양한 '클렌즈 주스'는 모두 어떻게든 독소 제거에 도움이 된다고 주장한다. 그 결과, 많은 사람이 해독이라는 개념 자체를 외면한다. 나도 이 상황을 이해는 한다. 하지만 해독법을 이용해서 돈을 벌려는 사람과, 노화를 일으키는 해로운 물질을 몸에서 제거해야 하는 현실적인 필요성 사이에는 큰 차이점이 있다.

해독을 부정하는 사람 중에는 몸이 해로운 물질을 자연스럽게 제거할 수 있다고 믿는 사람도 있다. 우리가 에덴동산에 살면서 대자연에서만 식품과 독소를 얻는다면 가능할지도 모른다. 하지만 이미 늦었다. 현대 환경에서 나오는 과다한 독성물질은 우리 몸이 효율적으로 해독하는 과정을 방해한다. 인간이 만든 화학물질의 바다에서 허우적거리면서, 우리 몸과 식품에 자연 함유량보다 많은 독성 금속이 있는 상태라면 인간은 결코 오래 살 수 없다.

소화계가 건강하고 중독 상태가 평균보다 더 양호하다면 우리 몸은 대부분의 금속을 대변으로 배출할 수 있다. 하지만 소량의 중금속은 지방세포에 저장된다. 복리 개념을 알고 있다면, 저축액에 붙는 적은 복리 이자가 50년 동안 쌓이면 거대한 부가 된다는 사실을 알 것이다. 마찬가지로 소량의 중금속이 50년 이상 축적되어 불러올 노화와 생물적 혼돈은 엄청날 것이다.

나는 중금속 검사를 해야 할 만큼 중금속 중독 증상이 심각했다는 사실에 감사한다. 이를 계기로 중금속에 대해 배우고 내 몸에서 중금속을 제거할 수 있었기 때문이다. 중금속 독성 증상이 있거나 전체적으로 건강이 나쁘다면, 중독 수준을 검사하고 안전한 해독 과정을 알려줄 기능의학 전문가를 찾아가야 한다. 금속을 잘못된 방법으로 해독하면 실수로 금속을 뇌로 옮길 수도 있어서 위험하다. 기능의학 전문의는 소변 검사나 머리카락 검사로 중금속을 검사한다. 머리카락 검사는 간편하다. 컵에 소변을 보지 않아도 되고 약을 먹어서 조직에 저장한 중금속을 배출하지 않아도 된다. 그 대신 해석이 까다롭고 몸 전체의 독성 물질을 측정할 수는 없다. 사실 소변 검사는 중독 수준을 정확하게 알려주는 최고의 검사법이다.[11]

자신이 중금속에 노출된 증거가 있든 없든, 다음의 여러 방법 중에서 하나 이상을 선택해서 천천히 몸에서 금속을 제거하기를 권한다.

글루타티온과 다양한 항산화제

1999년에 선택한 첫 번째 중금속 해독치료법은 글루타티온 정맥주사를 맞는 것이었다. 지금처럼 유명하지도 않았고 값도 더 비쌌다. 글루타티온은 몸에 있는 가장 강력한 항산화제 중의 하나이며 중금속이 일으키는 손상에서 우리를 보호해준다.[12] 또한 천연 킬레이트제로서, 금속 이온 하나에 여러 개의 결합을 할 수 있다. 앞서 설명했듯이 킬레이트제는 몸속 금속과 결합해서 금속을 비활성화시킨다. 그 뒤 소변과 쓸개즙을 통해 몸 밖으로 내보낸다. 특히 글루타티온은 애초에 수은이 세포에 들어오지 못하게 막아서 큰 도움이 된다.[13]

중금속과는 상관없지만 알아두면 좋은 사실을 덧붙이자면, 글루타티온은 지방을 산화 반응에서 보호하고, 미토콘드리아를 지원하며, 면역력을 높이고, 뇌 기능을 최고로 올리는 데 도움이 된다.[14] 글루타티온은 다른 항산화제도 재활성화해서 더 효율적으로 염증에 저항하게 하고, 해로운 활성산소를 중화하는 효소 수십 개의 보조인자이기도 하다.[15] 글루타티온 농도가 낮을수록 '네 살인자'의 위험이 커진다.

물론 우리 몸은 스스로 글루타티온을 만든다. 하지만 나이 들면서 점점 더 많아지는 활성산소를 중화할 만큼 충분한 양을 만들기는 힘들다. 여기에 중금속 노출까지 더해진다. 대부분의 사람들이 글루타티온을 추가로 먹어야 한다는 사실을 명확하게 보여주는 사례도 있다. 내 경우, 처음 글루타티온 정맥주사를 맞고는 곧바로 기분이 엄청나게 좋아졌다. 그때 이후로 언제든 아픈 것 같으면 주치의에게 가서 글루타티온 정맥주사를 맞는데, 정말 크게 도움이 된다. 글루타티온 농도가 높게 유지되도록 글루타티온 보충제를 먹고, 장시간 비행을 한 뒤에는 글루타티온 정맥주사도 자주 맞는다. 가끔은 글루타티온 생성을 멈추지 않도록 일부러 글루타티온을 보충하지 않기도 한다. 매일 쉬지 않고 장기간 보충제를 복용하는 것은 좋은 전략이 아니다.

중금속 킬레이트제이자 또 다른 강력한 항산화제는 α-리포산α-lipoic acid, ALA이다. α-리포산은 혈액뇌장벽을 통과할 수 있어서 중금속 손상으로부터 뉴런의 막을 보호한다.[16] 세포 안팎의 오래된 글루타티온을 재생해서 몸속 글루타티온 농도를 높인다.[17] 또한 α-리포산은 미토콘드리아 활성을 촉진한다. 뇌에 중금속이 다시 쌓이는 현상을 막으려면 4시간마다 α-리포산을 먹어야 한다고 주장하는 과학자도 있다. 하지만 내가 아는 대부분의 의사들은 이 주장에 동의하지 않는다. α-리포산을 알약으로 먹으면 매일 1,800mg까지는 부작용이 없다는 사실이 밝혀졌다.[18]

해독 작용을 위해 비타민 C를 같이 먹는 것은 좋은 전략이다. 비타민

C는 널리 알려진 최고의 항산화제로, 비타민 C 농도가 낮으면 글루타티온 농도도 낮고, 과다한 산화스트레스가 생긴다는 연관성이 밝혀졌다.[19] α-리포산처럼 비타민 C도 오래된 글루타티온을 재생 시켜 적혈구의 항산화제 농도를 높인다.[20] 비타민 C는 그 자체로 납 해독 작용을 돕는다.[21] 나는 글루타티온처럼 비타민 C 보충제도 가끔 먹지 않는다. 또 고강도 운동을 마친 뒤 12시간 내에도 먹지 않는데, 운동으로 생긴 산화스트레스가 근육을 자라게 하는 신호이기 때문이다. 운동 뒤에 바로 먹는 비타민 C는 근육을 만드는 신호를 방해한다.[22] 덧붙여서 적절한 아연 농도는 몸이 납과 카드뮴을 흡수하는 일을 억제한다.[23] 내가 아연과 구리 오로테이트 캡슐을 노화 예방 프로그램으로 설정해서 매일 먹는 이유다.

활성탄

간편한 해독 방법으로는 활성탄이 있다. 탄소의 한 형태로 표면적이 넓고 강한 음전하를 띤다. 활성탄은 만년이 넘는 시간 동안 중국의학, 아유르베다, 서양의학 등에서 사용했다. 응급실에서는 아직도 중독 치료에 사용하는 재료다.

활성탄은 흡착 과정을 통해 작용한다. 흡착은 물질을 흡수하기보다는 물질과 결합하는 과정이다. 활성탄은 몸에서 양전하를 띤 화학물질과 결합하는데, 일단 활성탄이 이런 분자와 결합하면 대변으로 자연스럽게 배출이 가능하다. 많은 독소는 물론, 세균과 독성 곰팡이가 만든 천연 독소도 활성탄과 결합하므로 몸에 손상을 입히기 전에 배출할 수 있다.

카드뮴, 구리, 니켈, 납이 든 음식을 먹으면 독성이 있는 금속이 세포에 달라붙기 전에 활성탄과 결합해서 몸 밖으로 배출된다. 하지만 수은은 불행히도 여기서 제외된다.

활성탄은 노화와 관련된 수많은 세포 변화를 예방한다. 한 논문에서는 활성탄이 나이 든 실험동물의 수명을 평균 34% 연장했다고 발표했다.[24] 사람에게서는 수명 연장 폭이 놀라울 정도로 크지는 않지만, 명백한 노화 예방 효과를 보여주면서도 상대적으로 위험하지 않다. 사실 수명이 34%나 늘어나는 일은 제약 실험 사상 전례 없는 결과다. 수명이 늘어나면 살 수 있는 최대 시간이 늘어난다는 사실을 명심하라. 평균 기대 수명을 늘리는 것보다 실제 수명을 연장하기가 훨씬 더 어렵다.

과학자들은 활성탄이 심장 건강에 미치는 효과를 1980년대에 발견했다. 콜레스테롤 수치가 높은 환자에게 활성탄을 하루 세 번 먹였더니 총콜레스테롤 수치가 25% 줄었고 HDL/LDL 콜레스테롤 비율은 두 배가 되었다는 논문도 있다.[25] 하지만 자신의 심장 질환 환자에게 활성탄을 권하는 주류 의사는 거의 없다.

오래전 이 논문을 처음 접하고 나서 직접 활성탄을 본 곳은 네팔의 안나푸르나였다. 활성탄이 대부분의 위장관질환 증상을 완화하기 때문에 안나푸르나에서는 어디서나 활성탄을 팔고 있었다. 그런데 미국으로 돌아오자 활성탄 캡슐을 살 수 있는 곳을 찾기가 어려웠다. 그래서 나는 활성탄가루를 사서 비커에 가득 담은 물에 탄 뒤, 얼굴을 잔뜩 찡그린 채 별맛 없는 모래알 같은 음료를 원샷했다. 다음날 일어나자, 부기가 가라앉고 집중력이 높아졌다는 사실을 깨달았다. 화장실에 간 다음에는 내가 죽는 줄 알았다. 활성탄이 위장관을 지나면서 대변이 검은색으로 변했는데, 장 출혈로 인한 대변 색깔도 검은색이기 때문이다.

시중에 판매하는 영양보충제에 든 활성탄은 다양한 재료로 만든다는 사실을 명심해야 한다. 활성탄은 무엇인가가 타고 남은 것이고, 때로는 태운 그 '무엇'이 농장 폐기물인 제품도 있다. 활성탄 등급은 수없이 많아서, 정수기 필터에 넣는 굵은 입자부터 아주 미세한 가루까지 다양하다. 나는 코코넛 겉껍질로 만든 활성탄을 선호한다. 불릿프루프 활성탄은 코코넛 겉껍질에 있을지도 모르는 중금속을 산으로 녹여 씻어낸 뒤, 아주 고운 가루로 만든다. 활성탄 입자가 고울수록 몸에서 독소와 결합하는 표면적이 늘어난다. 활성탄 1g의 표면적은 950~2,000㎡다.[26] 다시 말하면 입자가 고운 활성탄이 보통 등급의 굵은 활성탄보다 두 배나 효율이 높다. 입자가 고울수록 사람에게 암을 일으킬 가능성이 매우 높은 물질인 곰팡이독소 아플라톡신aflatoxin에 더 잘 결합한다고 밝혀졌다.[27] 나는 활성탄 캡슐을 빈속에 거의 매일 먹는다. 총체적인 노화 예방 전략의 일부이자 화학물질, 살충제, 중금속을 계속 해독하는 방법이기도 하다.

활성탄은 처방받은 약이나 다른 영양보충제와 함께 먹으면 절대 안 된다. 활성탄이 수많은 물질과 결합하는 까닭인데, 처방약이나 비타민, 무기질 같은 좋은 물질과도 결합한다. 활성탄을 먹은 뒤 한 시간 이상 기다렸다가 다른 영양보충제나 처방약을 먹어야 한다. 주치의에게 이런 사항을 반드시 상의해야 하며, 특히 항우울제를 먹는다면 의사에게 이야기하는 것을 절대 잊어서는 안 된다. 항우울제가 뇌에 효과를 나타내기 전에 '해독'해서는 안 될 테니 말이다!

클로렐라

동물 실험 결과를 보면 해조류의 한 종류인 클로렐라는 장 속의 수은과 잘 결합한다.[28] 많은 의사들이 수은을 제거하기 위한 목적으로 클로렐라를 권장한다. 나는 흔한 수은 공급원인 생선과 클로렐라를 함께 먹으면 미세한 운동 조절 능력과 신경 기능에서 차이가 생긴다는 사실을 깨달았다. 가장 좋은 방법은 생선을 먹을 때 클로렐라 알약을 25개 이상 먹는 것이다. 그러면 귀한 오메가-3인 DHA를 생선에서 섭취하면서 수은은 제거할 수 있다.

변형한 감귤류 펙틴과 그 외 식이섬유

대자연이 해로운 물질을 장에서 해독하는 원래 방법은 식이섬유를 이용하는 것이다. 식이섬유에는 두 종류가 있다. 소화할 수 없는 불용성 식이섬유와 장에 있는 유익균의 먹이가 되는 수용성 식이섬유다. 장에 있는 유익균을 먹이는 일은 아주 중요한데, 건강한 장 세균이 해독작용을 돕기 때문이다.[29] 이 부분은 뒷장에서 더 자세히 설명하기로 한다.

장내 미생물의 먹이가 되는 일 외에도, 감귤류 식이섬유의 하나인 변형된 감귤류 펙틴MCP은 아주 놀라운 노화 예방 효과가 있다. 납, 카드뮴, 비소, 탈륨 제거에 탁월하다. 한 논문에서는 실험 대상자에게 5일 동안 변형한 감귤류 펙틴 가루 15g을 먹였는데, 소변으로 매우 높은 농도의 중금속이 배출된 것을 확인하였다. 특히 체내 비소 배출량은 130% 증가

했고, 카드뮴 농도는 150%, 납 농도는 560%나 증가했다.[30]

이 사실만으로도 노화에 좋지만 이것 말고도 효능은 또 있다. 변형된 감귤류 펙틴은 암이 전이되는 일을 억제했다.[31] '네 살인자'의 하나인 암이 우리를 죽이지 못하게 막는 물질을 먹어서, 암을 제거할 시간을 번다는 것은 타당한 전략이다.

변형된 감귤류 펙틴은 몸속의 갈렉틴-3$_{galectin-3}$ 농도도 낮춰서 국소 염증과 면역반응을 일으키는 유해균으로부터 우리를 보호한다. 나이가 들면 갈렉틴-3 농도가 높아지면서 만성 염증이 일어난다.[32] 만성 염증이 '네 살인자'가 생길 위험을 모두 높이며, 노화의 일곱 기둥의 하나인 AGE 생성과도 연관된다는 사실을 기억할 것이다. 갈렉틴-3는 심부전, 신장 질환, 암과도 연관된다.[33]

그러나 갈렉틴-3는 건강한 조직이 성장하는 40대 이하의 청년에게는 꼭 필요하다. 따라서 40대 이하라면 몸속 중금속 농도가 너무 높지 않은 한, 변형된 감귤류 펙틴을 매일 먹어서는 안 된다. 아홉 살과 열두 살인 우리집 아이들은 일주일에 한 번, 5g씩만 먹는다. 성인의 경우 여러 달 동안 하루에 5g씩 먹으면 저용량이고, 일 년 동안 매일 15g씩 먹으면 고용량에 해당한다. 나는 일 년 동안은 이틀에 한 번 15g씩 먹은 후, 이후 이틀에 한 번씩 5g을 먹어서 유지하는 실용적인 전략을 선택했다. 맛은 순해서 아침에 방탄커피에 타 마시거나 물 한 잔에 타서 마신다. 지속적인 중금속 해독작용이라는 장점과 심장 질환, 암, 신장 질환의 위험을 줄인다는 점에서, 변형된 감귤류 펙틴은 권할 만하다.

EDTA 킬레이트 치료법

킬레이트 치료법에서 가장 강력한 물질은 에틸렌디아민사아세트산EDTA 이다. 납 중독을 치료하기 위해 1950년에 처음 사용되었다. EDTA는 금속과 결합해서 금속의 반응성을 감소시키는 합성 아미노산이다. 중금속을 제거해서 중금속이 일으키는 손상을 줄이며, 나이 들면서 동맥에 석회성 물질이 가라앉는 석회화 현상도 줄여준다. EDTA는 혈액 응고 방지제이기도 하다. 피를 뽑았을 때 혈액이 굳지 않게 하는, 시험관 아래에 가라앉는 소량의 노란 물질이 기억나는가? 이게 보통 EDTA다.

1999년에 처음 글루타티온 정맥주사를 맞은 뒤, 나는 중금속을 해독하기 위한 다음 단계로 정맥주사를 이용한 EDTA 킬레이트 치료법을 선택했다. 가장 강력한 치료법으로 곧바로 옮겨간 셈인데, 검사 결과 혈액이 너무 끈적거려서 심장마비나 뇌졸중이 올 위험이 매우 컸기 때문이었다. 그때 나는 아직 삼십 대도 채 되기 전이었다. EDTA 치료를 받고 집으로 돌아오자 당시 애인이 나를 보고는 "어머, 혈색이 진짜 좋아졌어!" 라고 말했다. 나는 그동안 내 피부가 병자처럼 칙칙한 회색인 것도 몰랐다. EDTA 치료로 혈액이 원활하게 흐르자 내 뺨에 홍조가 되돌아왔다. 그 이후 나는 좌약 형태의 EDTA 킬레이트제도 써보았는데, 효과가 더 뛰어난 건 아니었지만 해독 용도로는 괜찮았다. 병원까지 가서 한 시간 동안 정맥주사로 EDTA를 맞는 것과 15초 동안 좌약을 넣는 것을 비교해보면, 시간과 돈이 덜 드는 방법이 어느 쪽인지는 뻔하다. 15초만 참으면 된다….

EDTA는 중금속뿐만 아니라 칼슘에도 강력한 킬레이트제다. 나이가 들면 보통 조직에 칼슘이 쌓이는 석회화가 일어나면서 심장 질환부터 탈모(이에 대해서는 나중에 설명하기로 하자)까지 온갖 노화 증상이 나타난다. 칼슘 축적은 보통 칼슘과 비타민 D, 비타민 K2 같은 다른 비타민 사이의 균형이 깨진 결과다. 몸이 칼슘을 흡수하려면 비타민 D가 필요한데, 요즘 거의 모든 사람들은 비타민 D 결핍 상태다.

칼슘이 뼈와 치아에 머물게 하려면 비타민 K2가 필요하다. 나이 들면 칼슘은 뼈와 치아 밖으로 너무 자주 빠져나온다. 뼈와 치아에는 구멍이 뚫리고, 칼슘은 전혀 엉뚱한 곳인 부드러운 연조직에 침착된다. 이때 조직에서 칼슘을 제거하려면 킬레이트제인 EDTA가 아주 효과적이다. 아직 석회화가 진행되지 않았다면 비타민 D와 비타민 K2가 함께 든 영양보충제를 섭취하여 조직 석회화를 예방하고, 치아와 뼈가 노화하는 일을 막을 수 있다. 납도 석회화와 연관 있으므로 EDTA는 칼슘과 납을 한꺼번에 제거하는 두 배로 강력한 치료제가 된다![34]

몇 년 전 아버지가 석회화로 고생하셔서 EDTA 치료법을 권해드렸는데, 그 효과가 매우 놀라웠다. 오랫동안 주류 심장병 전문의들은 EDTA 치료법이 효과 없다고 주장했다. 하지만 그런다고 해서 많은 기능의학 전문의들이 EDTA 치료법으로 동맥 기능을 성공적으로 개선했다는 사실이 바뀌지는 않는다. 마흔이 넘었다면 석회화 수준을 검사해보기를 권한다. 석회화 정도가 높아졌다면 정맥주사나 좌약을 이용한 EDTA 치료로 석회화 정도를 낮출 수 있다. 동시에 몸에 축적되어 있을 중금속을 해독할 수 있다. 사십 대 이하거나 석회화 검사를 할 수 없다면 예방 차원에서 앞서 소개한 더 가벼운 치료부터 해보길 바란다.

다른 모든 의료용 킬레이트제와 마찬가지로, EDTA 치료에 앞서 중금속 중독 검사를 받길 권한다. 지방 세포에서 빠져나온 중금속을 간과 신장에서 처리할 수 없다면 심각한 병에 걸릴 수 있으니, 반드시 의료전문가에게 이 치료를 받아야 한다. 하지만 일단 치료가 제대로 되면, 킬레이트 치료법은 노화 속도를 빠르게 늦추고 심지어 회복시킬 수도 있다. 전문가와 함께 시간과 돈을 들일 만한 가치가 있는 치료법이다.

땀으로 배출하라

정맥주사나 영양보충제의 도움 말고도 사람의 몸에는 자신만의 해독 방법이 있다. 바로 땀이다. 땀은 체온을 낮추는 것 이상의 일을 한다. 몸에 원래 있지 않은 비생체성분, 즉 플라스틱이나 석유화학 물질 같은 외부 물질과 중금속을 조금씩, 그러나 상당량 제거한다. 2012년에는 논문 50편을 대상으로 한 체계적인 문헌 고찰에서 땀이 특히 높은 중금속 중독성을 보이는 사람들에게서 납, 카드뮴, 비소, 수은 등을 제거한 사실이 밝혀졌다.[35]

나는 적외선 사우나에서 땀을 흘리는 것이 가장 유익하다고 생각한다. 뭔가 독성이 있는 물질에 접촉했다는 의심이 들 때, 예를 들어 식당에서 먹은 음식이 오염됐다고 느껴질 때는 해독을 위해 한 시간씩 적외선 사우나를 한다. 단, 땀을 흘릴 때마다 전해질과 미량의 무기질이 몸 밖으로 함께 빠져나온다는 사실을 명심하라. 사우나 해독을 위해서는 음료를 많이 마시고 소금도 충분히 섭취해야 한다. 소금은 이왕이면 히말라야산 핑크 솔트나 무기질이 풍부한 천연 소금을 먹는다.

물론 고전적인 방식으로 땀을 흘릴 수도 있다. 바로 운동이다. 운동을 하면 지방 조직이 분해되는 지방분해 과정이 일어나면서 지방조직에 저장된 중금속이 배출된다. 나는 일주일에 한두 번 정도 고강도 인터벌 트레이닝을 해서 지방분해 과정을 촉진하라고 권한다. 그 밖에도 운동은 다양한 노화 예방 효과가 있다. 연구 결과는 규칙적으로 강도 높은 운동을 하는 성인의 텔로미어가 매우 길다는 사실을 보여준다. 텔로미어는 앞에서 설명했듯이 염색체 끝에 달린 보호 캡이다. 그 결과 규칙적으로 운동하는 사람은 동년배보다 세포 나이가 십 년은 더 젊다.[36]

독소 배출은 우리 몸이 실제로 독소를 제거할 능력이 있을 때만 좋다는 사실을 기억하라. 독소를 제거하는지, 아니면 그저 몸의 다른 부분으로 옮길 뿐인지 확실히 알아야 한다! 운동하면 혈액 순환이 개선되어 더 많은 산소를 간과 신장으로 운반한다. 그러면 지방세포가 배출한 독소를 더 잘 걸러낼 수 있다. 간과 신장을 튼튼하게 하는 영양보충제를 먹으면 지방분해 과정의 효율이 더 높아진다. 칼슘-D-글루카레이트calcium-D-glucarate는 몸에서 글루카르산으로 바뀌어 간에서 일어나는 중요한 해독작용을 돕는다. 활성탄처럼 글루카르산도 몸속의 독소를 찾아내 결합한 후 제거하여 조기 노화를 막는다. 운동이나 사우나를 하기 전에 활성탄을 먹어서 지방세포가 배출하는 독소를 흡수시키는 것도 좋은 생각이다.

땀 한 방울 흘리지 않고 지방분해 과정을 유용하게 이용하는 또 다른 방법으로는 영양학적 케토시스 상태를 유지하는 방법이 있다. 케토시스는 특히 단식할 때 지방분해를 유도하는 매우 효율적인 방법이다. 단식 중에 케토시스 상태가 되면 몸은 저장한 지방을 분해해서 연료로 사용할 케톤을 만든다. 중금속은 지방세포에 저장되므로 영양학적 케토시스 상태를 유지하면 해독 작용과 지방 분해를 최대한 진행할 수 있다. 앞서 설명했듯이 이틀 동안 단식하거나, 지방을 주로 먹고 단백질은 적당히, 탄수화물은 거의 먹지 않으면 영양학적 케토시스 상태가 된다. 이 방법을 선택하고 활성탄이나 칼슘-D-글루카레이트를 먹거나 혹은 둘 다 먹어서 몸속을 청소하면 해독 과정이 더욱 촉진된다.

나는 가끔 이틀보다 길게 단식해서 해독과 노화 예방 효과를 얻는다. 힘들 것 같겠지만 일단 지방에 적응하면, 즉 몸이 지방을 연료로 연소하는 데 익숙해지면 별로 힘들지 않다. 덧붙여서 단식하는 며칠 동안은 설거지하는 시간도 아낄 수 있다. 죽을 것 같은 느낌 없이 단식하는 능력은 당신도 갖출 수 있는 슈퍼 휴먼의 능력이다.

노화를 되돌리고 싶은가?
그렇다면 지금 당장 아래 사항을 실천하라!

- 영양보충제를 먹어서 항산화제 농도를 높여라. 그러면 몸에서 중금속이 일으키는 부정적인 효과를 상쇄하고 해독작용을 도울 수 있다. 글루타티온, α-리포산, 아연 오로테이트, 그리고 오랜 친구인 비타민 C를 집중적으로 섭취한다.

- 활성탄을 규칙적으로 매일 500㎎에서 5g까지 먹어서 중금속을 결합, 배출한다. 활성탄 대신 변형된 감귤류 펙틴을 매일 5~15㎎ 먹어도 좋고, 활성탄과 감귤류 펙틴을 함께 먹어도 좋다. 단, 음식이나 약을 먹을 때는 시간 간격을 충분히 두고 먹는다. 생선을 먹을 때는 클로렐라를 챙겨 먹는다.

- 예상보다 더 빨리 노화한다는 생각이 들거나 고농도의 중금속에 노출됐다는 생각이 들면 기능의학 전문의를 찾아 소변검사를 한다. 중금속 농도가 실제로 높다면 의사의 감독 아래 정맥주사나 좌약 형태의 EDTA 치료를 받아보는 것도 좋다.

오존으로
물들이는 몸

2004년에 나는 조기 노화하는 내 몸을 회복시키는 일과는 거리가 멀어 보이는 곳에 갔다. 바로 치과다. 노화 예방 비영리단체에서 일하던 중에 캘리포니아주 서니베일시에 사는 88세의 치과의사 갤러거 박사를 알게 되었다. 갤러거 박사는 많은 사람의 치아에 자신도 모르는 가벼운 감염이 생긴다는 사실을 발견했다. 감염은 염증을 폭넓게 일으켜 끔찍한 노화를 일으켰다. 치과의사가 치아 감염 부위를 그대로 덮어씌우면, 서서히 곪으면서 노화를 유발하는 염증을 일으킨다.

갤러거 박사는 치아를 덮어씌우기 전에 오존 치료법으로 치아를 살균한다. 오존 치료법은 치아 외에도 활용범위가 넓다. 그는 40년 전 오존 치료 분야를 개척한 프랭크 샬렌버거 박사에게 오존 치료법을 배웠다.

하지만 사실 오존 치료의 역사는 그보다 더 오래되었다. 오존 치료법은 항생제가 없던 시대의 감염 치료법에서 진화했다. 세계 1차 대전 당시 독일 의사가 처음으로 오존을 이용해서 상처 감염을 치료하는 데 성공한 것이다.

그렇다면 왜 대다수가 오존 치료법을 모르는 걸까? 우리는 보통 오존이라는 말을 들으면 오존층을 떠올린다. 오존층은 지구 성층권에서 오존 농도가 높은 영역으로, 태양에서 오는 자외선 대부분을 흡수한다. 1970년대에 과학자들은 대기에 있는 오염된 화학물질로 인해 오존층이 파괴되고, 자외선이 위험할 정도로 증가하는 상황을 우려했다. 오존층 보호를 위해 특정 화학물질 사용을 금지하자 오존층이 회복됐다. 오존은 대기 오염 물질이기도 해서 스모그가 낀 날에 건강을 해치는 원인이다. 이런 사실을 살펴보다 보면 '오존 치료법'이라는 생각은… 헛소리 같다.

하지만 그 정도로는 갤러거 박사를 만나려는 나의 의지를 꺾을 수 없었다. 치아 문제나 활동성 전염병 때문이 아니라 비만과 곰팡이독소 때문에 생긴 수많은 노화 증상을 회복하는 데 도움 받고 싶었기 때문이다. 갤러거 박사는 나를 돌봐주었다. 친절하고 현명한 그는 활력이 넘쳤고, 잊힌 오존 치료기술에 대한 자신의 열정을 나누고 싶어 했다. 오존 치료법은 대부분의 병원체에 효력이 있었고, 손상된 미토콘드리아의 에너지를 회복시킬 수도 있었다. 갤러거 박사는 노년 세대가 세상에 지혜를 나누어주는 대표적인 사례였다. 나는 뇌에 산소를 공급하는 귀의 외이도에 오존 치료를 한 번 받은 뒤로는 기분이 정말 좋아졌다. 노화 예방 기술로서의 오존 치료법에 열광했고, 그 후로는 정기적으로 오존 치료를 받는다. 또 현대 오존 치료법의 개척자인 프랭크 샬렌버거 박사를 불릿프루프 라디오에 초대하는 영광을 안았다. 내가 해마다 개최하는 바이오해킹 학회 강연에도 샬렌버거 박사를 초대할 수 있었다.

◀ 산소와 오존: 위대한 산소들

이 글을 읽는 순간에도 당신은 숨을 쉬고 있다. 그저 숨을 들이마시는 동작만으로 우리 몸은 산소 원자 두 개가 결합한 분자(그래서 화학식은 O_2다)인 산소를 받아들인다. 오존은 산소 원자 세 개가 결합한 분자로, 화학식은 O_3다. 산소보다 원자 하나가 더 많은 오존은 아주 불안정하다. 혹은 반응성이 높다고도 말한다.

지금까지 읽은 정보를 토대로 보면 오존이 우리 몸에 나쁠 것 같지 않은가? 과잉의 프리라디칼, 즉 활성산소가 일으키는 산화스트레스가 노화의 주범이기 때문이다. 사실 오존은 제대로 이용하지 않으면 상해를 입을 수도 있다. 오존은 색이 없는 대신 강한 냄새가 나는 기체다. 소량이라도 오존을 들이마시면 기침이 나고 숨쉬기가 힘들어서 헐떡이게 된다. 오존을 대량으로 들이마시면 구토를 참을 수 없고, 폐가 망가지면서 죽을 수도 있다.

그런데도 대체 왜 오존 치료를 받으려고 할까? 오존은 정맥주사나 직장, 질, 피부를 통해서 안전하게 사용할 수 있다. 오존수를 마시는 방법도 있다. 일종의 호르메시스 효과다. 기능장애를 일으킨 약한 세포는 죽고 건강한 세포는 더 강해져야 한다는 신호를 보낸다. 세균이나 바이러스의 침입에 취약한 세포는 산화 반응에도 더 민감하다. 오존 치료법은 이렇게 약하고 손상된 세포를 제거한다.

　동시에 오존은 유해균, 효모, 바이러스, 곰팡이 같은 진균, 원생동물을 죽인다. 오존은 몸의 지방을 산화시켜 과산화지질을 만든다. 과산화물은 병원성 세균, 바이러스, 곰팡이, 효모, 원생동물을 다양한 방법으로 비활성화한다. 과산화물은 곰팡이의 성장을 억제하고, 바이러스와 세포 결합을 방해해서 바이러스 증식을 막는다. 또한 세균의 세포벽을 산화해서 거의 즉각적으로 세균을 죽인다. 오존 치료로 불과 몇 초 안에 99%의 세균을 사멸할 수 있으며, 세균 제거에 표백제보다 100배나 더 효율적이다! 항생제보다 더 효과적이며, 우리 몸에 이로운 장내 세균을 죽이거나 면역계에 부담을 주지 않고도 세균을 제거하므로 더 바람직하다.

　사실 오존 치료는 면역계를 강화한다. 몸에 과산화물이 퍼지고 있다는 신호는 자연히 가장 강력한 항산화제 두 가지를 더 많이 만들도록 유도한다. 아마 이제는 당신도 이름이 익숙해졌을 항산화제인 글루타티온과 초과산화물 불균등화효소_{SOD}다. 오존 치료는 바이러스 증식을 막는 단백질인 인터페론_{Interferon} 생산도 크게 높인다. 면역계의 신호전달물질인 종양괴사인자 알파_{tumor necrosis factor-α, TNF-α}와 인터루킨-2_{interleukin-2, IL-2} 생산도 늘린다.[1] 신호전달물질이 증가하면 이후의 면역계 반응이 연달아 일어나면서 면역계 전체를 강력하게 촉진한다.

　연구 결과는 오존 치료가 생명을 구할 수 있다는 사실을 보여준다. 실험용 쥐를 오존으로 미리 처치한 뒤 치사성 배변 물질을 주사하면, 쥐의 생존율은 0%에서 62.5%까지 높아진다.[2] 오존은 항생제 내성균을 치료할 때도 효과적이다.[3] 항생제가 남용되는 현실로 미루어볼 때, 앞으로 더 많은 항생제 내성균이 나타나리라고 예측한다.

처음 갤러거 박사를 만났을 때, 그는 내게 집에서 오존을 안전하게 사용하는 방법을 30분가량 가르쳐주었다. 박사는 "이게 내가 갖춘 의료 장비고 대략 1,500달러 정도 해요."라고 했지만, 나는 풀이 죽었다. 당시 내가 쓸 수 있는 비용을 넘어섰기 때문이었다. 박사는 이어서 말했다. "하지만 중국에서 만든 이 기계는 200달러도 되지 않아요. 문제는 계량기가 없어서 오존이 얼마나 나오는지 알 수 없다는 겁니다." 갤러거 박사는 기계에 적정량을 표시해줄 친구를 소개해주었고, 나는 집에 중국산 장비를 들여놓았다.

이제 의료용 산소를 구하면 되는데, 이 일이 생각보다 힘들었다. 의료용 산소 사업계에는 의료 마피아가 존재한다는 사실도 이때 알았다. 그래서 훌륭한 바이오해커라면 당연히 할 만한 일을 했다. 미국판 중고나라인 크레이그리스트에서 의료용 산소통과 똑같은 중고 용접용 산소 탱크를 하나 샀다. 여기에 산소가 나오는 속도를 조절하는 의료용 조절기를 달아서 집에서 오존 치료를 하기 시작했다. 비용은 500달러도 안 들었다.

집에서는 질이나 직장을 통해 치료할 수 있다. 나는 두 가지 중 하나만 할 수 있는 몸이라서 사실상 선택권이 없었다. 호스가 달린 작은 특수 용기에 오존을 조금 담아서 직장으로 밀어 넣고 하루를 보냈다. 그렇다. 전문적인 바이오해커로 사는 일이 항상 화려하기만 하지는 않다….

처음에는 뇌가 즉시 변하는 것을 느낄 수 있었다. 놀라웠다. 몇 년간 아무리 노력해도 넘치는 에너지를 느껴본 적이 없었기에 아주 소중한 경험이었다. 효과는 겨우 5분밖에 지속되지 않았지만, 그래도 뭔가 발견했다는 느낌이 들었다. 그래서 이후 18개월 동안 여행할 때를 제외하고는 거의 매일 밤 직장 오존 치료를 했다. 오존 치료는 수년 동안 곰팡이 독성에 노출되어 생긴 상처를 회복하고 건강해지는 데 도움이 됐다. 완전히 혁명이라고 할 만했기 때문에 돈을 마련하자마자 제대로 된 의료용 오존 치료기를 샀다.

장수하는 방법을 소개하는 책에 오존 치료법이 실린 이유를 이해하지 못할 수도 있다. 하지만 오존 치료는 미토콘드리아 기능을 젊은 사람만큼 회복하고, 불멸에 이르는 여정에서 우리를 죽일 수도 있는 감염을 막아주는 가장 효과적인 방법 중 하나다. 다른 약품보다 비용도 크게 들지 않고 놀라울 정도로 안전하다.

사용법을 배우고 난 후, 국소 감염이 생길 때마다 오존 치료를 했다. 감염이 온몸에 퍼지는 일을 미연에 방지하기 위해서였다. 항생제를 먹어야 할 때도 오존 치료를 했고, 우리집 아이들에게도 오존 치료를 했다. 딸 안나가 여덟 살이었을 때 장미 덤불에 귀를 긁혀서 감염이 심하게 일어난 적이 있었다. 귀가 새빨갛게 변하면서 엄청나게 부었다. 응급실 의사였던 아내는 다음 날 아침까지 증상이 가라앉지 않으면 안나를 응급실에 데려가서 항생제를 처방받아야 한다고 말했다. 장에 항생제가 얼마나 해로운지 아는 우리는 바이오해커 부모라면 당연한 할 만한 행동을 했다. 안나를 의료용 오존 발생기 옆에 앉혀 놓고 용이 나오는 TV 프로그램을 틀어주었다. TV를 많이 보지 않는 안나에게는 특별한 조치였다. 선

풍기를 틀어서 안나가 오존을 들이마시지 않도록 한 뒤, 귀 피부에 직접 닿도록 오존 기체를 내보냈다. 첫 치료가 끝나자 안나의 귀는 부기가 빠지면서 원래 크기로 되돌아왔다. 두 번째 치료 후에는 본래 색으로 돌아오면서 완전히 나았다.

왜 많은 의사들이 오존 치료법을 모를까? 오존 치료법을 배우려면 시간이 걸리고 훈련도 받아야 하지만, 무엇보다 약을 처방할 수 없기 때문이다. 또 의료보험회사가 의사에게 강요하는 '표준 치료법'이 아니며, 오존 치료에 따르는 약간의 위험을 의사가 부담해야 하기 때문이다.

다행히 이런 위험 부담을 기꺼이 짊어지는 의사도 있다. 로버트 로웬 박사가 대표적이다. 나는 로웬 박사가 실리콘밸리 보건연구소에 있을 당시에 그를 처음 만났다. 그리고 나중에 시에라리온 의사들에게 에볼라 환자를 대상으로 한 오존 치료를 교육했던 일을 불릿프루프 라디오에서 인터뷰하면서 또 만나게 되었다. 대개 에볼라 환자의 생존율은 10%밖에 안 된다. 하지만 로웬 박사는 오존 치료법을 현지 의사에게 가르치면 생존율을 높일 수 있다는 사실을 알았다. 오존은 다른 에볼라 치료법보다 더 안전할 뿐만 아니라 비용도 싸고 더 효과적이다.

2014년 10월에 로웬 박사는 하워드 로빈스 박사와 함께 시에라리온 대통령의 초대를 받았다. 두 사람은 오존 치료법으로 에볼라를 치료하도록 시에라리온 의사들을 훈련해달라는 제안을 받았다. 수도 외곽에 있는 시에라리온 에볼라 치료 센터에서 훈련이 이루어졌고, 훈련은 잘됐지만 뜻밖의 난관에 부딪혔다. 어느 날 시에라리온 보건국에서 아무 설명도 없이 오존 치료 프로젝트를 중단시킨 것이었다. 즉시 오존 치료가 금지

됐고, 에볼라 환자도 예외가 아니었다. 의사들은 생계를 걱정하며 훈련을 받게 됐고, 환자들은 치료받지 못하고 죽음에 내몰렸다.

결국 질병과의 싸움에서 최전선에 나섰던 의료인 네 명과 의사 세 명이 나중에 에볼라에 걸렸다. 의사 셋 중 두 명은 오존 치료를 거부하고 결국 사망했다. 이 소식은 국제 뉴스로 알려졌다. 나머지 의사 한 명은 로웬 박사에게 오존 치료법을 배웠기에 오존 치료를 요구했지만 거부당했다. 슬프게도 이 의사도 사망하고 말았다. 하지만 의료인 네 명은 간신히 오존 치료를 받았고, 거의 즉시 치료 효과를 보였다. 환자들은 합병증 없이 며칠 안에 완전히 회복했다. 로웬 박사는 이 네 명의 사례를 〈아프리카전염병저널African Journal of Infectious Diseases〉에 실었다.[4]

두려움을 모르는 로웬 박사 같은 용감한 의사들이 나는 너무나 고맙다. 이런 위험을 안고도 효과적인 치료법을 필요한 사람에게 전하려는 그 마음이 감동적이다. 그러나 탐욕 때문에 더 많은 사람이 혜택을 받지 못한다는 사실은 한탄할 만한 일이다.

◀ 오존 치료법

앞서 설명했듯이 오존을 몸 안에 주입하는 방법은 여러 가지가 있다. 가장 빠르고 효과적인 방법은 혈액을 오존에 노출하는 것이다. 그러면 오존이 곧바로 혈액으로 들어가서 혈액 세포와 즉각 반응한다. 의사는 몸에서 혈액을 뽑아 용기에 넣고 오존 가스를 직접 주입한다. 오존 가스는 다른 원자와 접촉하면 빠르게 사라지면서 과산화물을 만들고, 혈액이 들어있던 용기에는 과산화물과 백혈구가 남는다. 이것을 다시 몸 안에 주입하면 몸 전체에서 오존 효과를 느낄 수 있다.

지금은 더 좋은 치료법인 10-패스 오존 치료를 받을 수 있다. 이 치료법은 의사가 환자의 혈액을 뽑아서 오존과 섞은 뒤 다시 몸속으로 넣어주고, 이 과정을 열 번 반복한다. 이 강력하고 믿음직한 치료법이 몸에 활력을 불어넣고 미생물 병원체를 제거하는 광경을 보면 정말 놀랍다. 나는 남은 백 년 동안 최소한 일 년에 한 번은 10-패스 오존 치료를 받으려고 한다. 지병이 있거나 미토콘드리아를 새롭게 재설정해서 더 젊어지고 싶은 사람에게도 좋은 치료법이다.

피부로 흡수시키거나 정맥주사로 맞는 방법은 국소 부위에 오존 치료를 하기에 알맞다. 과산화물이 감염된 부위의 세포와 빠르게 접촉할 수 있어서 유용하다. 예를 들어 만성 방광염에 시달린다면 오존을 방광에 직접 주입할 수 있다. 오존을 직장을 통해 주입하면 과산화물은 간으로 곧바로 흘러가므로, 직접적인 간 치료법으로 이용할 수도 있다. 물을 '오존화'한 오존수를 특정 부위에 뿌려서 국소 감염을 치료하는 일도 가능하다. 잇몸 질병을 치료하기 위해 오존수로 입안을 헹구라고 권하는 치과의사도 있다. 눈이 감염됐을 때 안약처럼 오존수를 넣어도 좋다. 하지만 치료법을 시행하기 전에 반드시 주치의와 상담하기 바란다! 반복해서 말하지만, 실수로라도 오존 가스를 들이마시면 영구적인 폐 손상을 입거나 죽을 수도 있다. 반드시 의사에게 기본 훈련을 받은 뒤에 오존 치료를 해야 한다.

최근에는 너무나 흔한 노화 증상인 만성 관절통의 인기 치료법으로 떠올랐다. 프롤로존이라고 부르는 이 유망한 치료법은 오존을 관절에 직접 주입해서 치유와 재생을 촉진한다. 나는 실리콘밸리 보건연구소의 50대 여성에게 프롤로존에 대해 들었다. 그는 몸무게가 $180\,kg$에 달했고, 당뇨병을 앓았으며, 한 달 동안 보조기에 의지해서 생활해야 했다. 프롤로존 치료를 받은 다음 달에는 지팡이만 짚고도 걸어 다닐 수 있었다. 치료 전에는 무릎을 찍은 진단 영상에 연골이 보이지 않았지만, 프롤로존 치료를 6주간 받은 후에는 연골이 선명하게 찍혔다. 만약 만성 관절통이 일상이라면, 특히 무릎이나 허리에 통증이 있다면 프롤로존 치료는 당신에게 게임 체인저가 될 수 있다. 나도 관절 두 곳에 오존을 주입하는 치료를 받고 통증이 크게 나아졌다.

요즘은 산화스트레스를 치료할 때 여러 치료법을 다양하게 이용한다. 각각의 치료법에는 고유의 장점이 있기 때문이다. 때로는 앞서 설명한 정맥주사 레이저치료를, 가끔은 고용량 비타민 C 주사를 맞기도 한다. 오존 치료는 장시간 비행을 한 후 에너지와 면역력을 높이고 싶을 때 이용한다. 노화 예방의 일환으로 이용할 때는 정맥을 통한 오존 치료법을 선택한다.

이렇게 생각하면 쉽다. 지나친 산화작용은 기본적으로 몸을 내부에서부터 녹슬게 한다. 과잉의 활성산소가 몸에 나쁜 이유다. 오존 같은 여분의 산화제를 몸에 넣는 일은 직관적으로는 유익하지 않은 듯하지만, 몸이 스스로 방어체계를 구축하도록 돕는다. 세포의 항산화 체계를 키우기 위한 근력 운동이나 다름없다!

◀ 오존, 에너지 그리고 NAD

집에서 한 오존 치료가 일시적이나마 내 뇌를 깨운 이유는 오존이 세상에서 가장 강력한 미토콘드리아 자극제이기 때문이다. 오존은 적혈구에서 포도당을 분해해서 에너지 생산 속도를 높이는 동시에 조직으로 보내는 산소량도 늘린다. 그러나 가장 중요한 사실은 아마 오존이 강력한 항노화 분자인 니코틴아미드 아데닌 디뉴클레오티드nicotinamide adenine dinucleotide, NAD를 산화해서 NAD+로 전환시킨다는 점일 것이다.

NAD는 몸의 세포 하나하나가 기본 기능을 하는 데 꼭 필요한 보조효소다. 특정 효소에게는 역할을 수행하는 데 반드시 필요한 화합물로서 우리를 살아있게 해준다. 불행하게도 50세가 되면 NAD 농도는 50%까지 줄어든다.[5] 뭔가 조치를 취하지 않으면 50세 이후로도 계속 줄어든다. NAD의 역할을 한 식탁에서 다른 식탁으로 전자를 옮겨주는 종업원이라고 생각하면 이해하기 쉽다. NAD는 NAD+와 NADH, 두 가지 형태로 존재한다. NAD+는 산화된 형태로 다른 분자에서 전자를 집어 든다. 전자를 가지면 NADH가 된다. NADH는 전자를 다른 분자에게 전해주고 다시 NAD+가 된다. 전자를 옮기는 이 단순한 행동으로 몸속 효소가 세포의 미세한 화학반응을 활성화한다. 이렇게 되면 세포가 건강해지고, 몸 전체에 활기가 넘치게 된다. 이때 오존 치료가 여분의 전자를 제공한다. 마치 파티에 맛있는 음식을 선물하는 격이다.

NAD+가 없으면 모든 것이 서서히 멈춘다. 미토콘드리아가 에너지를 만들려면 NAD+가 필요하다. 밤에 혈당을 유지하고, 케톤을 만들며,

근육을 적절하게 움직이고, 신경을 통해 신호를 전달하려면 NAD+가 필요하다. 한마디로 말하면 NAD+ 없이는 살 수 없다. 한 연구 결과를 보면 과학자들이 실험실에서 NAD+를 억제하자 실험 세포가 모두 죽고 말았다. 미토콘드리아가 에너지를 충분히 생산하지 못해서 생명을 유지할 수 없었기 때문이다.[6]

NAD+는 단백질 형태를 유지해서 노화의 일곱 기둥 중 하나인 아밀로이드 단백질이 축적되는 일을 막는다. 또 세포는 NAD+를 사용해서 시르투인sirtuin 단백질이 제 기능을 하도록 돕는다. 시르투인은 생물 메커니즘을 조절하고, 산화스트레스와 이로 일어나는 노화와 연관된 퇴화 현상으로부터 세포를 보호한다.[7] 시르투인 단백질은 텔로미어 길이를 유지하는 데에도 중요한 역할을 한다.[8] 텔로미어를 길게 유지해서 장수하고 싶다면 NAD+가 풍부해야 한다.

NAD+가 세포를 직접 산화스트레스에서 보호한다는 논문도 많다. 세포가 스트레스원과 접촉했을 때, 세포 속 NAD+ 농도에 따라 세포의 생존 여부를 예측할 수 있다는 논문도 있다. 세포에 NAD+가 많을수록 생존할 확률도 높아진다.[9] 싱가포르에서 발표한 또 다른 논문에서는 산소를 제거해서 쥐의 뇌세포에 스트레스를 준 뒤 NAD+를 세포 배양액에 직접 첨가했다. 그러자 NAD+를 받은 세포의 스트레스 회복력이 훨씬 강하게 나타났다. NAD+를 받은 세포는 그렇지 않은 세포보다 더 많은 수가 살아남았다.[10] 풀이하자면 건강한 농도의 NAD+는 특히 스트레스를 받았을 때 우리 몸과 세포를 강하게 하고, 회복 탄력성을 높인다.

NAD+는 일상적인 노출과 작업으로 손상된 DNA를 복구하는 일을 돕는다[11] DNA가 손상된 부분에 음전하를 가져와서 회복을 촉진한다.[12] 이 기능은 동물의 수명을 연장한다고 증명됐다. 쥐를 대상으로 한 연구에서 NAD+ 보충제를 먹지 않은 대조군은 모두 다섯 달 안에 죽었다. 그중 절반은 석 달 반이 지나기 전에 일찍 죽었다. 그러나 NAD+ 보충제를 먹은 실험군 쥐는 모두 열 달 넘게 살았다. NAD+ 보충제가 놀라운 수명 연장 효과를 나타냈다는 의미다.[13] 쥐의 수명을 50% 넘게 늘린 NAD+가 과연 사람에게는 어떤 효과를 나타낼까?

NAD+와 NADH 비율은 노화 과정에서 아주 중요하다. 이상적인 NAD+와 NADH 비율은 700:1이다. 대부분의 건강한 사람들은 세포 속 NAD+와 NADH의 이상적인 비율이 40대까지 유지되며, 그 이후로는 감소하기 시작한다.[14] 산화스트레스가 증가하고 세포 노화가 빨라지는 시기와 일치한다.[15] 대개 NAD+ 감소를 가장 먼저 느끼는 사람은 운동선수다. 여느 때와 같은 훈련을 하는데도 갑자기 훈련을 소화하기 힘들어지는 것이다. 그러나 보통 사람들은 대개 10년 혹은 그 이상이 지나도 몸의 어딘가가 변했다는 사실을 쉬이 깨닫지 못한다. 그저 나이 드는 증상이라고 생각할 뿐, NAD+와 NADH 비율을 향상시켜서 노화를 회복할수 있다는 사실을 모른다.

사실 줄어드는 NAD 농도를 유지하는 방법은 수없이 많으며, 청년 수준까지 높일 수도 있다. 나이에 상관없이 좋은 전략이다. NAD+ 농도를 높이면 인슐린 감수성이 높아지고,[16] 미토콘드리아 기능장애를 회복하고,[17] 줄기세포 노화를 줄이며, 동물 수명을 늘리기까지 한다.[18] '네 살인자'를 모두 막고, 노화의 기둥 두 개까지 막는다.

노화를 막기 위해 가능한 모든 수단을 동원하겠다면 NAD+ 정맥주사 치료법이 있다. 원래는 마약과 알코올 중독 치료법이었지만 지금은 180세까지 사는 노화 예방 계획의 일부다. 베벌리 힐스에 있는 업그레이드 랩스사의 인간 업그레이드 프로그램이기도 하다. 지금까지 나는 NAD+ 정맥주사 치료를 모두 스무 번 받았다. 원래 노화 예방 프로그램은 다섯 번, 약물과 알코올 중독 치료 프로그램은 열 번이 표준 치료법이다. 한 번 치료할 때마다 90분이 걸리고, 처음 몇 번은 다른 때보다 치료 강도가 높다. 이상하게 들릴지 모르지만 환각이 없다는 점만 제외하면 페루에서 처음으로 아야와스카(환각제의 한 종류-역주)를 마셨을 때와 비슷했다. 가슴에 이상하고 욱신거리는 압박감을 느껴서 불편했지만, 그 뒤 온기가 몸 전체에 퍼졌다. 첫 번째 NAD+ 치료를 받은 날은 푹 잠들었고 이후 며칠 동안이나 기분이 좋았다. 지금부터 180세가 될 때까지, 미토콘드리아를 충분히 충전하고 노화를 막기 위해 나는 석 달에 한 번씩 NAD+ 정맥주사 치료를 계속 받을 생각이다.

아래는 NAD+ 농도를 높이는 다른 방법들이다.

- NAD+ 농도를 높이는 영양보충제를 선택한다. 나는 트루니아젠을 애용한다. NAD+의 전구체인 니코틴아미드 리보사이드nicotinamide riboside가 들어있으며, FDA에서 유일하게 안정성을 인정한 NAD+의 선구자이다.
- 주기적 키토제닉 식이요법을 따른다. 단식하든, 탄수화물을 제한하든, 브레인 옥테인 오일을 먹어서 직접 케톤 농도를 올리든 상관

없다. 케톤은 NAD+와 NADH 비율을 높인다.

- 간헐적 단식을 하거나 간헐적 단식과 칼로리 제한을 함께 한다. 둘 다 NAD+ 농도를 높인다.[19]

- 옥살로아세트산염을 먹는다. 불릿프루프 제품 중 케토프라임이 옥살로아세트산염 보충제다. 몸에서 옥살로아세트산염은 말산의 염 형태인 말산염으로 바뀐다. 말산염은 NAD+와 NADH 비율을 높인다.[20]

노화를 되돌리고 싶은가?
그렇다면 지금 당장 다음 사항을 실천하라!

- 50세가 넘었거나 예전에 건강이 심각하게 나빴다면, 근처에 있는 오존 전문의에게 오존 정맥주사 치료를 받는다. 최악의 경우라고 해도 미토콘드리아 기능이 향상된다. 최상의 경우, 당신 몰래 몸속에서 자라는 불쾌한 침입자를 제거할 것이다.

- 관절이 아프거나 관절염이 있는데 낫지 않는 경우, 아픈 관절 부위에 프롤로존 치료를 받는다. 엄청나게 빠른 치유 속도에 놀랄 것이다.

- 치과를 가야 한다면, 치료 전에 오존으로 치아를 살균하는 치과의사를 찾는다. 만성 염증을 예방하고 그에 따른 노화를 막는 데 도움이 된다.

- 나이에 관계없이 영양보충제를 먹거나 정맥 주사를 맞아서 NAD+ 농도를 높여 미토콘드리아 기능을 촉진한다. 이 방법이 마음에 들지 않는다면 주기적인 케토시스 식이요법, 간헐적 단식, 칼로리 제한 식이요법을 각각, 혹은 함께 실시해서 NAD+ 농도를 높일 수 있다.

생식능력 = 장수

나는 스물여섯에 노화 예방 전문의에게 첫 호르몬 검사를 받았다. 검사 결과 테스토스테론 농도가 매우 낮았고, 에스트로겐 농도는 아주 높아서 여성형 유방이 생길 정도였으며, 갑상선 호르몬 농도는 이례적일 정도로 낮았다. 당시 테스토스테론과 갑상선 호르몬을 처방받았는데, 이 치료가 내 인생을 바꾸었다. 나는 이 호르몬들이 우리의 외모와 기분, 수면, 그리고 침대 위에서 일어나는 일에 얼마나 중요한지 설명할 수 있다. 또 자기 일과 삶을 사랑하는 데에 얼마나 중요한 역할을 하는지 알고 있다.

나이에 관계없이 자신의 호르몬 농도를 알고, 적절한 수준을 유지하는 것은 당신에게 유익한 일이긴 하다. 75세에 75세의 '정상' 호르몬 농도를 유지하고 싶다면 그 정도로도 충분하겠지만, 나는 75세에도 25세 수준의 호르몬 농도를 굳게 유지할 것이다. 그때쯤이면 내 몸을 업그레이드해서 청년처럼 호르몬을 충분히 만들어낼 예정이기 때문이다. 아니면 슈퍼 휴먼처럼 느끼게 해주는 호르몬 보충제를 계속 먹기 때문일 수도 있다.

◀ 섹스, 거짓말, 그리고 호르몬

복잡한 호르몬 대체요법의 세계에 입문하고, 2001년에 미국 노화예방의학회의 T.S. 윌리를 만났다. 나는 이미 그의 연구 업적을 알고 있었다. 일주기 리듬의 중요성을 고민하던 초기에 윌리의 첫 책인 《불을 꺼라Lights Out》를 읽고 많은 정보를 얻었다. 그의 두 번째 책인 《섹스, 거짓말, 그리고 폐경Sex, Lies, and Menopause》은 호르몬과 생식능력에 관한 내 생각을 완전히 바꾸었다.

당시 그 학회에는 별처럼 빛나는 노화 예방 분야의 스타들이 모여 있었다. 하지만 대부분의 외부인들은 이토록 훌륭하고 멋진 의사, 작가, 과학자들을 알아보지 못했다. 당시 주류 의학계는 노화 예방 분야 전체를 말도 안 되는 헛소리라고 취급했는데, 이 생각은 아직도 어느 정도는 남아 있다. 그런 노화 예방 분야에서도 윌리는 모험가로 평가되는 인물이었다. 그는 자신의 나이 든 환자에게 청년의 자연스러운 호르몬 주기를 모방하는 호르몬 치료를 했다. 보통의 호르몬 대체요법이 상상력이라고는 전혀 없는 구태의연한 그림이라면, 윌리의 호르몬 대체요법은 반고흐의 작품이라고 할 수 있었다.

학회에서 월리의 부스를 발견하고는 그를 만나려고 재빨리 줄을 섰다. 내 앞에는 산부인과 의사가 있었다. 그는 월리가 권장한 폐경기 여성을 젊어지게 하는 생동일성 호르몬 대체요법 덕분에 너무나 좋아졌다고 극찬했다.

자신의 나이보다 훨씬 젊어 보이는 월리가 미소 지으며 "정말 잘됐네요. 환자에게도 처방했나요?"라고 묻자, 의사는 "아, 아뇨. 그럴 수는 없어요. 정부 규제기관에서 허가해주지 않을 거예요."라며 멈칫거렸다.

호르몬 치료법을 알고, 효과를 직접 경험했는데도 의사가 환자에게 호르몬 치료법을 권하지 못했다. 그 이유가 연방 정부의 규제 때문이라는 사실을 나는 그때 처음 알았다. 월리는 실망한 표정을 지었고, 나도 실망했다. 오늘날에도 단지 보건국의 표준 치료법이 아니라는 이유만으로 환자의 삶을 바꿀 수도 있는 정보를 숨기고, 이것을 윤리적으로 옳은 일이라 여긴다. 나는 이 생각에 동의할 수 없다.

뿐만 아니다. 월리가 의사가 아니라 과학자라며 비판하는 사람들도 있다. 나는 이들이 아이러니하다. 월리의 생동일성 호르몬 대체요법은 호르몬이 작용하는 메커니즘에 관한 세밀한 지식과 자신의 경험에서 나왔다. 월리는 자신이 무얼 하는지 분명히 안다. 그의 책은 놀라울 정도로 깊은 연구의 결과이며, 의학 문헌을 인용하여 주장을 뒷받침했다. 의료 규제협회가 월리를 주시하지 않는 덕분에 그는 의사면허증을 잃을 염려 없이 실제로 치료해 보고 어떤 방법이 효과가 있는지 탐색할 수 있었다. 내 경험에 비추어 볼 때, 자신에게 직접 실험해보면 사람의 몸을 깊이 이해할 수 있다.

무슨 이유에서인지는 모르겠지만, 호르몬 대체요법은 아직도 논란의 대상이다. 사람들은 이상적인 양의 호르몬 생산을 멈춘 몸에 호르몬을 대체 주입하는 일이 비윤리적이거나 위험하다고 생각한다. 그리고는 중년에 접어들면서 자연스럽게 호르몬 생산량이 줄고 몸이 쇠락하는 상황을 의연하게 받아들인다. 그러나 호르몬 농도가 낮아지면 생식능력이 떨어질 뿐만 아니라, 수없이 많은 파괴적인 방식으로 노화하기 시작한다.

호르몬은 몸에서 전달자 역할을 하는 화학물질이다. 중요한 정보를 다양한 분비샘과 기관에 전달한다. 특히 호르몬은 난소, 고환, 췌장뿐만 아니라 갑상선, 부신, 뇌하수체도 통제한다. 호르몬은 사람들이 인지하는 것보다 훨씬 더 많은 것을 조절한다. 호르몬이 균형을 잃으면 그 영향을 느낄 수 있으며, 나타나는 증상은 거의 끝이 없을 정도다.

하지만 심각한 질병이 아닌 경우에는, 보통 의사들이 호르몬 검사 결과를 설명하면서 그저 나이에 적합한 호르몬 농도라고만 말한다. 그러나 '나이에 적합한'이라는 말은 사회적 통념일 뿐이며, 일반적인 노화를 원하지 않는 사람에게는 적신호다. 나는 내 호르몬 농도가 그런 통념으로 정해놓은 나이가 아니라, 내가 실제 나이라고 '생각'하는 연령대의 정상 범위에 있기를 바란다. 생식 가능한 나이가 지난 사람들의 정상 범위에 있다는 말은 서서히 죽어간다는 뜻이다. 듣기 불편하겠지만 사실이다. 운명을 받아들이고 사십 대쯤부터 정상에서 내려올 수도 있다. 아니면 생의 절정기 때처럼 호르몬을 유지해서 계속 활기차게 살 수도 있다.

나이 들어 자연스럽게 호르몬 농도가 낮아지면 많은 측면에서 노화를 촉진한다. 나이 들면 프레그네놀론pregnenolone과 디하이드로에피안드로스테론DHEA 생산량이 점점 줄어든다. 호르몬 전구체인 두 물질은 몸에서 주요 성호르몬인 테스토스테론, 에스트로겐, 프로게스테론으로 바뀐다. DHEA가 줄어들면 성호르몬도 줄어들어서 피부가 더 빨리 노화하고,[1] 체지방이 늘어나며, 근육은 감소하고, 골밀도가 낮아지며, 수면의 질이 낮아지고, 가끔은 성기능장애가 일어날 수도 있다.

폐경을 맞은 여성은 성호르몬이 결핍된 채로 산다. 여성의 2/3는 폐경 직전에 성적 만족감이 줄어드는 경험을 한다. 이것을 폐경 전후 증후군perimenopause, 보통 갱년기 장애라고 한다. 대부분의 여성은 사십 대 초에 갱년기 장애를 겪지만,[2] 성적 만족에만 국한된 문제는 아니다. 암, 뼈 손실, 심장 질환을 예방해주는 에스트로겐은 폐경 전후 증후군을 겪으면서 줄어들기 시작한다. 에스트로겐 농도가 낮아지면 이 살인자들이 생길 위험도 커진다. 남성도 에스트로겐이 필요하며, 중년 이후 에스트로겐 농도가 낮아지면서 여성과 같은 위험에 처한다.

테스토스테론도 생각보다 훨씬 많은 일을 한다. 테스토스테론은 남성과 여성이 지방을 연소하고, 근육을 만들며,[3] 건강한 성욕을 유지하게 돕는다. 테스토스테론이 줄어들면 남성은 골다공증, 경도인지장애, 심지어 알츠하이머병에 걸릴 수도 있다. 생동일성 테스토스테론 대체요법은 강력한 누트로픽, 혹은 똑똑해지는 약으로도 볼 수 있다. 테스토스테론이 언어 기억, 공간 기억, 작업 기억과 운동 기능을 향상하기 때문이다.[4]

심장마비를 일으킨 남성은 테스토스테론 농도가 낮다. 즉 테스토스테론을 적절한 수준으로 유지하면 심장마비라는 살인자를 피하는 데 도움이 된다.[5] 노인 8만 3천 명을 대상으로 한 연구는 테스토스테론 대체 치료를 받으면 모든 원인으로 인한 사망 위험이 낮아진다고 보고했다.[6] 하지만 아직도 의사들은 남성이 겪는 테스토스테론 감소 현상을 과소진 단하며 적절한 치료도 하지 않는다. 여성이 폐경기에 접어드는 비슷한 시기에 생기는 이 증상을 남성 갱년기라고 한다.[7] 〈그럼피 올드 맨Grumpy Old Men〉이라는 영화를 본 적 있는가? 그게 바로 남성 갱년기다.

남성이 젊게 살면서 죽음의 운명을 피하고 싶다면, 테스토스테론, DHEA, 성장호르몬을 자연스럽게 순환시키라고 윌리는 권한다. 적어도 29세에 시작해야 하는데, 약 십 년 뒤에는 호르몬 농도가 낮아지기 때문 이다. 이 치료를 받으면 면역계는 계속 활발하게 움직이고 염증 수준은 낮아지면서 노년을 행복하게 보낼 것이다. 여성에게는 생동일성 호르몬 을 이용해서 생식 절정기의 여성 호르몬 주기를 정확하게 재현하라고 권 한다. 윌리는 60대에도 여전히 월경하는 여성 환자들의 주치의다. 이 여 성들은 계속 월경해서 노화를 막기로 선택했다고 윌리는 말했다. 아주 효과적인 방법이다.

◀ 호르몬 대체요법의 오명을 벗겨라

그러나 호르몬 대체요법은 타당한 근거 없이 비난받는다. 2002년 여성 건강계획Women's Health Initiative은 말 소변에서 추출한 말 에스트로겐이나 제 약회사가 생산한 변형된 프로게스테론으로 치료받은 여성은 유방암, 뇌졸중, 심혈관계 질병에 걸릴 위험이 높다는 사실을 발견했다.[8] 이 발표만으로도 사람들이 '호르몬 대체요법'과 암을 연관시키기에 충분했다. 그러나 이 연구는 엉덩이와 허리 골절이 줄어들고, 전체 암 증가율에는 변화가 없다는 사실도 발견했다. 다시 말하면, 유방암은 증가했지만 다른 암은 줄어들었다는 뜻이다.

하지만 이 연구가 발표된 후, 호르몬 대체요법은 빛을 잃었다. 연구 결과가 발표되고 석 달이 지나자 호르몬 대체요법 처방은 절반으로 떨어졌다. 어떻게 보면 잘된 일이다. 인간호르몬과 정확하게 일치하는 생동일성 호르몬을 쓸 수 있는데도 합성 호르몬을 사용하는 것은 바람직한 일이 아니기 때문이다. 그러나 아직까지도 생동일성 호르몬은 특허를 받을 수 없어서 대규모 연구자금을 받지 못한다.

한편 테스토스테론 대체요법은 1970년대에 근육을 만들려고 합성 테스토스테론 약을 남용한 보디빌더들 때문에 평판이 나빠졌다. 슬프게도 보디빌더의 간도 망가졌다. 지금도 남성이 테스토스테론 대체요법을 받았다고 하면, 젊고 날씬하며 활기차게 사는 일 대신 보디빌딩을 떠올린다. 그러나 합성 테스토스테론 대신 생동일성 테스토스테론을 사용하면 결과는 크게 달라진다. 마찬가지로, 보디빌딩 대신 노화 예방을 위해 복용하면 결과가 달라진다.

테스토스테론 대체요법이 전립선 질병을 일으킨다는 잘못된 인식도 있다. 그러나 이것은 오래전에 나온 동물 실험 결과일 뿐이다. 최근 발표한 세 편의 논문은 전립선 질병과 테스토스테론 대체요법 사이의 연관성을 찾지 못했다. 오히려 두 편의 논문에서는 테스토스테론 농도가 낮으

면 전립선암에 걸릴 위험이 높아진다는 연관성을 발견했다.[9]

그러니 호르몬 대체요법에 대한 선입견은 버리고, 나이 들어서도 스물다섯, 혹은 서른의 호르몬 농도를 유지하면 어떨지 상상해보기 바란다. 우선, 아래에 소개하는 방법을 시도해보기 전에 현재 자신의 호르몬 농도를 확인해야 한다. 비용을 아끼려면 온라인으로 검사를 의뢰할 수 있지만, 결과를 스스로 해석할 수 없거나 호르몬 대체요법을 받고 있다면 기능의학 전문의에게 호르몬 검사를 받는 편이 낫다. 대개 호르몬 대체요법을 처방하기 전에 의사는 다음 항목을 검사한다.

- 에스트라디올estradiol: 가장 강한 에스트로겐
- 에스트론estrone 혹은 에스트리올estriol: 약한 에스트로겐(에스트론은 몸속에서 에스트리올로 바뀐다)
- 프로게스테론progesterone: 에스트로겐과 균형을 이룸
- 테스토스테론testosterone: 근육과 성 기능에 꼭 필요함
- 전립선 특이항원prostate-specific antigen, PSA: 테스토스테론을 복용하는 남성은 전립선암의 종양표지자인 전립선 특이항원 농도가 높아지면 테스토스테론 복용 중단
- 헤마토크릿hematocrit: 테스토스테론을 복용하는 남성은 혈액 내 적혈구 비중인 헤마토크릿 수치가 높아지면 테스토스테론 복용 중단
- 성호르몬 결합 글로불린SHBG: 호르몬과 결합해서 호르몬의 활성을 억제함
- DHEA: 호르몬 전구체

- 프레그네놀론: 호르몬 전구체

이외에도 나는 다음에 소개하는 호르몬을 복용한다.

테스토스테론

이십 대에 호르몬 대체요법을 시작할 당시 내 호르몬, 특히 테스토스테론은 엉망이었다. 주치의는 처음에는 피부에 바르면 스며드는 연고를 처방했다. 연고는 윌리가 권장한 치료법이기도 하다. 하지만 나는 연고가 불편했다. 혹시라도 테스토스테론이 다른 사람에게 묻을까봐 걱정됐기 때문이었다. 특히 어린이나 임신부에게는 위험할 수도 있다.

하지만 테스토스테론 연고에는 아무도 모르는 작은 비밀이 있는데, 지금 그 이야기를 해볼까 한다. 다만 이야기를 읽고 테스토스테론을 남용하지 않길 바란다. 당신이 여성이라면 아주 소량의 테스토스테론 연고를 음순과 음문에 바른다(배우자에게 도와달라고 한다). 그러면 혈관이 확장되면서 침대에서 쉽게 경험하기 힘든 밤을 보낼 수 있다. 효과가 엄청나서 잊지 못할 밤을 선사할 것이다. 매일 밤 사용하지는 않기 바란다. 가끔이라면 몸에 해롭지도 않고 기분도 좋을 것이다. 약사들이 테스토스테론 연고를 '비명 크림'이라고 부르는 건 다 이유가 있다.

사실 만족스러운 성관계는 훌륭한 노화 예방 전략이다. 이 주장을 증명할 증거가 실제로 있다. 십 년 동안 남성 900명을 연구한 결과, 한 달에 한 번 성관계한 남성은 한 주에 두 번 성관계한 남성보다 사망률이 두 배 높았다.[10] 이 연구는 1979년에 시작했고, 과학자들은 당시 관례대로 여성은 연구대상에서 제외했다.

지난 몇 년 동안 테스토스테론은 호르몬 연고에서 피부밑에 넣는 알약 형태로 바뀌었다. 지금으로서는 테스토스테론을 복용하는 가장 좋은 방법이다. 테스토스테론은 남성과 여성 모두의 삶을 바꾸며, 여성 권장 복용량은 남성 권장량보다 훨씬 적다. 적정 호르몬 농도를 유지하면 테스토스테론을 먹는다고 해서 여성에게 근육이 생기고 수염이 자라지는 않는다. 대신 몸의 곡선을 유지하면서 군살이 빠지고, 활력이 넘치며, 성생활이 즐거워질 것이다. 이상하고 끔찍한 부작용을 겪었다는 여성 보디빌더는 생동일성 테스토스테론이 아니라 합성 아나볼릭 스테로이드를 먹은 것이다. 테스토스테론은 석 달이나 넉 달에 한 번 의사에게 처방받을 수 있다.

나는 생동일성 테스토스테론을 26세부터 먹었고, 지난 이십 년 동안 거의 계속 복용했다. 2013년에는 먹지 않았는데, 최강의 식사법이 내 테스토스테론 농도에 어떤 영향을 미치는지 확인하기 위해서였다. (최강의 식사법은 테스토스테론 농도를 높이기는 했지만 내가 원하는 만큼 충분히 높이지는 못했다.) 테스토스테론을 다시 복용하기 시작하자 성욕이 되돌아왔고, 에너지가 넘쳤으며, 뇌 기능도 향상되었다. 체중이 줄고 근육이 생겼다. 그렇다. 마치 내 몸은 청년 같았다.

DHEA

호르몬 전구체인 디하이드로에피안드로스테론DHEA은 수명을 연장하는 효과 덕분에 최근 많은 관심을 받았다. DHEA에 관한 논평은 다음과 같다. "지난 50년 동안 수많은 동물 실험으로 DHEA가 다기능성 호르몬임이 증명되었다. DHEA는 면역력을 향상하고, 당뇨병을 예방하며, 비만을 막고, 암을 억제하며, 신경 친화적이고, 기억력을 향상하고, 노화 예방효과가 있다."[11]

하지만 슬프게도 DHEA 농도는 나이 들면서 급격하게 낮아진다. 70세가 되면 젊을 때의 10~20% 정도밖에 안 된다.[12] 폐경 여성은 이보다도 더 낮다. 폐경기에 난소가 호르몬 생산을 멈추면, 여성의 호르몬 생산기관은 부신만 남는다. 부신은 신장 위에 있는 내분비 기관으로 난소보다 호르몬 생산량이 아주 적다. DHEA 농도가 낮으면 우울증이 생기고, 심장마비에 걸릴 위험이 커지며, 온갖 질병으로 사망할 위험도 커진다. DHEA 농도가 낮으면 성기능장애도 나타날 수 있다.[13]

여기까지 읽고 단순하게 DHEA 보충제를 구입하겠다고 생각할지도 모르겠지만, 별로 좋은 생각이 아니다. 적절한 검사를 받지 않으면 DHEA 호르몬을 먹었을 때 몸이 어떻게 반응할지 알 수 없다. 나는 열아홉 살에 처음으로 DHEA를 먹었다. 그랬더니 여성형 유방이 더 커졌고 성욕은 사라졌다. 나중에 알고 보니 우리 집안의 남성에게는 DHEA를 포함한 남성호르몬을 에스트로겐으로 바꾸는 유전자가 있었다!

이 유전적 우연은 다른 사람에게는 효과를 보이는 몇 가지 호르몬 치료가 내게는 소용없었던 원인이었다. 예를 들어 남성은 테스토스테론을 더 생산하기 위해 인간 융모성 생식선자극호르몬hCG을 복용하기도 한다. hCG 호르몬은 여성이 임신했을 때도 분비된다. 이 호르몬이 음경을 크게 한다고 주장하는 남성도 있지만,[14] 내 경우에는 절대로 그렇지 않았다. hCG 주사를 맞자 엉덩이가 커지고 허벅지 근육이 부드러워졌다. 게다가 힘들게 노력해서 없앤 여성형 유방이 다시 생겼다. 내 몸은 내가 임신했다고 생각하는 게 분명했다. 사람마다 나타나는 반응이 다르므로 반드시 믿을 만한 의사를 찾아가서 검사를 받아야 하고, 어떤 호르몬이든 반드시 의사와 상담해야 한다.

옥시토신

기분을 좋게 하고 타인과의 유대감을 돋우는 호르몬으로 유명한 옥시토신도 쉽게 보충할 수 있다. 조직과 근육의 유지와 재생이라는 측면에서 노화 예방 효과도 강력하다. 2015년에 발표한 논문은 옥시토신을 억제하면 근육 재생이 줄어들고, 옥시토신을 보충하면 근육 줄기세포를 활성화해서 빠르게 근육이 재생된다는 사실을 보여주었다.[15] 다시 말하면 보충된 옥시토신이 근육을 더 만들어야 한다고 자극했고, 자극받은 몸이 쉬고 있는 줄기세포를 깨워 일하게 만든 것이다. 옥시토신은 스트레스를 받는 동안 코르티솔 같은 염증성 스트레스 호르몬과 함께 항상성을 유지하고, 염증이 심해지지 않게 관리한다.[16] 염증을 줄이는 일은 노화 예방 전략에서 가장 효과적인 방법이므로 몸에 옥시토신이 충분하도록 관리해야 한다.

한편 몸을 순환하는 옥시토신 농도는 나이 들면서 줄어든다. 옥시토신 감소가 줄기세포 활성이 떨어지고 염증이 늘어나는 이유의 하나임은 명백하다. 나는 인간관계가 돈독하고 친밀한 공동체에 속한 사람들이 장수하는 비결이 옥시토신 덕분인 것인지 궁금하다. 어쩌면 심리적인 안정감을 제공하는 것 외에도 친밀한 관계 유지 자체가 옥시토신 농도를 높여서 젊게 해주는지도 모르겠다. 옥시토신의 또 다른 장점은 스트레스 반응을 줄이고, 행복한 감정을 놀라울 정도로 북돋운다는 것이다. 스트레스가 적다는 말은 곧 노화가 느려진다는 뜻임을 우리는 이미 알고 있다.

앞서 말한 대로, 삶의 대부분 기간에서 나의 사회적 관계는 조금 서툰 정도가 아니었다. 그래서 폴 잭 박사에게 옥시토신의 효과에 대해 듣고는 호기심과 함께 희망을 품게 되었다. 잭 박사는 신경경제학자로 옥시토신을 연구하면서 '닥터 러브'라는 별명을 얻었다. 그의 연구실에서는 환자의 조직과 혈액에서 옥시토신 농도를 측정하고, 옥시토신을 주사나 코 스프레이로 적절하게 조절하는 실험을 수없이 했다. 그는 옥시토신이 사람들을 더 관대하게 만들고, 타인에 대한 신뢰를 높이며, 의심을 줄이고, 사회적 신호를 더 잘 눈치챌 수 있게 해준다고 말한다.

이 이야기를 듣고 내 감정과 노화 현상을 동시에 해킹할 수 있겠다는 생각이 들었다. 검사 결과, 내 옥시토신 농도는 예상대로 아주 낮았다. 건강한 남성의 농도는 $7{\sim}18\mathrm{pg}/m\ell$지만 내 옥시토신 농도는 $4\mathrm{pg}/m\ell$로 쥐꼬리만 했다. 그래서 옥시토신 농도를 높이기 위해 민간요법과 약물요법을 동시에 시도했다.

좋은 사람과의 관계는 옥시토신 농도를 높이지만 그중에서도 특히 효과가 좋은 것이 있다. 얼굴을 맞대고 하는 대화는 옥시토신을 최대한으로 분비하는 자극이다. 그래서 나는 대부분 재택근무를 하는 불릿프루프 사원들과 정기적으로 대화하는 시간을 갖는다. 또한 개인적으로는 마사지를 받고, 배우자와 침실을 같이 쓰고, 개와 놀아주고, 가족들과 8초, 혹은 그 이상 포옹한다. 옥시토신 농도를 높이는 이 모든 일을 나는 규칙적으로 한다.

약국에서 처방전으로 살 수 있는 옥시토신 사탕과 코 스프레이도 사용해봤다. 온라인으로 옥시토신 제품을 판매하는 소매업자가 몇몇 있지만 이런 곳은 주의해야 한다. '옥시토신'이라고 해놓고 엉터리 약을 파는 사람도 있기 때문이다. 따라서 옥시토신 보충제를 먹을 때는 주치의와 상담하기를 강력하게 권한다.

코 스프레이를 사용하자 기분이 조금 좋아지고 편안했지만, 변화 폭이 너무 작았다. 아이들이나 개와 논 뒤의 기분과 별다르지 않았다. 대개 나는 아이들이나 개와 노는 편을 선택한다. 나를 젊게 하는 동시에 운동 기능도 향상하고, 아이들의 옥시토신 농도도 높이기 때문이다. 아이들뿐만 아니라 개도 마찬가지다. 물론 개나 아이들과 노는 일은 정신적, 감정적, 영적 혜택까지 풍부하게 준다. 이런 활동을 하면 자연스레 기분이 좋아진다. 그와 동시에 노화도 되돌린다!

인간 성장 호르몬(HGH)

마지막으로 노화 예방 화합물로 유명한 인간 성장 호르몬HGH이 있다. 인간 성장 호르몬도 나이 들면서 분비량이 줄어든다. 불행하게도 인간 성장 호르몬은 깜짝 놀랄 정도로 값이 비싼데다, 영양보충제로 사용하는 것에 대한 정확한 과학적 증거가 없다. 만약 검사에서 성장 호르몬이 부족하다고 나오면 성장 호르몬을 주입하는 편이 낫다. 그러나 젊은 외모를 원한다면 효과가 있지만 장수를 원한다면, 글쎄다. 연구 결과가 명확하지 않기 때문이다.

나는 이 책을 집필하기 2년 전에 성장 호르몬 결핍을 진단받았다. 내 성장 호르몬 농도는 특이할 정도로 낮아서 '네 살인자'가 생길 위험이 컸다. 이런 이유로 낮은 농도의 인간 성장 호르몬을 맞고 있지만, 너무 비싸고 휴대성도 나빠서 매일 맞지는 않는다. 호르몬 검사에서 꼭 필요하다는 결과가 나오지 않는 한, 인간 성장 호르몬에 돈을 쓰는 것은 최선의 선택이 아니다. 하지만 큰 수술 후 회복을 돕기 위해 인간 성장 호르몬을 사용한 사례가 있기는 하다.

◀ 무엇이 호르몬을 망가뜨릴까?

노화 과정 자체는 호르몬을 변화시킨다. 하지만 노화가 호르몬 변동의 유일한 변화 요인은 아니다. 호르몬 불균형을 일으키는 주범 두 가지는 질 낮은 식사와 환경오염이다. 다시 말하면 현대인의 삶은 호르몬에 불리하다. 실제로 지난 몇 년 동안 미국 남성의 평균 혈중 테스토스테론 농도는 매년 약 1%씩 감소했다.[17]

우리 몸이 테스토스테론을 만드는 방법은 이렇다. 콜레스테롤이 프레그네놀론으로 바뀐 뒤, 안드로스테네디온androstenedione으로, 이어서 테스토스테론으로 바뀐다.

테스토스테론은 콜레스테롤에서 만들어진다. 사실 모든 성호르몬은 콜레스테롤로 만든다. 이런 이유로 '심장 건강에 좋은' 저지방, 저콜레스테롤 식단은 노화를 빠르게 촉진한다. 저지방 식단을 먹는 남성보다 포화지방, 불포화지방, 콜레스테롤을 먹는 남성의 테스토스테론 농도가 높다는 연구 결과도 이 사실을 확인해준다.[18]

반면 탄수화물은 호르몬, 특히 테스토스테론을 심각하게 감소시킨다. 믿기 어렵겠지만, 콘플레이크나 그레이엄 크래커 같은 고탄수화물 식품은 한 세기 전에 남성의 성욕을 억제하기 위해 발명한 제품들이다. 켈로그와 그레이엄은 남성의 성욕이 모든 사회 문제의 근원이라고 생각해서 성욕을 억누르는 식품을 만들었다(이것은 사실이다. 직접 확인해보시길). 곡물을 기본으로 한 저지방 식품은 테스토스테론을 놀라울 정도로 감소시킨다.

자연스럽게 테스토스테론을 늘리려면, 식단에는 두 가지가 중요하다. 지방을 충분히 먹되 올바른 종류의 지방을 먹는 것이다. 1984년 논문에서는 지방이 40%(대부분 포화지방)인 식단을 먹던 건강한 남성 30명에게 지방이 25%(대부분 불포화지방)인 식단을 먹게 했다. 대신 모자라는 열량은 단백질과 탄수화물로 채웠다. 6주가 지나자 대상자들의 평균 혈중 테스토스테론과 유리 테스토스테론, 4-안드로스테네디온 농도가 모두 심각하게 낮아졌다.[19] 4-안드로스테네디온은 테스토스테론 합성에 중요한 호르몬이다. 전국적으로 테스토스테론 평균치가 감소하기 바로 직전인 1970년대 중반부터 저지방 식단이 건강하다는 생각이 퍼지기 시작했다.

물론 우연일 수도 있지만 나는 관계가 있다고 생각한다.

서양 식단의 또 다른 문제점은 호르몬을 만드는 데 중요한 미량 영양소가 부족하다는 점이다. 특히 테스토스테론 생산에 아주 중요한 비타민 D가 서양 식단에는 매우 부족하다. 지금 대부분의 현대인은 과도하게 자외선을 차단하는 바람에 비타민 D 결핍 상태다. 아마 이것이 테스토스테론 농도가 낮아지는 주요 원인일 것이다. 2010년에 발표한 논문에서는 남성 2천 명을 대상으로 비타민 D와 테스토스테론 농도를 1년 동안 관찰했다. 건강한 비타민 D 농도를 나타내는 남성은 비타민 D 결핍인 남성에 비해 테스토스테론 농도가 높았고, 성호르몬 결합 글로불린 농도는 낮았다.[20] 성호르몬 결합 글로불린이 호르몬에 결합하면 세포는 호르몬을 사용하지 못한다. 따라서 성호르몬 결합 글로불린이 너무 많으면 테스토스테론 농도가 낮아진다.

이 논문의 또 다른 흥미로운 사실은 남성의 테스토스테론 농도가 겨울 끝 무렵인 3월에 가장 낮고, 한여름인 8월에 가장 높다는 점이다. 햇빛이 비타민 D 생성에 영향을 미치기 때문이다. 이처럼 인간 호르몬은 대부분 자연스럽게 주기적으로 높아지고 낮아진다. 그래서 의사들이 호르몬 대체요법을 처방하는 데 어려움을 겪는다. 매일 호르몬 알약을 먹으면 우리 몸의 자연스러운 리듬이 점차 사라진다. 이것이 윌리의 처방에 조심스럽게 자연을 모방하는 투약 주기가 포함된 정확한 이유다.

비타민 D 농도를 확인하는 방법으로는 혈액 검사를 추천한다. 만약 비타민 D 결핍이라면 품질 좋은 비타민 D3 영양보충제를 먹는다. 이왕이면 비타민 D3와 시너지 효과를 내는 비타민 K2와 비타민 A를 함께 복용한다. 아연이 부족해도 테스토스테론 농도가 낮아지므로 비타민 D3을 먹는 동안 아연 농도를 면밀히 관찰한다. 아연 농도가 낮으면 목초를 먹고 자란 고기를 먹거나 아연 오로테이트 영양보충제를 먹는다.

전형적인 서양 식단이 호르몬에 미치는 영향에 더해, 호르몬을 교란하는 화학물질은 그 어느 때보다 환경에 널리 퍼져있다. 흔히 쓰는 데오드란트, 로션, 샴푸, 컨디셔너, 면도크림, 그 외 화장품에도 호르몬 교란 물질이 들어있다. 이런 화학물질은 호르몬 효과를 모방하거나 호르몬 작용을 억제한다. 최악의 물질로는 프탈레이트phthalates 와 파라벤paraben 을 들 수 있다. 프탈레이트는 발음하기가 끔찍하게 어려울 뿐만 아니라 에스트로겐을 모방하며 지방세포에 저장된다.[21] 파라벤은 메틸파라벤, 에틸파라벤, 프로필파라벤, 부틸파라벤이 있는데, 모두 에스트로겐과 비슷하다. 즉 에스트로겐 수용기에 결합해서 에스트로겐이 몸속에서 작용하는 방식을 바꾼다.[22]

특히 여성은 호르몬을 교란하는 주요 원인이 하나 더 있다. 바로 호르몬 피임약이다. 몸 상태를 조절하기 위해 어떤 기술과 화합물을 사용할지는 개인의 선택이지만, 문제는 경구 피임약이 노화를 촉진한다는 점이다. 피임약에는 합성 에스트로겐과 프로게스테론이 들어있다. 피임약은 몸속 수많은 반응을 조절하는 뇌하수체 호르몬 농도를 낮춘다. 그 결과 임신을 막으려 난소 기능을 억제할 뿐만 아니라 테스토스테론 생산도 억제한다.

여성도 성욕을 느끼고, 성적 접촉에 민감하게 반응하며, 성적 만족을 느끼기 위해 테스토스테론이 필요하다. 2010년 독일 과학자들은 〈성의

학잡지The Journal of Sexual Medicine〉에 경구 피임약이 몸속을 순환하는 테스토스테론 농도를 심각하게 낮추어 성관계에 대한 흥미와 즐거움을 약화시킨다는 논문을 발표했다.[23] 여성 대부분이 피임약을 먹을 때 동의하는 것이 이런 식의 피임일까? 나는 아니라고 생각한다.

경구 피임약과 그 외 다른 호르몬 피임약에도 대량의 합성 에스트로겐이 들어있다. 에스트로겐 유사 물질이 몸속을 순환하면 간에서 성호르몬 결합 글로불린을 분비한다. 성호르몬 결합 글로불린은 과잉의 성호르몬과 결합해서 몸속이 엉망이 되는 일을 막는다.

문제는 성호르몬 결합 글로불린이 과잉의 에스트로겐과 특이 결합을 하는지 알 수 없다는 것이다. 일단 분비되면 성호르몬 결합 글로불린은 결합할 수 있는 모든 에스트로겐, 테스토스테론, 또 다른 주요 성호르몬인 디하이드로테스토스테론dihydrotestosterone, DHT과 무차별적으로 결합한다. 그러면 성호르몬 농도는 모두 크게 낮아지지만, 호르몬 피임약은 매일 새롭게 에스트로겐을 몸속에 들이붓는다. 호르몬 피임약 복용을 멈추면 성호르몬 결합 글로불린 농도가 점차 낮아지지만, 연구 결과를 보면 6개월만 먹어도 복용을 멈춘 후 최대 6개월까지 성호르몬 결합 글로불린 농도가 높게 유지된다.[24]

물론 피임 방법은 개인의 선택 문제다. 그러나 경구 피임약은 당신의 삶에서 몇 년의 시간을 없앨 수 있다. 지금까지 오랫동안 경구 피임약을 먹었다고 당황할 필요는 없다. 호르몬 상태를 완전히 되돌려서 균형을 되찾고 더 젊어질 수 있다. 내 아내가 이 놀라운 사실의 산증인이다.

2004년 티베트 하이킹 여행에서 돌아온 직후, 나는 아버지와 함께 차를 타고 애리조나주를 지나고 있었다. 그때 노화예방과 자폐증 연구단체에 있는 친구의 전화를 받았다. "데이브, 이 학회에 꼭 와봐." 친구가 말한 학회는 바이오해커들에겐 올림픽이나 마찬가지인 미국 노화예방의학회였고, 때마침 나는 학회가 열리는 라스베이거스 근처를 지나는 중이었다.

몇 시간 뒤, 친구의 호텔에서 라임병의 권위자인 디트리히 클링하르트 박사와 아름다운 스웨덴 응급전문의인 라나를 만났다. 나는 뉴멕시코에서 곧바로 오느라 하이킹 복장을 하고 있었는데, 라나 역시 그랜드 캐니언을 둘러보고 바로 오느라 하이킹 복장이었다. 우리는 함께 하이킹을 하기로 했고, 그 후로는 항상 함께했다.

처음 라나를 만났을 때 라나는 아주 날씬했고, 항상 추위를 탔으며, 다낭성난소증후군polycystic ovarian syndrome, PCOS으로 불임 진단을 받은 후였다. 다낭성난소증후군은 호르몬 장애로 난소가 커지는 질병이다. 우리는 가족을 꾸리기로 했지만 라나의 호르몬을 정상으로 되돌려 아이를 낳는 일이 쉽지 않으리라는 것을 알고 있었다. 하지만 함께 도전하기로 결정했다.

우리는 가장 먼저 라나의 식단을 바꿨다. 에스트로겐을 모방하는 두유와 염증을 일으키는 오메가-6 지방을 함유한 아마씨유를 식단에서 뺐다. 대신 달걀노른자, 코코넛 오일, MCT 오일 같은 건강한 포화지방과 목초를 먹고 자란 고기를 식단에 넣었다. 라나의 주변 환경과 사용하는 제품들을 정리했고, 스트레스도 관리했다.

일 년 만에 라나의 몸무게는 6.8kg이나 늘었다. 라나는 엄청나게 무거운 몸무게라고 생각했지만 대신 에너지 수준이 놀랄 만큼 향상되었고, 몸이 따뜻해졌으며, 다낭성난소증후군 증상이 사라지기 시작했다. 우리는 의술의 도움 없이 아이 둘을 낳았다. 그리고 라나의 불임을 치료하기 위해 연구했던 내용을 기록한 첫 책《최고의 아기를 위한 책》을 펴냈다. 지금 라나는 자신의 진료실에서 우리가 연구한 방법으로 많은 불임 여성을 돕고 있다.

아이를 낳든 안 낳든, 슈퍼 휴먼이 되려면 몸은 가능한 한 가임 상태여야 한다. 우리 몸은 생식이 불가능해지는 순간 멈추도록 설계되었기 때문이다. 나이에 상관없이, 호르몬이 우리 몸에 생식이 가능한 시기를 지났다고 알리도록 놔두어서는 안 된다. 당신이 아이를 낳을 수 있을 만큼 젊다는 것은 호르몬이 보낼 수 있는 가장 좋은 신호다.

◀ 호르몬 해킹

반가운 소식은 호르몬 대체요법 외에도 호르몬을 해킹할 간단한 방법이 많다는 것이다. 지금까지 읽은 죽음을 피하는 방법들은 모두 호르몬 균형을 유지하는 데에도 도움이 된다. 숙면을 취하고, 양질의 음식을 먹고, 해로운 빛과 환경 독소를 피하는 일이 포함된다. 일단 해킹 방법을 더하기 전에 기능의학 전문의에게 호르몬 검사를 받고, 무엇이 필요한지 정확히 파악하기 바란다.

운동

운동은 간단한 테스토스테론 촉진제이자 가장 강력한 노화 예방 치료법의 하나다. 심지어 비용도 적게 든다. 남성과 여성 모두 체력 단련을 한 후에는 테스토스테론과 인간 성장 호르몬이 급격하게 증가한다.[25] 테스토스테론과 인간 성장 호르몬을 증가시키는 데 가장 효과적인 운동은 고강도 인터벌 트레이닝HIIT이다.[26] 고강도 인터벌 트레이닝은 체력의 한계까지 밀어부치는 고강도 운동과 잠깐의 휴식을 반복한다. 운동할 시간이 부족하거나 헬스클럽에 오래 있고 싶지 않다면 적합한 운동이다.

오랫동안 달리거나 자전거를 타는 지구력 운동과 고강도 인터벌 트레이닝은 모두 호르몬 농도를 높일 뿐만 아니라 텔로미어 길이 연장에도 도움이 된다.[27]

어떤 운동을 하든 운동 사이에 회복할 시간을 충분히 두고 잠도 충분히 자야 한다. 수면 시간, 수면 지속 시간, 수면의 질은 모두 인간 성장 호르몬, 코르티솔, 공복 호르몬인 렙틴의 분비에 영향을 미친다.[28] 고강도 운동을 할 때는 잠자는 시간을 아끼지 마라! 숙면 시간이 부족하다면 운동 사이에 회복 시간을 평소보다 길게 둬서 완전히 회복하도록 한다.

L-타이로신

갑상선은 몸의 주요 에너지 조절 장치다. 갑상선이 분비하는 호르몬은 몸의 신진대사와 에너지 사용법을 조절한다. 나이가 들면 갑상선 기능이 쇠퇴하며, 그와 함께 갑상선 호르몬 생산량도 줄어든다. 이 현상은 젊은 층에서도 점점 더 흔하게 나타나고 있다. 실제로 스무 살밖에 되지 않았는데도 갑상선 기능이 떨어져서 때 이른 노화 증상으로 고통받는 사람도 봤다. 만약 갑상선 기능이 최적의 상태가 아니라서 적정량의 갑상선 호르몬을 생산하지 못한다면, 움직임이 둔해지고 피곤하고 늙어버린 기분이 들 것이다. 갑상선 기능이 떨어진 사람은 심장 질환을 일으킬 위험이 훨씬 높고, 여성은 출산에 문제가 생길 위험이 크다.

항상 춥고 피부가 건조하다면 기능의학 전문의에게 갑상선 종합검사를 받아보길 바란다. 검사 결과 갑상선 기능이 저하되었거나 갑상선 호르몬을 다른 형태로 전환하는 데 문제가 있다면, L-타이로신L-tyrosine이 도움이 된다. 아미노산인 L-타이로신은 갑상선 기능을 조금이나마 높여서 자연스럽게 갑상선 호르몬을 더 생산하도록 돕는다.

L-타이로신은 기분과 집중력에 관여하는 중요한 신경전달물질인 도파민, 에피네프린epinephrine, 노르에피네프린norepinephrine의 전구체다. L-타이로신을 보충하면 스트레스받는 상황에서도 인지기능을 향상할 수 있다.[29] 실제로 군부는 전쟁에 나가는 병사들에게 L-타이로신의 효능을 실험했다. L-타이로신은 식품으로 섭취할 수 있고, 특히 돼지고기, 양고기, 소고기, 생선에 많다. 하지만 정제한 영양보충제 형태로 먹으면 몸은 이로운 신경전달물질을 더 많이 생산한다. 음식으로 L-타이로신을 섭취하면 다른 아미노산과 같이 흡수해서 단백질 합성에 이용한다.

L-타이로신을 매일 500~1,000mg씩 아침 빈속에 먹는다. 갑상선 기능이 저하되었거나, '낮지만 정상 범위'에 해당하면서 갑상선 기능 저하

증상이 나타난다면, 기능의학 전문의에게 생동일성 갑상선 호르몬을 소량 처방해달라고 요청한다. 갑상선 기능 수치가 낮은 경계선상에 걸쳐 있으면 죽상동맥경화증과 연관성이 있고, LDL 콜레스테롤 농도를 높인다.[30] 적절한 양의 갑상선 호르몬은 나이가 들어도 날씬하고 활력이 넘치게 한다.

위에 설명한 방법이 통하지 않거나 노화 예방을 위해 한발 앞서 대책을 마련하고 싶다면, 호르몬 대체요법을 고려할만하다. 호르몬 대체요법을 시작하려면 반드시 노화 예방 전문가나 기능의학 전문의와 함께해야 한다. 인터넷에서 윌리의 호르몬 치료법을 훈련받은 의사를 찾을 수도 있다.

노화를 되돌리고 싶은가?
그렇다면 지금 당장 아래 사항을 실천하라!

• 설탕, 두유, 과량의 오메가─6 지방, 정제 탄수화물의 섭취를 멈춰라. 대신 목초를 먹고 자란 동물의 고기, 방목한 닭의 달걀, 에너지 지방에서 나오는 건강한 포화 지방을 먹는다.

• 일주일에 1~3번 정도 고강도 운동을 해서 테스토스테론 농도를 높인다. 운동 한 세트마다 충분히 쉬어서 회복할 시간을 갖는다. 수면 상태를 확인해서 완전히 회복하는지도 확인한다!

• L─타이로신, 비타민 D3, 비타민 K2, 비타민 A, 아연을 영양보충제로 섭취해서 건강한 호르몬 농도를 유지한다. 가능하다면 비타민 D와 아연 농도를 먼저 검사한다.

• 세면용품과 화장품을 확인해서 프탈레이트와 파라벤이 든 제품은 모두 버린다. 프탈레이트와 파라벤은 몸속 호르몬 유사체로, 자연스러운 호르몬 기능을 붕괴시킨다.

• 가능하다면 기능의학 전문의나 노화 예방 전문의를 찾아서 전체적인 호르몬 치료를 상담한다. 특정 호르몬이 부족한데 앞서 소개한 방법이 효과가 없다면, 신뢰할 만한 의사의 감독 아래 생동일성 호르몬 대체 치료를 받는다.

• 40세 이상이고 성호르몬 농도가 낮다는 확실한 징후가 있다면 DHEA 25~50mg 정도는 검사하지 않고 먹어도 안전하고 몸에 이로울 것이다.

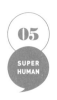

치아는 신경계를
들여다볼 수 있는 창문이다

2005년에 나는 온몸 구석구석까지 성공적으로 레이저 치료를 마쳤다. 노화로 생긴 후유증을 없애고 인지기능 장애까지 개선했다.[1] 그 후 나는 레이저를 더 폭넓게 적용하는 방법을 배우기로 했다. 비좁은 방에 치과 의사 스무 명과 함께 앉아 강의를 듣던 나는 강사의 입을 보고 놀랐다. 강사의 고르고 하얀 치아는 지금까지 본 치아 중에 가장 완벽했다. 강사는 우리에게 질문을 던졌다. "신경계 전체를 통제하는 치아에 최소한의 투자도 하지 않으면서 왜 벤츠를 몰고 다닙니까?"라고.

오늘날 우리는 레이저가 중추신경계에 미치는 영향을 연구 끝에 증명했다. 그러나 당시에는 의사가 환자에게 나타나는 레이저 치료 효과를 관찰해서 근본적인 과학 원리를 추측만 할 수 있었다. 강사는 인간의 앞니 네 개는 배형성 직후 일시적으로 생기는 외배엽성 세포 집단인 신경능선neural crest에서 생기며, 어금니는 뇌에 직접 연결된다고 설명했다. 따라서 치아는 몸 전체, 특히 신경계의 염증에 영향을 미칠 수 있다.

강사는 턱을 따라 위치한 신경인 삼차신경trigeminal nerve의 염증을 줄이기 위해 잇몸에 레이저 치료를 했다. 가장 큰 뇌신경인 삼차신경은 얼굴과 턱의 운동기능을 통제하며 감각 정보를 자율신경계에 전달한다. 자율신경계는 심장 박동이나 음식의 소화처럼 의식적인 조절 없이 일어나는 몸 전체의 기능을 통제한다.

거의 알려지지 않은 분야인 신경치과학은 턱이 아주 조금만 어긋나도 삼차신경이 자율신경계에 위협신호를 보내 투쟁-도피 반응을 일으킨다는 사실을 알아냈다. 음식을 씹을 때 오른쪽과 왼쪽 치아 중 어느 한쪽이 먼저 닿거나, 앞니가 어금니보다 먼저 닿는다면, 의식조차 하지 못 한 채 계속 투쟁-도피 반응을 작동시키는 중일 지도 모른다.

이 현상은 모든 노화 작용과 연관된다. 투쟁-도피 반응은 말 그대로 생리적인 스트레스 상태임을 기억하라. 우리는 이미 만성 스트레스가 노화의 일곱 기둥 중 하나인 텔로미어 길이를 줄인다는 사실을 알고 있다. 또한, 염증을 증가시키는 스트레스 호르몬인 코르티솔을 계속 분비한다. 코르티솔은 그 자체로도 엄청난 노화를 일으키는 것이다.

과잉의 코르티솔은 복부 장기를 둘러싸는 내장지방 축적을 촉진한다.[2] 내장지방이 증가하면 몸무게와 상관없이 인슐린 저항성과 연관된다.[3] 또 체지방량을 조절하는 호르몬인 아디포넥틴adiponectin을 억제한다.

아디포넥틴이 너무 적으면 몸은 지방을 과량으로 축적한다. 연구 결과 내장지방이 늘어나면 아디포넥틴 농도는 낮아진다.[4] 많은 내장지방과 낮은 아디포넥틴 농도는 모두 심혈관계 질환 위험이 커졌다는 중요한 지표다.[5] 내장지방이 과하게 많은 사람은 동맥이 딱딱해졌을 가능성도 높다.[6]

마지막으로 가장 중요한 점은 내장지방이 염증성 사이토카인을 분비한다는 사실이다. 하지만 잠깐, 이 내장지방은 염증성 스트레스 호르몬인 코르티솔 때문에 생기지 않았던가? 그렇다. 과잉의 코르티솔은 염증을 일으켜서 내장지방을 과잉 축적하고, 내장지방은 염증성 사이토카인을 증가시킨다. 슈퍼 휴먼이 되려면 스트레스 반응을 관리하는 일이 매우 중요하다. 온종일 명상하고 요가를 할 수도 있지만, 뭔가를 씹을 때마다 스트레스 반응을 촉발한다면 망한 거나 마찬가지다. 내가 그랬듯이 말이다.

신경치과의사 첫 세대는 레이저 치료로 삼차신경이 자율신경계에 보내는 투쟁-도피 신호를 낮추는 방법을 찾아냈다. 그리고 환자와 함께 근본적인 원인인 부정교합을 해결했다. 호텔 강연장에서 강사는 부드러운 플라스틱 알갱이를 녹여서 강의를 듣는 모든 사람의 큰어금니에 붙이고 교합을 적절하게 조절했다.

내 차례가 되자 생애 처음으로 아래턱의 긴장이 풀린 것을 느낄 수 있었다. 그때까지 나는 평생 씹기 위해 무의식적으로 이를 악물어야 했다. 잠잘 때 이를 갈면 가끔 턱에 긴장과 통증을 느꼈다. 아래턱의 긴장을 풀어주는 단순한 플라스틱 조각 덕분에 이토록 삶이 달라졌다는 사실을 믿기가 어려웠다. 변화 그 이상이었다. 정확한 턱 교합은 삼차신경에 주는 부담을 덜어내면서 항상 투쟁-도피 상태에 있던 나를 구했다.

그날 이후 1년 반 동안 음식을 먹지 않을 때면 항상 이 플라스틱 틀을 큰어금니에 끼고 다녔다. 턱의 긴장이 완화되고 기능이 더 나아진 것 외에도 전체적으로 근골격 통증이 뚜렷하게 줄었다. 턱만 교정해도 몸 전체의 통증을 줄일 수 있다는 말을 몇 년 더 일찍 들었다면 믿지 않았을 것이다. 아니, 대꾸조차 하지 않았을 것이다. 하지만 지금의 나는 턱 교합이 정확하게 맞으면 몸 전체가 나아지고 더 젊어질 수 있다는 살아있는 증거다. 큰어금니의 높이는 나이 들수록 낮아지므로 이를 가는 사람은 마우스피스를 끼고 자면 훌륭한 노화 예방법이 된다.

신경치과학 수요가 늘어나서 치과대학에서 신경치과학을 강의할 때까지, 신경치과학에 관한 관심이 계속 커지면 좋겠다.

◀ P는 통증(Pain)의 P다

삼차신경은 신경계로 이어지는 직선 통로라서 매우 민감하다. 우리 몸 어느 곳보다 통증 섬유가 100% 더 많이 밀집해있다. 아주 작은 기능장애도 삼차신경에 전달되어 뇌에 통증 신호를 보내는 신경전달물질인 P 물질substance P의 농도가 높아진다. 심리적인, 혹은 생리적인 스트레스를 받을 때마다 감각 신경은 P 물질을 방출하고, P 물질은 곧바로 뇌로 가서 아프다고 알려준다. P 물질은 원시시대부터 있었던 통증 신호 분자로, P 물질 농도가 높아지면 항상 염증이 일어난다.

이것은 아주 중요한 생존 메커니즘이다. 살아남으려면 통증을 즉시 알 수 있어야 한다! 아니면 불에 손을 집어넣을 때, 혹은 곰이 공격할 때 어떤 일이 일어날지 궁금해하는 인간을 어떻게 저지할 수 있을까? 하지만 모든 생존 메커니즘과 마찬가지로 P 물질 역시 양날의 검이다. 당장 위험에 처하지 않았는데도 항상 스트레스를 받는다. 음식을 씹을 때 부정교합 때문에 한쪽의 윗니와 아랫니가 먼저 부딪히면, P 물질 분비를 자극해서 뇌에 위협을 받았다고 알리고 염증성 사이토카인을 분비하도록 자극한다.[7]

P 물질은 실제로는 염증 반응이며, 노화 과정에서 중요한 역할을 한다고 밝혀졌다. 천식 환자는 종종 P 물질에 극도로 민감하다. P 물질이 분비되면 천식 환자의 몸은 과잉의 염증성 사이토카인을 생산한다. 습진이나 건선 환자도 P 물질 농도가 매우 높다.[8] 염증성 장 질환inflammatory bowel disease 환자의 결장도 P 물질 농도가 높다.[9] 악성 종양 세포도 P 물질을 과발현한다는 연구가 발표됐다.[10]

염증과 여러 질환을 일으키는 일 외에도 P 물질은 세포막을 열 수 있다. 그러면 세포막 효율이 떨어지고, 세포에 들어와 손상을 일으키는 독소에 더 큰 피해를 입게 된다. P 물질 농도가 너무 높으면 해독 작용도 효율적으로 할 수 없다. 하지만 가장 두려운 일은 P 물질이 몸속 줄기세포를 활성화하는 데 중요한 역할을 한다는 점이다.[11] 즉 P 물질 농도가 정상 범위에서 벗어나면, 죽은 세포를 효율적으로 대체할 수 없어서 몸 전체의 조직이 쇠약해진다. 바로 노인처럼 말이다.

통증이나 질병 없이 오래 살려면 반드시 P 물질 농도를 통제해야 한다. P 물질을 조절하는 최선의 방법은 삼차신경에 걸리는 부하를 없애는 것, 즉 부정교합을 교정하는 일이다.

◀ 턱과 함께 삶도 교정하라

레이저 치료 강의에 참석해서 플라스틱 틀로 교합을 교정하고 몇 년이 지났다. 나는 신경치과의사 드와이트 제닝스 박사를 실리콘밸리 보건연구소에 초대해서 노화와 턱의 부정교합 강연을 부탁했다. 강연을 들은 뒤에는 곧바로 제닝스 박사의 진료를 예약했다.

진찰 후, 제닝스 박사는 내 입천장인 구개는 작고 아래턱은 어그러졌다고 설명했다. 그가 주문 제작한 교정 기구로 부정교합을 교정하자, 이전에는 없었던 턱끝과 사각턱이 수술 없이도 생겼다. 진료를 마치기까지는 2년이 걸렸다. 먼저 그는 내 치아 뒤쪽을 가로지르는 금속 교정기를 만들어서 위턱을 밀어냈다. 나는 식사할 때를 빼고는 이 교정기를 항상 끼고 다녔다. 처음에는 말할 때 좀 힘들었지만 빠르게 익숙해졌고, 겉으로는 교정기가 보이지 않았다. 교정기는 아래턱도 벌려 공간을 만들어서, 아래턱이 자연스럽게 원래 위치에 자리 잡도록 했다. 이 교정 작업이 끝나자, 이번에는 위턱을 더 넓어진 아래턱에 맞게 넓혀야 했다. 이때쯤 아래턱은 앞으로 더 나온 상태였다. 마지막으로 제닝스 박사는 틀니처럼 생긴 기구를 만들어서 온종일 끼고 있게 했다. 이 장치는 식사할 때도 끼고 있어야 했다. 밤에는 마우스피스를 끼고 잤다. 지금도 나는 잠잘 때

턱이 올바른 위치에 있도록 마우스피스를 끼고 잔다. 마우스피스만으로도 수면의 질이 개선되었고 몸 전체의 조화가 이루어졌다.

턱을 앞으로 밀어내자, 혀가 앞으로 나오면서 기도가 열렸다. 기도가 좁으면 코를 골거나 수면무호흡증sleep apnea에 시달리게 된다. 이 흔한 수면장애는 당신의 수명을 연 단위로 단축시킨다. 턱을 교정한 후로 호흡이 원활해진 것을 스스로 느낄 수 있었다. 수면 추적 기록에서도 내가 더질 좋은 잠을 잔다는 사실을 확인할 수 있었다!

삼차신경은 각성 상태를 유지하는 뇌줄기brain stem의 일부인 망상 활성계reticular activating system에도 관여한다. 삼차신경 교란이 너무 잦아지면 뇌는 휴식을 취할 수 없다. 이 상태에서는 몸도 잠들 수 없다. 그래서 부정교합이 있는 수많은 사람들이 수면장애를 겪는다. 하지만 이 상황은 바꿀 수 있고, 바뀌어야 한다.

장수에 수면이 얼마나 중요한지 당신은 이미 알고 있다. 삼차신경이 받는 압박은 수면을 방해한다. 식사할 때 치아가 부딪히는 시간은 대개 하루 5분 이하에 불과하지만, 교합이 맞지 않는 이로 씹을 때마다 턱은 치아끼리 부딪치는 것을 막으려 한다. 그러면 삼차신경에 압박이 걸려 P 물질이 계속 분비되고 염증이 쌓인다. 게다가 삼차신경이 운동 기능에 큰 역할을 하므로 사경torticollis 같은 운동기능 장애까지 일으킬 수 있다. 사경은 목 근육이 수축해서 머리가 한쪽으로 뒤틀리는 병이다. 뿐만 아니라 척추가 비정상적으로 휘어지는 척추측만증scoliosis의 원인이 되기도 한다.

앞으로는 더 많은 치과의사가 신경학을 연구해서 척추 건강을 위해 턱 교정을 하게 되길 바란다. 단순한 마우스피스로 척추측만증 어린이의 척추를 교정할 수 있다고 생각해보라! 나도 턱을 교정하기 전에는 걷거나 서 있는 자세에 장애가 있었다. 삼차신경이 몸 전체의 움직임을 통제하기 때문이다.

아직도 통찰력이 부족한 주류 치과의사들이 너무 많다. 이들은 턱 교정보다는 심미적인 아름다움에 집중한다. 대부분 치과의사들은 충치를 치료하고 메울 때 0.1㎜ 정도의 부정교합이 생겨도 대수롭지 않게 여긴다. 부정교합이 삼차신경에 어떤 영향을 미치고, 그에 따라 P 물질 농도가 높아지면 무슨 일이 일어나는지 모르기 때문이다. 그러나 이렇게 생기는 아주 미세한 부정교합조차 평생 염증을 일으켜서 수명을 줄일 수 있다.

너무 많은 치과의사들이 올바른 턱 교합이 어떤 상태인지 모른다. 윗니와 아랫니 끝이 맞닿으면 안 되고, 윗니가 아랫니 앞을 살짝 덮는 상태가 올바른 교합 기준이다. 하지만 이 기준은 기술적으로 부정확하다. 제닝스 박사는 이를 맞물었을 때 모든 치아가 동시에 닿아야 한다고 설명했다. 앞니도 마찬가지다. 이 상태가 올바른 교합이지만, 아주 드물다.

그의 말에 따르면 대부분의 현대인은 웬만한 부정교합이 아니고서는 별 신경을 쓰지 않는다. 그리고 그 영향으로 두통과 여러 신경 질병, 근골격계 질병을 자주 앓는다. 유아들의 귀 감염이 잦은 이유도 정형외과상의 턱 결함 때문이라고 제닝스 박사는 주장한다. 만성 두통이나 척추 문제, 다른 통증 문제가 없는 운 좋은 사람이라도, 턱 기능장애가 여전히 몸 전체의 염증을 일으킬 수 있다.

턱 부정교합 때문에 생기는 가장 흔하고 유명한 질병은 턱관절에 통증을 일으키는 턱관절 장애temporomandibular joint dysfunction다. 대부분은 턱관절이 앞뒤로 움직이는 것 정도는 괜찮다고 생각한다. 하지만 제닝스 박사에 따르면 턱이 앞뒤로 움직일 수 있는 유일한 관절이라는 사실이 반드시 턱이 앞뒤로 움직여야 한다는 뜻은 아니다.

윗니가 아랫니보다 많이 튀어나온 피개 교합overbite이라면 음식을 씹거나, 호흡을 조절하거나, 말할 때 반쯤은 무의식적으로 아래턱을 앞으로 밀어낼 것이다. 그 결과 턱관절에 운동기능 과잉증후군hypermobility이 생기고, 삼차신경에 영향을 미쳐 P 물질 농도를 높인다. 더 나쁜 것은 턱관절 장애가 종종 다른 관절통과 연관되는 상황이다. 아마도 P 물질 농도가 증가하면서 염증이 몸 전체에서 일어나기 때문으로 보인다. 제닝스 박사는 턱관절 장애 환자의 30%는 나처럼 심각한 무릎 통증도 겪으리라고 추정한다. 이것은 우연이 아니다.

또 다른 사실도 있다. 삼차신경은 뇌로 흘러가는 혈액의 양을 조절하는 데에도 중요한 역할을 한다. 특히 대부분의 복합적 사고와 의사결정을 다루는 뇌 영역인 전전두엽 피질로 흘러가는 혈액의 양을 조절한다. 이는 다시 생존의 문제로 되돌아간다. 생명을 위협당하는 순간에는 너무 많은 생각을 하지 않고 곧바로 행동할 수 있도록 전전두엽 피질을 멈춘다. 하지만 반대로 턱 부정교합 때문에 계속 투쟁-도피 상태로 전환되느라 전전두엽 피질을 활성화하지 못한다면, 이는 상당히 심각한 문제다.

턱 교합이 뇌 건강에 미치는 영향을 알게 되면서 내 인지기능 장애의 또 다른 원인을 찾았다고 생각했다. 앞서 설명했듯이, SPECT 스캔으로 뇌 영상을 찍을 때 정말 열심히 생각하려고 노력했는데도 사실상 내 전전두엽 피질은 전혀 활성화되지 않았다. 삼차신경 때문에 일어난 혈류 부족이 내 인지기능이 낮아지는 데 한몫한 것은 아닐까? 확실하다고 장담할 수는 없지만 턱 부정교합이 조기 노화가 일어나는 원인 중 하나이며, 턱 교정이 아마도 장수에 있어서 가장 간과하고 있는 요인일 것이라 확신한다.

◀ 치아 건강을 해킹하는 방법

간단하고 비용이 저렴한 턱 교정 방법이 많다는 사실은 좋은 소식이다. 상점에서 쉽게 살 수 있는 마우스피스도 삼차신경의 압박을 어느 정도 해소할 수 있다. 물론 예산이 허락한다면 개인 맞춤 마우스피스가 훨씬 효과도 좋고 교정 속도도 빠르다. 몸속 P 물질 농도를 줄이기 위해 집에서 할 수 있는 해킹 방법도 여러 가지 있다. 치과에 꼭 가지 않아도 되는 방법도 많다. 내가 좋아하는 해킹 방법을 몇 가지 소개한다.

카옌페퍼

고추의 매운맛 성분인 캡사이신capsaicin은 몸속 P 물질 농도를 낮춘다.[12] 이것이 통증을 치료하는 데 캡사이신을 사용하는 이유다. 캡사이신이 8% 함유된 패치는 12주까지 효과적으로 통증을 치료한다.[13] 그저 몸속 P

물질 농도를 낮추는 단순한 원리다. 캡사이신 연고는 관절 주변의 P 물질 농도를 줄여서 관절염에 효과가 좋다.

여기까지 읽으면 통증을 줄이려고 매운 고추를 많이 먹거나 음식에 카옌페퍼를 듬뿍 넣는 사람이 나타날 것이다. 음식에 카옌페퍼를 더 넣거나 카옌 보충제를 먹을 수도 있다. 단점은 카옌페퍼가 가짓과 채소라는 사실이다. 약 20%의 사람들은 가짓과 채소에 민감성을 보인다. 이런 사람들은 가짓과 채소를 먹으면 염증을 일으키며, 이는 P 물질 농도를 낮추는 데 전혀 도움이 되지 않는다. 만약 가짓과 채소에 민감성이 있다면 카옌페퍼 대신 바닐라빈을 먹으면 된다! 캡사이신과 바닐라는 모두 바닐로이드 수용기에 결합해서 작용한다. 몸에 주의를 기울여 반응을 살펴라. 가짓과 채소를 먹은 뒤 관절통이 시작된다면 바닐라빈으로 대체하자.

오일 풀링

오일 풀링은 3천 년 동안 전해진 아유르베다 치유법이다. 빈속에 코코넛 오일, 참기름, 해바라기씨유 중에서 선택해서 한 스푼을 입에 넣고 최대 20분 동안 매일 입안에서 굴린다. 이 고대 치유법은 입안과 잇몸을 해독하고 깨끗하게 하며, 염증과 입 냄새를 줄이고, 치아를 하얗게 한다고 알려졌다. 오일 풀링과 P 물질의 연관성에 관한 논문은 찾지 못했지만, 입 속 건강을 개선하면 몸 전체의 염증도 줄어든다는 주장은 그럴듯하다. 이제 당신은 치과의사가 오존 기체로 입속의 해로운 세균을 죽이면 몸속에 널리 퍼진 염증을 억제할 수 있다는 사실을 알고 있다. 오일 풀링도 잇몸에 숨은 나쁜 세균을 제거해서 염증을 억제하는 데 도움이 된다.

오일 풀링은 그 말 그대로 오일이 해로운 바이러스, 세균, 기생충, 곰팡이와 이들이 만든 독소 쓰레기를 입에서 끌어낸다. 그러면 해로운 물질이 혈액으로 스며들어 염증을 일으키고 면역계를 억제하며 건강을 해치는 일을 막을 수 있다.[14] 소규모지만 사람을 대상으로 오일 풀링을 임상 실험하고 희망적인 결과를 내놓은 논문도 몇 편 있다. 오일 풀링을 한 실험대상자는 칫솔과 치실만 사용한 실험대상자보다 잇몸 질병과 플라크(치태)가 줄어들었다고 보고했다.[15]

입속에서 굴리는 과정에서 오일은 침과 섞여 묽은 액체가 된다. 이 액체는 세균이 숨어있는 치아와 잇몸 사이로 들어간다. 이때 오일은 치아에 붙은 미생물막인 생물막biofilm, 혹은 플라크에 결합해서 구강 내 세균수를 줄인다. 해로운 미생물은 대부분 지질 이중막이 있어서 풀링 오일에 들어 있는 지방에 친화력이 있다. 오일이 입안에서 구르는 동안 세균은 풀링 오일에 흡수되고, 오일을 뱉으면 함께 제거된다. 오일을 삼키지 않고 뱉어내는 것이 오일 풀링의 마지막 단계다. 헹궈낸 독소를 다시 흡수하고 싶지 않다면 이 과정이 중요하다.

오일 풀링에 사용할 오일은 참기름이나 해바라기씨유보다 코코넛 오일이 낫다. 코코넛 오일은 천연 항균 물질이어서 질병을 일으키는 세균과 곰팡이, 바이러스, 원생생물을 제거하기 때문이다. 코코넛 오일에 많은 중간사슬 지방은 충치를 일으키는 스트렙토코쿠스 뮤탄스 세균을 효율적으로 공격한다.[16] 코코넛 오일은 천연 항염증제이기도 하다.[17]

물론 전통적인 오일 풀링도 수천 년 동안 별 탈 없었지만, 나는 전문 바이오해커로서 오일 풀링을 더 효율적으로 바꾸었다. 우선 코코넛 오일을 내가 만든 XCT 오일로 대체했다. 오일은 입속 점막으로 흡수된다. 그러니 입속에 오일을 머금고 20분 동안 굴려서 문제를 극복하겠다면, 이왕이면 세 번 증류해서 순도가 높고 빠르게 에너지로 바뀌는 오일을 사용하는 편이 더 좋다. 코코넛 오일처럼 XCT 오일도 항균성이 뛰어나다. XCT 오일은 만들 때 용매를 전혀 사용하지 않고, 산소가 없는 곳에서 세 번 증류해서 MCT 오일 중 점막을 자극하는 C6 유형이 전혀 없다. 입안이 다공성이라는 점을 고려하면 매일 가장 깨끗하고 효율적인 오일로 오일 풀링을 해야 한다.[18]

나는 XCT 오일에 오레가노 에센셜 오일도 한 방울 첨가한다. 오레가노 오일은 강력한 항진균성과 항균성으로 유명하다. 오레가노 오일과 가장 희귀한 형태의 MCT 오일인 카프릴산*caprylic acid*의 복합적인 효능을 연구한 논문도 있다. 카프릴산은 XCT 오일의 70%를 차지한다. 논문은 카프릴산과 오레가노 오일의 조합이 각각을 따로 사용할 때보다 오래 저장한 고기에 있는 세균을 효율적으로 줄인다고 증명했다.[19] 나는 이 논문 결과가 우리 몸속의 해로운 세균을 줄이는 데에도 적용된다고 기꺼이 장담할 수 있다.

오일 풀링과 관계없이, 주류 치과학자와 기능생물학 치과학자 모두 당이 적은 항염증 식이요법이 구강 건강을 개선한다는 데 동의한다. 3장에서 읽은 조언을 따르고 있다면, 충치와 감염을 일으키고 잇몸 건강을 해치는 식품 대부분을 이미 먹지 않을 것이다. 따라서 P 물질 농도를 높이거나 염증을 일으키지도 않을 것이다.

    건강한 치아는 젊어 보이거나 180세까지 틀니를 하지 않고 치아를 잘 관리하는 것 이상의 가치가 있다. 물론 당신도 그러고 싶을 것이다! 치아 건강과 턱 교합은 우리가 얼마나 빨리 노화할지, 그리고 얼마나 오래 살지 결정하는 데 큰 영향을 미친다. 강사의 말은 옳았다. 치아 문제를 해결해서 얻은 양질의 시간은 벤츠보다 더 가치 있었다. 아니, 그 어떤 값비싼 차보다도 가치 있다.

노화를 되돌리고 싶은가?
그렇다면 지금 당장 아래 사항을 실천하라!

• 턱 교합을 확인해보라. 입을 벌리고 근육의 긴장을 푼 다음, 천천히 이를 다물어 본다. 어디가 먼저 맞닿는가? 양쪽 어금니가 동시에 맞닿아야 한다. 앞니는 어금니가 맞닿은 바로 뒤에, 아주 가볍게 닿아야 한다. 이와 조금이라도 다르다면 마우스피스를 사야 한다. 약국에서 기본 마우스피스를 살 수도 있고, 더 투자할 수 있다면 치과에 가서 개인 맞춤 마우스피스를 만들 수도 있다.

• 식단을 점검하고 입안을 청결하게 한다. 식단에서 당을 제거하고 오일 풀링을 해서 입을 깨끗하게 하며, 활성탄으로 칫솔질을 자주 해서 독소를 빼낸다.

• 경피전기신경자극 치료(TENS)를 해줄 치과의사를 찾는다. 혹은 어떤 이유로든 턱관절 장애나 턱의 통증으로 고통받는다면 저출력 레이저 치료를 해줄 치과의사를 찾는다. 이 치료법은 P 물질 농도를 줄이고 삼차신경이 받는 압박을 줄여서 삶을 연장한다.

사람은 걸어 다니는
세균배양기다

항생제 때문에 내 노화 과정이 빨라졌다는 데는 의심의 여지가 없다. 십대 시절에 만성 패혈성 인두염과 축농증 때문에 거의 매달 항생제를 먹었기 때문이다. 항생제는 내 장에 사는 수조 마리의 세균, 진균, 바이러스, 그 외 미생물군집인 마이크로바이옴microbiome을 급격하게 바꿨다. 우리는 매일 마이크로바이옴이 노화 과정을 포함한 건강에 미치는 영향에 관해 새로운 사실을 배운다. 이제 최첨단 학문의 선두에 선 의사와 과학자들은 소화관 속의 미생물이 실제로 노화를 진두지휘한다고 믿는다.

최신 논문을 보면 동물이 노화하면서 장내 세균 구성이 변하며, 이 변화가 혈관계에 악영향을 미쳐 혈관벽이 딱딱해진다. 아마 인간도 마찬가지일 것이다. 또 늙은 쥐의 장내 생태계에는 염증을 유도하는 병원성 세균이 더 많다는 사실도 발견했다. 병원성 세균이 단백질을 발효시키면 유익한 세균이 발효할 때보다 트리메틸아민옥사이드TMAO라는 유해 물질이 세 배 정도 많아진다. 과량의 트리메틸아민옥사이드는 혈관 벽을 딱딱하게 하고 심장 질환 위험을 높인다. 항생제로 늙은 쥐의 장내 미생물을 제거하자 쥐의 혈관은 마술처럼 유연해졌다. 과학자들은 '젊음의 샘은 장에 있을지도 모른다'라는 결론을 내렸다.[1]

그러나 세균은 단순히 인간을 조종하는 데 그치지 않는다. 세균은 바로 인간 그 자체다. 2016년 이스라엘 와이즈만 연구소 과학자들은 인간의 몸에 약 39조 마리의 세균이 있다고 발표했다.[2] 지금까지 인간의 장에 산다고 알려진 독특한 1천 종의 세균들은 단순히 무임승차한 것이 아니다. 세균은 우리가 먹은 음식을 소화하고, 면역계가 활기차게 움직이게 하며, 장이 감염되는 일을 막고, 환경 독소를 제거하며, 몸 전체와 의사소통하는 화학물질과 필수비타민을 만든다. 앞서 설명했듯이 세포 발전소인 미토콘드리아도 세균에서 진화했다.

◀ 당신의 장내 환경은 어떠신가요?

모든 사람의 마이크로바이옴은 대략 비슷한 천 종 정도의 세균으로 이루어졌다. 각 개인마다 마이크로바이옴의 정확한 구성 비율은 다르다. 당신의 마이크로바이옴은 나와는 매우 다를 것이다. 어떤 종은 나보다 더 많을 것이고 어떤 종은 더 적을 것이다. 하지만 젊고, 건강하며, 기능이 뛰어난 장에는 눈에 띄는 특징이 있다. 마이크로바이옴을 구성하는 미생물의 독특한 조합을 예로 들 수 있다. 그중에서도 가장 중요한 점은 장내 미생물의 다양성이다.[3] 나이가 들면 이 조합은 예측 가능한 불행의 길로 들어서며, 당신이 대책을 세우지 않는 한 이를 막을 수 없다. 사실 생명공학 회사인 인실리코 메디슨Insilico Medicine사의 과학자들은 장내 세균 구성만 보면 그 사람의 나이를 오차범위 네 살 이내로 예측할 수 있다고 한다.

장도 토양처럼 하나의 생태계로 볼 수 있다. 토양은 수없이 다양한 세균과 진균들이 토양을 비옥하게 만들기 위해 함께 어울려 일하는 복합적인 혼합물이다. 인간은 몸속에 토양을 일군다. 토양을 비옥하게 하는 올바른 미생물 조합을 이루지 못하면 식물은 죽는다. 인간도 마찬가지다. 장내 미생물의 균형이 어긋나면 빨리 늙고 쉽게 병에 걸려 죽게 된다.

장내 미생물 혼합체는 유익균을 풍부하게 갖추고, 유해균도 약간 포함한다. 건강한 장에 있는 모든 세균 종이 유익한 것은 아니다. 슈퍼 휴먼의 장내에도 약간의 유해균이 있고, 기생충도 있을 수 있다. 하지만 젊고 건강하다면 다양한 유익균이 유해균을 억누른다. 따라서 유해균을 완벽하게 없애는 일은 그리 중요하지 않다. 우리가 슈퍼 휴먼이 되도록 돕는 유익균과 질병과 노화를 일으키는 유해균 사이의 균형을 이루는 것이 중요하다.

유해균과 기생충을 적당히 가지고 있으면 장내 균형을 이루는 데 실제로 도움이 된다는 증거가 있다. 인간은 기생충과 함께 진화해왔으며,

따라서 우리의 면역계는 미생물이 있을 때 기능을 더 원활하게 수행한다. 2005년에는 몸속에서 증식하지 못하는 특정 기생충을 먹으면 면역반응이 바뀌어서 실제로 염증이 줄어든다는 논문을 읽었다. 이 기생충을 먹으면 면역계를 조절하고 자가면역질환을 예방하는 면역세포인 조절 T세포Tregs의 기능이 향상된다. 이 치료법을 기생충 치료법helminth therapy 이라고 한다.[4]

나는 2005년에 이 논문을 읽자마자 태국에서 돼지 편충 알을 샀다. 깜짝 놀랄 정도로 비싸서 친구는 내가 미쳤다고 생각했다. 하지만 나는 장을 치료하기 위해 무엇이든 할 수 있었다. 솔직히 말하면 편충 알을 먹은 뒤에 큰 차이는 못 느꼈다. 어쩌면 이 작은 편충 알의 효과를 보려면 1회 복용량 이상을 먹어야 하는지도 모른다. 하지만 당시에는 한 번 먹을 때마다 600달러씩이나 하는 편충 알을 정기적으로 살 여유가 없었다.

십 년 뒤 몸속 신진대사가 젊어진 나는 기생충 치료법을 다시 시도했다. 이번에는 쥐 촌충 애벌레를 먹었는데, 곧바로 염증이 줄어들고 위장관 기능이 향상되는 것을 느꼈다. 오랫동안 염증을 해킹하고 있었으므로 아침에 일어나면 염증이 어느 정도 일어났는지 알 수 있었다. 허리의 군살에서도, 뇌에서도 느낄 수 있었다. 이 작은 촌충 애벌레는 확실히 전신의 염증을 완화했다. 나는 2주나 4주마다 촌충을 먹었다. 여행에 가지고 다니기 힘들어지면서 6개월마다 먹는 것으로 변경했다. 만약 내가 기생충 치료법으로 치료할 수 있다고 증명된 다발성 경화증이나 염증성 장질환을 앓고 있다면, 기생충 치료법을 더 자주 시도할 것이다.[5]

다행스럽게도 대부분은 기생충 치료를 할 필요가 없다. 장내 미생물이 알맞게 구성되었다면 염증을 예방하기 때문이다. 하지만 지난 수십 년 동안 우리 몸에 유익한 장내 미생물들은 타격을 입었다. 항생제, 항균 비누, 손 소독제, 식품에 뿌리는 살충제를 남용하면서 마이크로바이옴은 전체적으로 손상되었다.[6] 장내 미생물은 염증 수준과 면역계에 직접적인 영향을 미친다. 따라서 장내 미생물이 손상되면 면역계가 자신의 건강한 조직을 공격하는 자가면역질환에 걸리기 쉽다.

지난 몇 년 동안 노인들에게 자가면역질환과 염증이 증가한 것은 우연이 아니다. 노화와 연관된 수많은 질병은 실제로는 자가면역질환이다. 미국 인구의 20%에 해당하는 5천만 명가량이 지금 자가면역질환으로 고통받고 있다. 자가면역질환의 표준 치료법은 면역억제제를 먹는 방법으로, 환자들은 일상에서 바이러스와 감염에 대항하지 못하는 상태에 놓인다. 면역억제제를 복용하는 대신 염증을 줄이고 장을 치유하면 자가면역질환을 치료할 수 있다. 특히 나는 이 과정을 직접 겪었다. 젊었을 때 관절염과 하시모토 갑상선염을 앓았는데, 이 두 질병은 모두 자가면역질환이다. 지금 나는 면역억제제를 먹지 않고도 두 병의 증상이 나타나지 않는다.

쥐의 수명을 두 배로 늘리는 프로바이오틱스probiotic가 있다면 어떻게 하겠는가? 특정 세균을 보충하면 수명이 늘어난다는 훌륭한 과학적 증거가 있다. 이 세균은 스퍼미딘spermidine을 만들어서 마법 같은 효능을 발휘한다(그렇다, 과학자들은 이 물질을 정액에서 처음 분리해서 이렇게 이름 붙였다. 내 말을 믿으시라). 한 연구 결과에서는 쥐에게 스퍼미딘을 만드는 세균을 보충해주었더니 쥐의 수명이 두 배로 늘어났다.[7]

스퍼미딘을 먹을 수도 있지만 경고는 해야겠다. 스퍼미딘의 냄새와 맛은 이 물질이 분리된 그것과 똑같다. 이 책을 집필하면서 스퍼미딘을 하나 사서 코를 막고 삼켜보았으니 확실하다. 따라서 스퍼미딘은 직접 섭취하기보다는 스퍼미딘을 만드는 세균 종으로 보충하는 편이 낫다. 이 세균이 장에 많을수록 몸에 더 많은 스퍼미딘이 생성한다. 나는 LKM512라고 부르는 이 프로바이오틱스를 일본에서 수입했다. 지금 내 장내에는 스퍼미딘을 충분히 만드는 친절한 세균이 많다. 끔찍한 맛의 스퍼미딘을 억지로 삼킬 필요 없이도 오래 살 가능성이 커졌다!

이 책에서 당신이 꼭 알았으면 하는 것이 하나 있다면, 바로 장내 마이크로바이옴을 건강하고 다양하게 키우는 일의 중요성이다. 그러나 최선의 방법은 생각과는 좀 다를지도 모른다.

◀ 어머니께서 주신 최초의 선물, 미생물

장내 미생물은 오랫동안 인간과 함께 살았다. 우리는 태어날 때 산도를 통과하면서 처음으로 미생물을 얻는다. 출산 방식은 마이크로바이옴 구성에 영향을 미친다. 연구 결과는 산도를 통과하여 태어난 아기의 마이크로바이옴이 어머니의 장내 마이크로바이옴과 비슷하다는 사실을 증명했다. 제왕절개로 태어난 아기는 어머니의 피부 마이크로바이옴과 더 비슷한 구성을 보인다.[8] 피부는 피부만의 다양한 생태계를 이루며, 피부에서 지배적인 세균 종은 대개 장내의 지배적인 세균 종과는 다르다.

우리는 출산 방법이 아기의 장기적인 건강에 미치는 영향을 이제야 이해하기 시작했다. 분명 모든 여성이 자연분만을 할 수는 없다. 하지만 제왕절개로 마이크로바이옴에 일어난 변화를 상쇄하는 방법이 하나 있다. 신생아에게 어머니 질 부분의 미생물을 묻혀주는 것이다. 얼마나 효과가 있을지는 논쟁의 여지가 있지만, 아기가 산도에서 만났어야 할 세균에 노출시키는 상대적으로 안전한 방법이다. 이 책을 읽고 있는 당신은 (성인이니까) 이미 가진 세균을 바꿀 수는 없다. 하지만 아기를 낳을 계획이라면, 이 지식을 활용해서 자녀에게 슈퍼 휴먼이 되는 출발점을 선물할 수 있다.

아기의 첫 번째 영양공급원도 초기 장내 마이크로바이옴 형성에 중요한 역할을 한다. 모유에는 최대 600여 종의 다양한 세균이 들어 있어서 아기의 장내 세균 다양성을 높여준다.[9] 불행하게도 분유에는 이런 세균이 없다. 또 연구 결과에 따르면 분유를 먹은 아기는 모유를 먹은 아기보다 장내 마이크로바이옴 다양성이 떨어지며, 유해균에 속하는 클로스트리듐 디피실리균이 과하게 많은 경향이 있다.[10]

아기의 마이크로바이옴은 처음 몇 년 동안 계속 진화하면서 분유나 모유에서 고체 음식을 먹는 단계로 전환하도록 돕는다. 아기 대변 표본을 분석한 연구를 보면, 아기의 마이크로바이옴은 처음에는 모유에 든 젖산을 가장 잘 소화할 수 있는 세균 종으로 정확하게 구성된다. 몇 달 뒤에는 고체 음식에서 에너지를 대사할 수 있는 세균의 비율이 높아지는 쪽으로 마이크로바이옴이 바뀐다. 다시 말하면, 아기의 장은 스스로 고체 음식을 소화할 준비를 한다. 아기가 더 많은 음식을 먹을수록, 고체 음식에서 나온 탄수화물과 비타민을 소화하는 세균은 더 많이 증식한다.[11] 대략 세 살이 되면 마이크로바이옴이 안정되면서 성인 마이크로바이옴과 비슷해진다.

초기 마이크로바이옴의 구성은 아기의 면역계 발달에 엄청난 영향을 미치며, 먼 훗날의 건강과 장수에도 영향을 미칠 수 있다. 특히 특정 장내 세균 종은 면역세포의 증식과 분화에 중요한 역할을 하는 짧은사슬지방산을 만든다. 이때 면역세포는 T 세포와 항체를 만드는 B 세포를 포함한다.[12] 이처럼 출생 후 세 살까지는 건강한 마이크로바이옴을 만들고 강한 면역계를 구축하는 중요한 시기다. 유해균이 많거나 세균 다양성이 낮으면 자가면역질환, 알레르기, 천식으로 이어질 수 있다.[13]

마지막으로 아기 때 항생제에 노출되면 마이크로바이옴의 건강에도 영향을 받는다. 항생제가 유해균과 유익균 모두를 제거해서 세균 다양성을 낮추기 때문이다. 유아에게 항생제를 먹이면 아이가 자라면서 면역계 질병인 천식, 습진, 1형 당뇨병에 걸릴 위험이 커진다.[14] 당신이 35세 이상이라면 의사가 항생제를 사탕처럼 나눠주던 시기를 살았을 테고, 그 항생제가 지금 노화에 영향을 미칠 것이다.

유아기에 형성된 마이크로바이옴이 나중에 특정 질병을 일으키는 데 영향을 미친다는 사실은 의심의 여지가 없다. 과학자들은 최상의 건강에 중요한 세균을 몇 종 밝혀냈다. 천식이 있는 유아는 유익균인 비피더스균Bifidobacterium, 아커만시아Akkermansia, 페칼리박테리움Faecalibacterium이 매우 적고, 칸디다Candida 같은 진균이나 염증성 대사물질을 배출하는 유해균이 상대적으로 많다. 이미 알고 있듯이 염증성 물질은 노화의 일곱 기둥의 뿌리다. 아기 때부터 장에서 유해균이 염증성 물질을 배출하면 어떻게 될까? 노화가 빠르게 일어난다.

물론 세 살이 한참 지난 뒤에도 장내 마이크로바이옴을 치유할 방법은 수없이 많다(치유 방법은 곧 설명하겠다). 출발이 이상적이지 않았더라도 모든 희망이 사라지지는 않는다. 바로 나처럼 말이다! 지금도 당신의 장내 마이크로바이옴을 바로잡기에는 절대 늦지 않았다.

◀ 프로바이오틱스가 장을 더 악화시킬 수도 있다

장 속에서 온갖 나쁜 일들이 일어났던 몇 년 전, 나는 마이크로바이옴 치료에 필사적이었다. 너무나 필사적이어서 사실 1998년에는 러시아에서 특수 전기자극 알약을 주문했다. 삼킬 수 있을 만큼 작은 알약 속에는 전극에 연결한 전지가 들어있었다. 이 알약이 장을 지나가면서 전기로 장내 근육을 자극한다. 아주 괴상한 느낌이 들었는데, 약이 내 왼쪽 다리에 연결된 신경 근처에 다가가자 상황은 점점 더 나빠졌다. 오후 내내 왼쪽 다리는 5초마다 알약이 내보내는 전기 때문에 통제할 수 없을 정도로 경련을 일으켰다.

말할 필요도 없이 다시는 겪고 싶지 않은 일이었다. 그래서 러시아에서 온 괴이한 알약을 더 삼키는 대신 많은 사람이 가장 먼저 시도하는 장 치료법인 프로바이오틱스로 돌아갔다. 어쨌든 우리는 프로바이오틱스가 건강에 유익하다는 광고 폭격을 받고 있다. 따라서 프로바이오틱스가 장 문제를 해결할 수 있을 것처럼 보이는데, 과연 그럴까?

불행하게도 시장에 출시된 수많은 프로바이오틱스에는 히스타민 histamine 이 대량으로 들어있다. 히스타민이라는 말을 들으면 알레르기를 떠올릴 것이다. 알레르기 반응이 일어나는 동안 몸이 만들어내는 화학물질을 차단하기 위해 항히스타민제를 투여한다. 면역계 반응에 관여해서 가려움이나 재채기 같은 알레르기 공격을 억제하는 일 외에도, 히스타민은 신경전달물질로서 뇌에 신호를 전달한다. 몸에는 히스타민이 어느 정도 필요하지만, 히스타민이 너무 많으면 히스타민 과민증 histamine intolerance 이 일어난다. 히스타민 과민증은 편두통, 부비동염, 노화를 급격하게 불러오는 전신 염증을 일으킨다.

히스타민 과민증의 원인은 두 가지다. 히스타민을 생산하는 세균이 너무 많거나 히스타민을 분해하는 디아민산화효소 DAO 가 너무 적은 경우다. 히스타민 과민증이 있다면 히스타민이 든 음식을 먹는 일은 어리석은 행동이다. 하지만 대부분의 사람들은 장을 걱정하면서도 요구르트, 사워크라우트(양배추를 절여 발효시킨 독일식 김치-역주), 콤부차처럼 히스타민이 가장 많이 든 발효식품을 먹는다. 세균은 발효 과정에서 히스타민을 생성하므로 발효식품에는 종종 풍부한 히스타민이 들어있다.

장을 치유하려면 히스타민을 생성 또는 분해하거나, 히스타민과는 전혀 상관없는 세균이 각각 무엇인지 알아야 한다. 너무 많은 사람들이 무작정 프로바이오틱스를 삼킨다. 이것은 장내 미생물을 위해서라면 좋은 생각이 아니다. 개개인의 마이크로바이옴은 독특하고, 장내 세균 구성 비율은 노화에 큰 영향을 미친다는 사실을 잊지 말아야 한다. 그러니 자신에게 꼭 맞는 세균 종을 반드시 확인하고 보충해야 한다.

장 치료를 위해 일반적인 프로바이오틱스를 먹을 때 일어나는 문제는 또 있다. 장 속에 칸디다 같은 진균이 많을 경우 프로바이오틱스만으로는 치유할 수 없다는 점이다. 프로바이오틱스는 세균이며, 진균이 아니다. 진균이 있는 상태에서 프로바이오틱스를 먹으면 진균은 프로바이오틱스와 싸운다. 나는 60일 동안 항진균제를 계속 복용해서 장 속에 있는 칸디다를 제거했다. 덧붙이자면 케토시스 상태를 유지해도 칸디다 진균을 '굶길' 수는 없다. 칸디다는 당이나 케톤만 있어도 잘 살 수 있기 때문이다. 만약 장 속에 칸디다가 있다면 노화 예방 프로그램을 성공하기 위해 반드시 기능의학 전문의를 찾아가서 칸디다를 제거해야 한다. 이 진균을 제거하지 않으면 유익한 미생물은 좋은 효과를 나타낼 수 없다.

무수한 시행착오와 수많은 연구로 나는 이 모든 사실을 알게 되었다. 하지만 장 치료를 처음 시작할 당시에는 모두가 저지르는 실수를 똑같이 했다. 프로바이오틱스가 도움이 될 거라 생각하면서 무조건 삼킨 것이다. 나는 여기에 프로바이오틱스의 먹이인 프리바이오틱스prebiotic를 더하기로 했다. 프락토올리고당fructooligosaccharide이라는 프리바이오틱스를 방탄커피에 넣어 아침에 마시면서 프로바이오틱스를 같이 먹었다. 그때는 몰랐지만, 내가 먹은 프로바이오틱스에는 히스타민을 생산하는 세균 종인 락토바실러스 카제이Lactobacillus casei가 들어 있었다. 7일 만에 몸무게가 4.5kg이나 늘어났고, 장 속에서 염증이 일어나는 것을 뚜렷하게 알 수 있었다. 프로바이오틱스 복용을 멈추자 늘었던 몸무게가 다시 빠지는 데

딱 7일 걸렸다. 늘어난 몸무게는 지방이 아니라 잘못 선택한 프로바이오 틱스 때문에 늘어난 염증 물질의 무게였던 것이다.

그래도 프로바이오틱스를 먹기로 했다면, 어떤 프로바이오틱스를 먹어야 하는지 어떻게 알 수 있을까? 히스타민 과민증이 없다면 스트 렙토코커스 써모필러스streptococcus thermophilus나 락토바실러스 람노서스 Lactobacillus rhamnosus처럼 중성 프로바이오틱스를 권한다. 건강하지 않은 장 을 회복하고 히스타민 과민증을 줄이려면, 히스타민을 최소한도로 만드 는 세균과 히스타민을 최대한 분해하는 세균을 먹어야 한다. 이에 관해 서는 아래에 따로 설명하겠다. 히스타민을 생산하는 세균으로는 락토바 실러스 카제이, 락토바실러스 루테리Lactobacillus reuteri, 락토바실러스 델브 루키 불가리쿠스Lactobacillus delbrueckii subsp. bulgaricus가 있다. 이 세균들은 대 부분의 요구르트와 사워크라우트, 콤부차, 피클, 콩 발효식품, 간장, 어장 (피시 소스), 버터밀크(버터를 만들 때 생기는 유상액-역주), 케피르(러시아 및 동유럽 에서 마시는 전통 발효유-역주), 숙성된 치즈, 레드와인, 효모로 만든 빵, 가공 하거나 훈연하거나 발효한 고기 등 발효식품에 많다. 이런 식품이 잘 맞 으면 좋겠지만, 잘 안 맞는 것 같다면 식품을 먹은 뒤에 어떤 느낌이 드 는지 주의해서 관찰해야 한다. 히스타민 과민증이 있다면 히스타민이 많 은 식품과 프로바이오틱스 몇 종은 피해야 한다.

비피도박테리움 인판티스Bifidobacterium infantis, 비피도박테리움 롱검 Bifidobacterium longum, 락토바실러스 플란타럼Lactobacillus plantarum처럼 히스타민 을 분해하는 세균을 함유한 보충제를 먹을 수도 있다. 하지만 장내 세균 에게 잘 맞는 음식을 먹지 않으면 프로바이오틱스가 우리에게 도움이 되기도 전에 죽을 테니 돈만 낭비하는 결과다. 프로바이오틱스를 먹지 않더라도 올바른 음식을 먹으면 유익균이 종종 장 속에서 저절로 자라기도 한다. 위까지 도달하지도 못할 프로바이오틱스를 먹기 전에 이런 것에 먼저 투자해야 한다. 즉, 유익균이 자라고 증식하는 데 도움 되는 음식인 프리바이오틱스 섬유와 저항성 전분에 초점을 맞춰야 한다.

프리바이오틱스

프리바이오틱스는 말 그대로 프로바이오틱스에 앞서 제공하는 것이다. 단순하게 말하면 장내 유익균이 좋아하는 음식이다. 장내 유익균은 프리바이오틱스를 먹으면 뷰티르산염 같은 짧은사슬 지방산을 만든다. 뷰티르산염은 뇌[15]와 장[16]을 강화한다. 프리바이오틱스는 수용성 식이섬유가 풍부한 채소인 고구마, 방울양배추, 아스파라거스에 많다. 커피와 초콜릿에도 소량의 프리바이오틱스가 들어있지만 오래 살려면 채소를 많이 먹는 편이 좋다. 여기에 프리바이오틱스를 별도로 섭취하면 된다.

2019년 〈란셋〉에 실린 논평에서는 프리바이오틱스를 섭취하면 '네 살인자'가 생길 위험이 크게 줄어든다고 증명했다.[17] 이 논평에서 프리바이오틱스를 가장 많이 섭취하는 사람은 심장 관련 사망 및 그 외 원인으로 인한 사망 위험도가 15~30% 줄었다. 뇌졸중으로 인한 사망 위험은 16~24%, 2형 당뇨병[18]과 대장암, 유방암[19]으로 인한 사망 위험은 19%나 감소했다. '네 살인자' 중 세 가지 주요 사망 원인의 위험이 줄어든다![20] 네 번째 살인자인 알츠하이머병의 경우는 프리바이오틱스가 장과 뇌의 염증을 줄이며, 뇌 면역세포인 미세아교세포의 염증도 줄인다.

또 다른 연구에서는 2형 당뇨병 환자에게 프리바이오틱스를 매일 10g, 혹은 20g씩 한 달 동안 먹였다.[21] 그러자 인슐린 저항성과 허리/엉덩이둘레 비율, LDL 콜레스테롤이 줄었다. 이 실험 결과 중 가장 중요한 것은 당화 알부민glycated albumin의 감소였다. 당화 알부민은 당과 세포 속 단백질이 교차 결합한 물질로, 당이 일으키는 손상을 직접적으로 나타내는 수치이다. 또 다른 논문은 프리바이오틱스가 당뇨병 환자가 아닌 사람에게도 같은 작용을 한다고 밝혔다.[22]

그러나 프리바이오틱스를 충분히 섭취하기 위해서 곡물, 콩과 식물legumes, 콩을 충분히 먹으라는 잘못된 조언도 듣게 된다. 물론 곡물이나 콩과 식물에는 대사에 좋은 영향을 미치는 프리바이오틱스가 들어있다. 하지만 동시에 렉틴lectin이라는 식물 방어물질도 함유하고 있다. 렉틴은 장 내벽을 손상하고 염증과 자가면역질환을 일으킨다.[23] 콩과 식물과 통곡물은 혈당 균형을 유지하는 데는 유익하지만 장을 파괴하고, 그 결과 면역계를 손상해서 장기적으로는 건강을 해친다.[24] 통곡물을 잘 소화할 수 있다고 생각해도, 곡물에 든 화합물인 밀배아응집소WGA가 장 내벽을 손상해서 작은 분자들이 혈액으로 흘러가도록 한다는 증거가 있다. 곡물과 콩과 식물을 먹으면 원하는 만큼 오래 살 수 없다. 그러나 식이섬유를 충분히 먹지 않아도 오래 살 수 없다. 이 문제는 수천 년 동안 딜레마였다.

다행히 이제는 기술의 발달로 양쪽에서 최상의 장점만 취할 수 있게 되었다. 현재 장내 미생물을 먹이는 가장 좋은 방법은 최소 10~30g의 프리바이오틱스 가루를 식사에 넣어 먹고 채소를 많이 먹는 것이다. 지난 18개월 동안 불릿프루프 팀과 만든 이너퓨얼 프리바이오틱스를 매일 50g 먹었다. 가끔은 아침에 마시는 커피에 타 마셨다. 그때 내 체지방은 14%에서 10.1%로 줄었다. 프리바이오틱스에 감사하는 바다. 이너퓨얼 프리바이오틱스의 재료 중에 아카시아 섬유가 있는데, 아카시아 섬유만 먹어도 충분하고, 구하기도 쉽다.

아직 과학은 인간이 장수하려면 프리바이오틱스를 얼마나 먹어야 하는지 알려주지 못한다. 정부 권고안은 1,000kcal당 14g으로, 하루에 약 30g을 먹어야 한다. 40년간 1천 명 이상의 남성을 추적 연구한 네덜란드의 한 연구는 프리바이오틱스를 하루에 10g씩 먹으면 전체 사망 위험이 9%까지 낮아진다고 주장했다.[25] 이스라엘의 또 다른 연구에 따르면, 프리바이오틱스를 하루에 25g 이상 먹은 사람은 그보다 적게 먹은 사람보다 전체 사망률이 43%나 줄어든 것으로 나타났다.[26] 이 연구에서는 프리바이오틱스를 하루에 10g씩 더, 총 35g씩 섭취하면 남성 사망률은 12%, 여성 사망률은 15% 줄었다고 보고했다. 또 다른 연구에서는 프리바이오틱스 섭취량을 하루 7g만 늘려도 심혈관계 질환을 9% 낮출 수 있다는 사실을 발견했다.[27]

요점은 프리바이오틱스의 적정 섭취량을 구체적으로 말하자면, '더 많이'라는 것이다. 채소를 하루 5~10회 먹는다면 프리바이오틱스를 정부 권고량만큼 섭취할 수 있다. 그러나 몸에 유익하다는 증거가 충분하기 때문에 나는 채소도 많이 먹고, 하루 50g의 프리바이오틱스도 식단에 추가했다. 이것은 내가 권장하는 업그레이드 방법으로, 결과는 확실하다.

단, 한 가지 예외는 있다. 대장에 있어야 할 미생물이 소장에서 과하게 증식하는 소장내 세균 과증식₍SIBO₎을 앓고 있다면 방법을 달리해야 한다. 이때는 섬유소가 없는 식단을 단기간 섭취해서 소장에 있어서는 안 되는 세균을 제거해야 한다. 그러므로 소장내 세균 과증식을 치료하기 전이라면 이 방법은 건너뛰도록 하자.

저항성 전분

앞서 프리바이오틱스의 장점 중 하나가 장내 미생물이 뷰티르산염을 생산하도록 돕는 것이라고 설명했다. 저항성 전분을 먹으면 장내 미생물이 더 많은 뷰티르산염을 만들게 할 수 있다. 몸에서 당류로 빠르게 전환되는 보통 전분과 달리 저항성 전분은 프리바이오틱스와 비슷한 특성을 보인다.[28] 저항성 전분의 이름은 소화에 '저항'한다고 해서 붙여졌다. 즉, 우리 몸은 이 전분을 분해할 수 없다. 저항성 전분은 소화되지 않은 채 위와 소장을 지나 온전한 형태로 결장까지 내려간다. 이때 저항성 전분은 프리바이오틱스로 작용한다.

저항성 전분에는 네 종류가 있다.

- RS1은 씨앗, 견과, 곡물, 콩과 식물 겉 부분의 코팅에 들어있다. 장내 미생물은 RS1을 좋아하지만 RS1은 장을 손상하는 렉틴이 함께 묶여있다.
- RS2는 그린 바나나와 생감자에 든 저항성 알갱이다.

- RS3는 전분이 많은 특정 식품, 예를 들어 하얀 감자(가짓과 식물이어서 장에 해롭다)나 흰쌀 같은 식품을 조리해서 식히면 생기는 저항성 전분이다.
- RS4는 인공 저항성 전분이다. 빵이나 케이크 같은 제조 식품이나 가공식품의 영양소함유표시에는 폴리덱스트린polydextrin이나 변성 전분modified starch으로 표시한다. 이것이 RS4다. 인공물이 항상 나쁘지는 않다. 저항 덱스트린이 2형 당뇨병을 앓는 여성의 인슐린 저항성을 개선하고 염증을 낮췄다는 논문도 있다.[29] GMO 원료가 없는지만 살피면 된다. 그렇지 않으면 RS4와 함께 글리포세이트를 먹게 될 것이다. 그러니 잘 살펴야 한다!

저항성 전분은 뷰티르산염을 만드는 일 이상을 한다. 저항성 전분은 유익균에게 주는 먹이지만, 동시에 '네 살인자'로부터 우리를 보호하기도 한다. 2013년에 발표한 논문을 보면, 저항성 전분을 먹은 쥐는 대장암과 관련된 손상 개수와 손상 크기가 줄었다. 저항성 전분은 암으로 발전할 가능성이 있는 세포를 죽이고, 암 때문에 생긴 전신 염증을 줄였다.[30] 또한 인슐린 저항성을 낮추는 데에도 도움이 되었다. 저항성 전분은 소화되지 않으므로, 섭취해도 혈당과 인슐린 농도가 높아지지 않는다. 2012년에 발표한 논문은 저항성 전분을 매일 15~30g씩 4주간 섭취한 비만 남성은 저항성 전분을 먹지 않은 대조군보다 인슐린 감수성이 높아졌다고 밝혔다.[31] 인슐린 저항성의 반대 개념인 인슐린 감수성은 장수에 아주 중요하다.

저항성 전분을 먹으면 몸무게 조절에도 유리하다. 한 논문에서는 저항성 전분으로 만든 팬케이크를 먹은 여성이 저항성 전분이 없는 팬케이크를 먹은 여성보다 식사 후 더 많은 체지방을 연소했다고 보고했다.[32] 유익균이 대사 과정에 영향을 미쳐서 몸무게 조절에 중요한 역할을 한 것이니 놀랍지는 않다. 비만인 사람과 날씬한 사람은 장내 미생물의 종류가 다르다는 사실은 오래전에 알려졌다.[33] 비만인 사람은 날씬한 사람보다 퍼미쿠테스균Firmicutes이 더 많고 박테로이데테스균Bacteroidetes은 더 적었다.[34] 쌍둥이 한쪽이 비만이고 다른 한쪽은 날씬한 경우에도 이런 관계는 사실로 나타났다.[35]

박테로이데테스균을 영양보충제 형태로 구매할 수는 없다. 대신 폴리페놀이 많은 향신료와 채소를 먹으면 폴리페놀을 좋아하는 박테로이데테스균을 더 많이 키울 수 있다. 폴리페놀이 많은 식단을 먹으면 박테로이데테스균이 장 속에서 자라면서 증식한다. 보통 채소의 색이 선명할수록 폴리페놀이 더 많다. 짙은 녹색, 짙은 빨간색, 보라색, 주황색, 밝은 노란색을 띠는 채소는 모두 폴리페놀 함량이 높다. 커피, 차, 다크초콜릿, 신선한 허브와 향신료도 우수한 폴리페놀 공급원이다.

장내 미생물은 단식유도 지방인자FIAF라는 호르몬을 만들어서 몸무게에도 영향을 미친다. 이 호르몬은 몸이 지방을 저장하는 대신 연료로 태우게 한다. 단식유도 지방인자 생성을 늘리려면 세균에게 전분과 당을 주지 않고 굶겨야 가장 좋다. 세균이 '배고파지면' 더 많은 단식유도 지방인자를 만들어내고, 그러면 더 많은 지방을 태우게 된다. 노화를 막기 위해 종종 단식하는 일이 중요한 또 다른 이유다.

◀ 세균 연료와 장 내벽

장내 미생물은 대부분 점막으로 이루어진 장 내벽을 따라 자리 잡고 있다. 장 내벽은 소화관 속 내용물에서 위험한 미생물이 혈액으로 흘러 들어가지 않도록 방어벽을 만들어서 몸을 보호한다. 몸이 정상적인 상태라면 장 내벽은 영양소를 흡수하고 질병을 일으키는 병원체는 내보낸다.

장내 미생물은 장 내벽이 튼튼하게 유지되도록 돕는다. 장내 미생물이 프리바이오틱스나 저항성 전분을 먹고 만드는 뷰티르산은 장 내벽을 감싸는 세포의 연료가 된다. 그러면 장 내벽은 튼튼하고 건강하게 유지되고 장 누수 증후군이 생기는 일을 예방한다. 장 누수 증후군은 장 내벽에 미세한 구멍이 생겨 장 속 내용물이 장벽 사이로 '새어나가' 혈액으로 흘러 들어가는 질병이다.

장 누수 증후군에 걸리면 장에 있는 단백질이 혈액으로 새어 나가 알레르기나 자가면역 공격을 일으킬 수 있다. 혈액에 있어서는 절대 안 될 세균과 세균이 만든 신경독소인 리포폴리사카라이드lipopolysaccharides, LPS도 흘러 들어갈 수 있다. 일단 이런 물질이 혈액으로 흘러들면 간이나 신장, 심장 등의 장기에 영향을 미쳐 전신에 걸친 염증과 질병을 일으킬 수 있다.[36] 장 누수 증후군은 여러 질병 중에서도 자가면역질환, 1형 당뇨병, 염증성 장 질환, 셀리악병, 다발성 경화증, 천식과 연관성이 있다.[37] 장 누수 증후군 때문에 생기지만 심각성이 낮고 더 흔한 질병으로는 여드름, 주사, 위통, 두통, 피로감이 있다. 사실 나는 리포폴리사카라이드가 염증과 염증으로 일어나는 노화의 주요 원인이라고 생각한다. 리포폴리사카

라이드는 장에서 생성되는 양과 혈액으로 새어 나가는 양 모두 반드시 줄여야 한다.

장 내벽을 보호하려면 유익균이 먹고 번성할 수 있는 음식을 주어야 한다. 2018년 〈숙주세포와 미생물Cell Host & Microbe〉에 발표된 논문에서는 건강한 장 내벽을 유지하는 유익한 장내 미생물, 특히 비피더스균은 식이섬유를 먹는다고 밝혔다.[38] 이 실험에서 식이섬유가 적게 든 먹이를 먹은 쥐는 단 3일 만에 장 내벽 점막에서 누수를 일으켰다. 식이섬유가 결핍된 쥐는 이후 정상적인 먹이를 먹은 쥐에게 장내 미생물을 이식받은 후, 건강한 점막에 꼭 필요한 보호막을 다시 만들었다.

나중에 비피더스균에 필요한 프로바이오틱스 보충제를 먹은 후에는 장 점막이 다시 자랐지만, 장 내벽의 누수 증상은 회복할 수 없었다. 그러나 이눌린inulin이라는 프리바이오틱스를 먹이와 함께 주자 장 누수가 회복되었다. 과학자들은 장 내벽이 적절한 기능을 하려면 비피더스균이 필요하며, 비피더스균이 자라고 증식하려면 프리바이오틱스가 필요하다는 결론을 내렸다.

이것은 대단한 성과다. 세균과 독소가 장에서 몸의 다른 부분으로 이동하는 현상은 현대인들의 가장 중요한 노화 원인이자 예방할 수 있는 원인이다. 빠른 노화를 일으키는 만성 염증을 촉진하거나 악화시킬 수 있고, 정신건강 문제도 일으킬 수 있다. 장 건강과 뇌 건강이 밀접하게 연관되어 있기 때문이다. 장과 뇌는 장-뇌 축을 통해 화학 신호를 주고받으면서 계속 대화한다. 최근 몇 년 동안 연구가 급증하면서 장에서 일어나는 일과 다양한 감정이나 행동 장애 사이에 강력한 연관성이 드러났다.[39] 여기에는 우울증,[40] 자폐증,[41] 신경퇴행성 질환까지 포함된다.

2018년에 발표한 일본 논문에 따르면, 우울증 환자의 분변성 세균을 쥐의 장에 이식했더니 쥐가 우울증 증상을 보였다.[42] 또 다른 최근 논문을 보면 장내 미생물은 스트레스를 받는 동안 특정 뇌 영역을 활성화했다. 과학자들은 건강한 여성 40명의 분변 표본을 분석해서 이들을 장내 미생물 구성에 따라 두 집단으로 나누었다. 그리고는 부정적인 이미지를 보여주면서 뇌의 반응을 관찰했다. 연구 결과, 부정적인 이미지를 보는 동안 뇌의 어느 영역을 가장 활성화할지 결정하는 것은 다름 아닌 마이크로바이옴의 지배적인 세균 종인 것으로 나타났다.[43]

분명히 장-뇌 축에는 현재 우리가 밝혀낸 것보다 더 많은 사실이 숨겨져 있을 테고, 나는 이런 연구에 관심이 많다. 스트레스가 장에 직접 영향을 미친다는 사실을 우리는 이미 안다. 한 논문은 실험대상자를 스트레스 요인에 노출하면 실제로 마이크로바이옴 구성이 바뀌며, 유익균한 종이 줄어들고 상대적으로 병원성 세균이 번성한다는 사실을 보여주었다.[44] 이런 변화는 심한 스트레스를 받는 사람이 염증성 장 질환, 과민성 대장증후군irritable bowel syndrome, 위-식도 역류질환gastroesophageal reflux disease 같은 소화기질환을 일으킬 확률을 높인다.[45] 스트레스가 당신의 장에 영향을 미친다고 생각해본 적 있다면, 그 생각이 옳았다.

장은 뇌를 변화시킬 힘이 있고, 뇌도 장을 변화시킬 힘이 있다. 우리의 노화 과정도 바꿀 수 있다. 수천 년 동안 우리는 장 속에서 벌어지는 일을 알 수 없는 수수께끼라고만 여겼다. 그러나 신기술과 컴퓨터 기술 덕분에 더 이상은 그렇지 않다.

◀ 수면을 추적하듯 장을 추적하라

장을 치료해야 할지, 한다면 어떻게 치료할지 알아내는 최선의 방법은 장 속에서 정확하게 무슨 일이 일어나는지 알아내는 것이다. 지금 당장 알아내는 가장 효율적인 방법은 바이옴사를 이용하는 것이다. 바이옴사에서는 미국 국방성이 생물학전에 대응하기 위해 개발한 기술로 장 속에서 일어나는 일을 분석한다. 분변을 묻힌 면봉을 바이옴사로 보내면 그 속에 있는 모든 미생물 종류는 물론, 각각의 종이 만드는 화합물을 분석해서 각 미생물이 얼마나 활성화됐는지도 알 수 있다.

장내 미생물을 확인하는 일도 중요하지만, 장내 미생물의 기능을 이해하는 것이 더 중요하다. 장내 미생물은 노화 속도에 영향을 미치는 수천 가지 화합물을 만든다. 바이옴사는 미생물이 발현하는 유전자를 분석해서 장내 미생물이 만든 화합물의 종류와 우리 몸속 생태계에서의 역할을 확인한다.

살아있는 모든 생물은 DNA에서 RNA를 만든다. 바이옴사는 분변 표본에 있는 모든 RNA 서열을 조사한다. 이 방법으로 장 속에 살아있는 미생물, 즉 세균, 바이러스, 박테리오파지, 고세균, 진균, 효모, 기생충 등을 확인하고, 종과 균주의 수를 정량화할 수 있다. 최종 결과는 이전에는 알 수 없었던 장내 마이크로바이옴의 고해상도 풍경이다.

바이옴사는 이 정보를 인공지능 기술로 분석해서 보고서를 만든다. 보고서에는 유익한 장내 미생물을 증식시키기 위해 무엇을 먹어야 하는지, 장내 미생물의 불균형을 초래하는 음식은 무엇인지 기록한다. 바이옴사 보고서를 바탕으로 장내 마이크로바이옴이 해로운 대사물질 생산을 최소화하고, 유익한 대사물질 생산을 극대화하도록 미세조정할 수 있다. 이보다 더 강력한 노화 예방 전략은 상상하기 어렵다.

(알림: 나는 바이옴사의 자문위원으로 합류했다. 이십 년 동안 연구하면서 장 속에서 무슨 일이 일어나는지 세세하게 알려줄 수 있는 실제 기술을 처음으로 찾았기 때문이다. 바이옴사의 기술은 빅데이터를 통해 장이라는 블랙박스 속을 들여다볼 수 있게 해주는, 세상을 바꾸는 기술이다.)

바이옴사 보고서가 당신의 예산에서 벗어나거나 개인 맞춤 식단이 필요 없다고 생각할 수 있다. 그렇다면 유해균을 굶기고 유익균을 번성하게 하는 최고의 방법은 식단을 정리하는 일이다. 즉, 다음과 같은 일을 한다는 뜻이다.

- 곡물, 콩과 식물, 가짓과 채소를 먹지 않는다. 이 식품들은 장 누수 증후군이 생기는 원인이다.
- 설탕을 먹지 않는다. 장 건강을 위해 단 한 가지만 하겠다면 설탕을 먹지 말아야 한다. 유해균은 설탕을 사랑한다. 과량의 설탕은 소장내 세균 과증식과 칸디다 증식의 주범이다.
- 산업적으로 비육장에서 키운 육류는 먹지 않는다. 이런 가축은 항생제와 먹이에 든 글리포세이트를 먹으며 자란다. 이런 육류는 당신의 장을 망치고 장내 미생물을 해친다.
- 장내 미생물에 프리바이오틱스를 아주 많이 먹인다. 폴리페놀이 풍부하게 든 다양한 채소를 먹고, 커피와 차를 마시며, 프리바이오

틱스를 최소한 10g씩 더 먹는다. 나는 불릿프루프 이너퓨얼 제품을 하루 50g씩 먹고 있으며, 아카시아 식이섬유를 먹어도 좋다.

- MCT 오일을 식단에 넣는다. 코코넛 오일에 든 포화지방산은 항진균성, 항균성, 항바이러스성 특성이 있다. 보통의 MCT 오일보다는 케톤 농도를 높이는 브레인 옥테인 오일을 추천한다.
- 목초를 먹고 자란 콜라겐 단백질을 먹는다. 콜라겐은 장 내벽을 유지하도록 돕기 때문에 장 누수 증후군을 예방하고 영양소를 더 쉽게 흡수할 수 있다.[46] 사골 육수처럼 콜라겐이 풍부한 음식을 먹어야 한다. 목초를 먹고 자란 콜라겐 단백질 가루를 스무디나 방탄커피에 타서 마셔도 좋다.

내 바이옴사 보고서에는 좋은 소식과 나쁜 소식이 모두 있었다. 항생제를 끊은 지 오래됐는데도 여전히 내 몸은 항생제 노출 후유증에서 회복하는 중이었다. 항생제를 너무 많이 먹었기 때문에 내 세균 유전자에는 내성이 있는 균주가 다섯 종류나 됐다. 또 인간 DNA 양도 늘어난 상태였다. 좋은 이야기 같지만, 사실은 장 내벽이 필요이상으로 빠르게 뒤바뀌면서 염증을 일으킨다는 뜻이다. 마지막으로, 내 신진대사 적합도는 '평균'이었다.

보고서를 본 뒤에야 내가 여행할 때마다 채소를 충분히 먹지 않는다는 사실을 발견했다. 그래서 여행 시 휴대할 수 있는 프리바이오틱스 혼합물을 만들었다. 석 달 동안 프리바이오틱스 혼합물을 먹은 뒤에는 바이옴사 보고서의 결과가 바뀌었다. 염증은 하위 27%로 낮아졌고, 신진

대사 적합도는 '평균'에서 '높음'으로 바뀌어서 상위 18%까지 올라갔다. 세균 다양성에서도 아주 낮은 수준인 48종에서 높은 수준인 196종까지 높아졌다. 장을 바꾸는 일이 180세까지 장수하는 목표에 이미 도움이 되고 있다고 나는 확신한다.

노화를 되돌리고 싶은가?
그렇다면 지금 당장 아래 사항을 실천하라!

- 프리바이오틱스와 저항성 전분, 폴리페놀 섭취량을 더 늘리고 설탕은 먹지 마라. 이것만으로도 장내 마이크로바이옴의 균형을 이루는 긴 여정을 시작하게 될 것이다.

- 소화기질환을 앓고 있다면 발효식품은 먹지 마라. 여기에는 요구르트, 사워크라우트, 콤부차가 해당한다. 섭취를 중단하고 소화기질환에 차도가 있는지 관찰한다. 히스타민 과민증이 있을 수도 있다.

- 장 속에서 무슨 일이 일어나는지 알고 싶다면 바이옴사를 통해 분변 표본을 분석해본다. viome.com/superhuman으로 들어가면 독자에게 비용을 할인해준다.

- 에버리웰사처럼 평판 좋은 회사를 통해 집에서도 검사할 수 있다. 에버리웰사는 식품 감수성부터 갑상선, 염증, 다양한 호르몬 검사까지 모든 정보를 제공한다. 모두 가치 있는 정보다!

제3부

신처럼
치유하라

SUPER
HUMAN

불에 회의적이었던 원시인 토그와 신기술을 포용한 토그의 친구를 기억하는가? 원시인들은 자연스럽게 일어난 산불에서 불을 처음 보았겠지만, 그리스 신화에 따르면 타이탄이자 지식의 수호자인 프로메테우스가 인류에게 불을 선물했다고 한다. 프로메테우스는 인류가 발전할 수 있도록 신들에게서 불을 훔쳐 인간에게 주었다.

새로운 지식을 나눌 때는 언제나 반발이 일어나기 마련이다. 신들의 왕인 제우스는 프로메테우스의 행동에 제대로 열 받았다. 제우스는 프로메테우스를 벌하기 위해 바위에 묶고 독수리를 보내 매일 간을 쪼아 먹게 했다. 불멸의 신인 프로메테우스의 간은 그때마다 끝없이 재생되었다. 신이 내린 끝없는 고통과 괴로움은 혹독하지만, 이 책의 주요 주제인 혁신과 재생을 하나로 엮은 매혹적인 신화다. 다행스럽게도 현대의 노화 예방 과학자들은 간을 쪼아 먹는 독수리를 마주할 필요가 없다. 그 대신 가장 중요하고 필연적인 진전을 가로막는 반대론자와 규제기관을 끝없이 상대해야 한다.

내 몸이 제 기능을 되찾은 후, 나는 몸의 재생을 촉진해서 새로운 수준의 젊음을 얻는 쪽으로 관심을 돌렸다. 프로메테우스의 간처럼 다시 생기지는 않더라도 최소한 청년 수준은 되길 바랐다. 젊은이들은 활성을 띤 줄기세포와 성장 인자가 풍부해서 나이 든 사람들보다 상처와 매일 생기는 작은 손상에서 훨씬 더 효율적으로 회복한다. 이는 노인들이 겪는 통증과 아픔이 더 악화되기만 하고 절대 사라지지 않는 많은 이유 중 하나다.

모든 능력이 온전한 상태로 180세까지 살려면, 무슨 수를 써서라도 내 몸의 회복 메커니즘을 향상해야 했다. 재생 능력을 향상하기 위해 내가 시험한 방법 중에는 규제기관의 승인을 받지 못한 것도 있다. 너무나 새로운 기술이라 대다수는 규제 기준조차 없다. 처음에는 납득이 어려울 정도로 비싼 기술도 있었지만 가격은 빠르게 낮아지고 있다. 모든 치료법에는 위험이 따르며, 이 점은 의사의 진료도 마찬가지다. 존스홉킨스대학교의 조사에 따르면 의료 과실은 주요 사망 원인 중 세 번째를 차지한다.[1] 즉 의료 과실은 '네 살인자'와 동급이라고 평가할 수 있다. 내가 새로운 치료법들을 시도하기로 마음먹은 이유는 과학적 증거가 잘 갖춰졌기 때문이다. 나는 위험과 내가 누릴 수 있는 보상을 비교한 뒤, 위험을 감수하기로 했다. 교환대상으로 주어질 보상이 가치 있었기 때문이다.

개인에 따라 위험 한계치는 다르고, 각자 예산도 다르다. 그래서 이 책에 위험이 적고 비용도 적게 드는 치료법을 싣고자 노력했다. 그러니 당신도 똑같은 혜택을 누릴 수 있을 것이다. 하지만 슈퍼 휴먼이 되는 일은 프로메테우스와 불의 유용성을 처음 받아들였던 원시인이 그랬듯이 미지의 영역을 탐험한다는 뜻이다. 내가 십 대와 같은 치유력을 얻기 위해, 그리고 언젠가는 신과 같은 재생력을 얻기 위해 사용하는 방법을 소개하려니 몹시 흥분된다. 과연 어디까지 시도하는가는 전적으로 당신에게 달려있다.

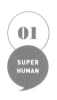

젊은 세포와
흡혈귀의 피

노화 예방 비영리단체에서 일하면서 줄기세포치료 논문을 수년 동안 탐독했다. 어떻게 해서든 줄기세포치료를 받고 싶었다. 어린 시절에 생긴 오래된 상처들은 삼십 대 초반까지도 나를 괴롭혔다. 당연히 내 몸을 치유하고 재생할 새로운 방법을 찾고 싶었지만, 십 년 가까이 돌파구를 찾지 못했다. 당시 줄기세포치료는 비용이 많이 들었다. 최고 15만 달러까지 들었고 바다를 건너는 여행 경비는 별도였다. 프로 운동선수 정도는 돼야 생각해볼 만한 금액이었다.

상황이 이렇게 된 것은 대부분의 최첨단 줄기세포 치료법이 미국 외의 국가에서 연구되었기 때문이다. 1980년대 과학자들은 원래 8세포기의 인간 배아에서 줄기세포를 만들어 연구했다. 이는 태아를 대상으로 한 실험이라는 측면에서 엄청난 논란을 불러 일으켰다. 미 정부는 줄기세포 연구 대부분을 금지했고, 성인의 몸에서 줄기세포를 구할 수 있어도 예외 없이 금지했다. 당시 우리는 성체줄기세포에 대해 몰랐다.

확실하게 말해두겠다. 내가 받은 치료는 배아줄기세포embryonic stem cell와는 전혀 상관없는 치료법이다. 지금은 환자 본인에게서 얻은 성체줄기세포adult stem cell를 사용한다. 건강한 임신부의 태반이나 탯줄 조직에서 줄기세포를 얻기도 한다. 태반과 탯줄은 그 치유력을 알기 전까지는 모두 쓰레기로 소각했다. 현재 미국에서는 특정 줄기세포 치료법만이 합법이며, 다른 국가보다 치료법의 효율이 낮고 비용은 더 비싸다. 물론 악당을 찾으려는 규제기관의 노고에는 감사를 표한다. 하지만 교회나 특정 의사, 규제기관의 지지와는 상관없이, 내게는 내 몸에 무엇을 할지 선택할 기본 권리가 있다. 내 몸은 내가 선택한다.

◀ 세포의 첫 번째 응답자

줄기세포가 왜 이렇게 중요한 걸까? 줄기세포는 몸에 있는 숙련된 재생세포다. 우리 몸의 많은 조직에는 줄기세포가 있다.

줄기세포는 분화능, 즉 다른 세포로 바뀌는 능력에 따라 구분한다. 매우 복잡하지만 간단하게 줄기세포를 구조화하자면, 전능성Totipotent 줄기세포, 만능성Pluripotent 줄기세포, 다능성Multipotent 줄기세포로 나뉜다. 전능성 줄기세포는 한 개체를 형성할 수 있는 분화능을 말하며, 여기선 논외로 한다. 만능성 줄기세포는 자기 재생 능력에 한계가 없고, 어떤 종류의 세포로든 분화할 수 있다. 만능성 줄기세포인 배아줄기세포는 태아가 아니라 수정한 지 며칠 지난 배아의 세포로, 분열해서 어떤 세포든 될 수 있다. 다능성 줄기세포는 성체 줄기세포라고도 하며, 이미 특정 기능을 하도록 분화된 세포로서 인체의 모든 장기에 존재한다. 예를 들어 성체 면역줄기세포는 근육 세포나 뉴런 같은 신경 세포로는 바뀔 수 없지만, 다양한 면역세포로는 바뀔 수 있다. 물론 이 법칙을 깨트리는 방법이 이미 밝혀졌지만 상세한 설명은 나중에 하기로 한다.

과학자들은 60년 전에 골수에서 줄기세포를 발견했다. 이후 40년 동안 골수를 이용한 줄기세포 이식을 통해 특정 암이나 생명을 위협하는 질병을 치료해왔다. 상대적으로 최근에서야 심장과 뇌에도 전용 줄기세포가 있다는 사실을 알았다. 줄기세포는 엉큼하다. 나이 들어서 새로운 세포를 키워야 하거나 손상이 일어나서 활성을 띠기 전까지는 오랫동안 분열하지 않고 숨어있기 때문이다.

줄기세포의 임무는 자신이 속한 조직을 유지하고 회복하는 것이다. 현장에 나타나서 상황을 파악하고 개선을 위한 행동을 지시하는 컨설턴트와 비슷하다. 상처가 치유되거나 조직이 재생되는 일들이 바로 줄기세포가 지휘한 일이다. 결과적으로 줄기세포의 기능은 총체적인 건강과 장수에 깊이 관여한다. 몸속 조직이 계속 재생되려면 건강한 줄기세포가 넉넉히 있어야 한다. 하지만 나이 들수록 줄기세포 예비량이 점차 줄어든다. 예비 줄기세포가 적으면 죽은 세포의 자리는 저절로 메워지지 않는다. 몸은 스스로 치유하는 능력을 잃고, 손상된 조직은 악화된다. 이 상황을 줄기세포 소진이라고 하며, 노인들의 상처가 젊을 때처럼 빨리 회복되지 않는 일반적인 원인이다.

여기에 더해 줄기세포 자체도 노화의 징후를 보이기 시작한다. 줄기세포는 이전처럼 효율적으로 죽은 세포를 대체하지 못한다. 이것은 단순한 문제가 아니다. 몸이 스스로 효율적으로 치유할 수 없으면 우리를 노화하게 하는 통증이 계속될 뿐이다. P 물질이 어떻게 염증을 일으켰는지를 떠올려보라. 줄기세포 소진은 통증을 일으키며 P 물질 농도를 높여서 염증을 일으킨다. 그 결과 우리는 더 노화한다.

줄기세포는 주로 피하지방과 골수에 들어있다. 의사는 몸에서 지방이나 골수를 조금 채취해서 줄기세포를 뽑아내고, 다시 몸속에 집어넣는다. 그러면 줄기세포는 염증을 가라앉히고 치유를 돕는다. 당연히 적극적인 노화 예방 전략에는 반드시 줄기세포 치료법이 포함되어야 한다. 나 역시 그렇게 하고 있다. 그러나 몸에서 뽑아냈다가 다시 집어넣어서 신처럼 젊음을 증진할 수 있는 세포나 화합물이 줄기세포뿐만은 아니다. 젊을 때 혈액 속에 풍부하게 들어있던 몇 종류의 세포와 성장 인자 농도를 최첨단 치료법으로 증가시키면, 노화를 회복하는 가장 효과적인 방법이 될 수 있다.

나는 미국에서 경험 많은 줄기세포 전문의를 여러 해 동안 수소문했다. 마침내 2015년에 한 친구가 해리 애덜슨 박사를 소개해주었다. 애덜슨 박사는 노화와 함께 자주 찾아오는 통증 치료에 줄기세포 치료법을 적용한 얼리 어댑터이다. 그는 오랫동안 농부, 목장주, 석유업계 노동자, 프로 로데오 선수들을 치료해왔다. 이들은 몸 전체에 관절염이 있는 경우가 많고, 일을 계속하거나 은퇴하려면 상처를 치료해야 한다. 애덜슨 박사는 한 번 치료할 때 줄기세포를 몸의 여러 곳에 주입하는 치료를 자주 시행한다.

대부분의 줄기세포 치료는 환자의 지방이나 골수 중 한쪽에서 뽑은 줄기세포를 사용한다. 하지만 애덜슨 박사는 지방과 골수에서 뽑은 줄기세포를 섞어 쓰는 쪽을 선호한다. 그는 골수에서 뽑은 줄기세포를 줄기세포계의 일꾼이라고 부른다. 지방에서 뽑은 것처럼 양이 많지는 않지만, 효능이 강력하며 유익한 성장 인자가 많이 들어있다. 지방을 저장하는 지방조직은 줄기세포가 풍부하지만 골수보다 성장 인자가 적다. 골수와 지방 두 곳의 줄기세포를 섞어서 치료하면 양쪽의 장점을 모두 누릴 수 있다.

치료대에 엎드리자 애덜슨 박사는 내 허리의 군살에 맞춰 연고를 발랐다. 이 부분은 지방이 가장 많이 축적되는 부위로 줄기세포가 풍부하다. 내가 들은 말 중 가장 듣기 좋았던 말도 해주었다. "데이브, 지방은 더 빼지 않는 게 좋겠군요. 이 정도면 양을 간신히 맞추겠어요." 그러더니 국소 마취제를 주사하고 지방흡입술로 살아있는 줄기세포가 든 지방을 몇십 그램 빼냈다.

나는 시술 과정을 페이스북 라이브스트림으로 찍었다. 셀피 모드로 찍어서 내가 보지 못하는 모든 과정을 볼 수 있었다(나는 고개를 높이 들고 이불을 이용해서 엉덩이가 보이지 않게 특별히 주의를 기울였다). 애덜슨 박사는 마치 스테이크를 부드럽게 만드는 것처럼 보였는데, 나는 아무 느낌도 없었다. 몇 분 동안 이어진 시술 과정에서 커피 한 컵 분량의 지방을 빼냈다.

다음에는 골수에서 줄기세포를 빼낼 차례였다. 이 시술은 아플 수 있다고 들어서 조금 긴장했는데, 실제로 해보니 생각만큼 아프지는 않았다. 내가 완전히 마취됐는지 확인한 뒤 엉덩이 윗부분을 작게 절개하자 압박감이 느껴졌다. 이어 텅, 텅 하고 망치가 내 뼈를 내리치는 소리가 들렸다. 거짓말은 하지 않겠다. 불편하고 소름이 돋았지만 내가 행복하게 오래 살기를 얼마나 간절하게 원하는지를 스스로 되뇌었다. 듣던 것만큼 아프지는 않았고, 보통 뼈에서는 소리나 진동이 그다지 생기지 않기 때문에 기분이 좀 이상할 뿐이었다.

이 작업은 빨리 끝났다. 애딜슨 박사는 내 지방과 골수를 원심분리기에 넣고 돌려서 줄기세포를 추출했다. 그는 기쁘게도 내 골수가 짙은 노란색이며 평균보다 줄기세포가 더 많다고 했다(골수는 목초를 먹고 자란 소 버터와 색이 비슷했다. 먹는 음식을 그 사람을 그대로 보여준다).

나는 이것이 그동안 내가 노화를 회복하기 위해 노력한 결과라고 생각한다. 줄기세포 치료를 하기 전에 나는 업그레이드랩스사가 만든 애트모스피어릭 셀 트레이너라는 기구에 많은 시간을 투자했다. 이 기계는 세계 최초의 바이오해킹 기구로, 제트 전투기의 조종석처럼 생겼다. 기구 안에 앉아있으면 대기압이 해수면 수준에서 에베레스트 산 수준까지 빠르게 낮아졌다가 다시 해수면 수준으로 돌아온다. 그러면 몸의 모든 세포가 늘어났다가 줄어들면서 순환에 영향을 미친다. 아마 줄기세포에도 영향을 미치는 것으로 보인다.[1]

내가 평균보다 줄기세포를 많이 가진 것은 애트모스피어릭 셀 트레이너 기구 덕분일까? 아니면 미토콘드리아의 기능을 돕는 일을 매일 실천했기 때문일까? 그것도 아니면 명상 때문일까? 사실 누가 정확한 답을 알까 싶다. 다만, 지난 십 년 동안 컴퓨터 기술 발달과 학문 분야 간의 정보 공유로 인체를 이해하는 데 큰 진전이 있었다는 것은 분명하다. 비록 인체는 여전히 블랙박스이긴 하다. 기능은 알지만 작동 원리를 이해할 수 없는 복잡한 기계 장치 말이다. 나 같은 바이오해커에게 블랙박스는 시스템이다. 그 안에서 일어나는 모든 일을 알 필요는 없다. 내가 아는 것은 블랙박스에 무언가를 넣을 수 있고, 그러면 뭔가 다른 것이 튀어나온다는 사실이 전부다.

학자와 기술자들이 블랙박스를 분해해서 모든 구성 요소를 이해하려 할 때, 해커는 "알게 된 사실을 가르쳐주세요. 그동안 저는 박스에서 원하는 게 나올 때까지 이것저것 바꿔볼게요"라고 말하는 사람이다. 이것이 현재 노화 예방 기술이 처한 상황이며, 이후 50년은 더 지속될 상황이다. 언젠가는 누군가가 아원자 입자와 전자 흐름 수준까지 밝혀낼 것이다. 내 목표는 그 지식을 활용할 수 있을 때까지 오래 살아있는 것이다. 그러면서 지식의 활용에 이바지할 수 있다면 더 좋겠다.

애덜슨 박사는 모든 처리 과정을 마친 줄기세포를 내 몸에 다시 주입했다. 3D 엑스레이 기계를 이용해서 정확한 위치에 주입하는지 확인하면서, 오래된 상처에 줄기세포를 넣는 데 집중했다. 뚱뚱한 열아홉 살 축구 선수였던 나는 공을 막으려고 몸을 날리다가 오른쪽 어깨로 땅에 떨어진 적이 있었다. 내 오래된 상처는 그때 생긴 상처였다. 어깨에 회전근개 손상을 입고 오랫동안 등 위쪽 통증에 시달렸다.

생생한 줄기세포가 많았으므로 얼굴에도 줄기세포를 주입해서 피부에 콜라겐과 엘라스틴$_{elastin}$을 풍부하게 만들고, 생식기관에도 주입했다. 발기부전을 겪은 적은 없지만, 발기부전은 흔히 일어나는 대표적인 노화 증상이다. 줄기세포 치료는 혈류량을 늘리고 신경 반응을 높여서 전체적인 상태를 유지하는 데 도움이 된다. 이 치료로 내가 180세가 되더라도 파란 알약을 먹게 될 일이 없기를 바랐다.

한편, 아내 라나가 치료 과정을 모두 지켜보았다. 의료 과정을 평가하는 데 뛰어난 의사이자 나처럼 젊어지는 데 관심이 많은 아내도 같은 치료를 받기로 했다. 라나도 치유해야 할 오래된 상처가 많았다. 여덟 살 때 9m 높이의 나무에서 등으로 떨어졌고, 2년 뒤에는 공사장 2층에서 놀다가 친구가 실수로 창문 쪽으로 밀어서 떨어지고 말았다. 이후 라나는 40년 동안 목에 통증을 달고 살았고, 목을 자유롭게 움직이지도 못했다.

또한 라나는 줄기세포를 클리토리스와 자궁벽 상부에 주입하는 여성 성 건강 치료도 받기로 했다. 대부분 여성은 나이 들거나 아이를 낳으면 세포가 탈락하면서 조직이 얇아지고 성적 만족감이 줄어든다. 줄기세포 치료는 이 조직을 재생한다. 라나는 치료 후 며칠 만에 목 통증이 완전히 사라지고, 성인이 된 후 처음으로 목을 자유자재로 돌릴 수 있었다. 내 어깨와 등 통증도 사라졌다. 정말 놀라웠다.

치료 효과에 너무나 감동한 나는 친척들에게 애덜슨 박사를 추천했다. 이 중에는 심장 판막 손상으로 수술 날짜를 잡은 친척도 있었다. 이 친척은 노화 예방 목적과 수술 준비 단계로 자신의 줄기세포를 꺼내서 정맥주사로 몸에 다시 집어넣었다. 며칠 뒤 수술 전 심장 스캔을 받으러

가자, 주치의가 "심장에는 아무 이상이 없습니다. 사라졌어요. 수술할 필요가 없습니다."라고 말했다.

얼마 뒤에는 내 어머니가 넘어지면서 안경이 깨지는 바람에 눈 바로 아래에 상처가 났다. 여덟 바늘이나 꿰매야 했고 커다란 흉터가 뚜렷하게 남았다. 나는 석 달 뒤에 어머니와 아버지에게 줄기세포 치료를 선물했다. 두 분은 정맥주사로 줄기세포를 주입해서 염증이 일어나는 조직에 줄기세포가 갈 수 있도록 했다. 어머니의 눈 밑 상처는 아주 빠르게 줄어들었고, 지금은 상처가 거의 보이지 않는다. 일흔 살에 가까운 여성의 흉터가 마법처럼 치유되었으니, 신과 같은 치유력에 점점 가까워지고 있다고 할 수 있겠다.

◀ 몸 전체를 줄기세포로 새롭게 구성하라

나는 항상 내 경험을 업그레이드하고 그 경험을 책을 통해 모두와 공유하길 바란다. 그래서 최근 애덜슨 박사를 다시 찾아가 그가 개발한 전신 줄기세포 충전치료를 받았다. 사실 나는 지구에서 최고 수준의 전신 줄기세포 충전치료를 받은 최초의 사람이다. 이 치료를 받기 위해 정맥주사로 진정제를 투여받았다. 뇌와 간에 부담을 주는 약물을 사용하는 보통의 마취와는 약간 다르다. 정맥주사를 통한 진정제 투여는 대장내시경이나 특정 치과 치료를 할 때도 흔히 사용한다.

그는 다시 한번 내 골수와 지방조직에서 줄기세포를 꺼내 섞은 뒤 내 몸에 주입했다. 하지만 이번에는 엑소좀exosome 을 줄기세포와 함께 넣었다. 엑소좀은 액체가 가득 든 주머니로, 이 소낭에는 줄기세포가 만든 성장 인자가 들어있으며 실험실에서 배양한 탯줄줄기세포에서 만든다. 스트레스가 가해지는 배양액에 있으면 탯줄줄기세포는 자신의 몸이 위협받는다고 생각한다. 그러면 위협이 무엇이든 간에, 싸움에 도움이 될 성장 인자가 가득 든 소낭을 만들어 내보낸다.

엑소좀은 줄기세포의 유효성분으로, 줄기세포를 짜서 걸러낸 줄기세포 주스라고 생각하면 된다. 새로운 조직과 혈관의 성장을 촉진하고, 염증을 통제하며, 감염과 싸우는 세포들의 의사소통을 책임진다. 줄기세포가 나이 들면 엑소좀 생산 능력을 잃는다. 하지만 실험실에서는 젊고 튼튼한 줄기세포에서 엑소좀을 만들어낸다. 그리고 줄기세포에서 엑소좀을 분리한 뒤, 다른 사람의 유전 물질이 든 줄기세포는 버린다. 엑소좀 자체는 유전 물질이 없으며, 엑소좀 막은 줄기세포막과 똑같다. 따라서 과학자들은 줄기세포가 엑소좀을 흡수해서 줄기세포 자신을 효율적으로 젊게 만들 수 있다고 생각한다. 이런 가정은 신장 기능을 자극하기 위해 엑소좀을 활용했던 과학 문헌에 근거를 두고 있다.

덧붙이자면, 제대혈을 사용하는 일이 비윤리적이라고 생각하는 사람도 있다. 그러나 엑소좀처럼 성장 인자가 있어서 빠른 치유를 촉진하는 제대혈과 양수 시장은 현재 번성하는 중이다. 아이를 낳은 후 제대혈이나 태반을 기증하거나 판매하는 것이 기분 나쁘고 비윤리적인 일처럼 보일 수 있다. 하지만 이전에는 그저 소각되기만 했던 이 조직들이 지금은 사람들의 빠른 치유를 돕는다고 생각하면, 어느 쪽이 윤리적인지는 명확하다.

　이상적인 세계라면 특별히 강력하고 생명 유지에 꼭 필요한 줄기세포를 제대혈에서 찾아, '슈퍼 줄기세포'를 충분히 얻을 때까지 실험실에서 배양할 것이다. 그리고 이 슈퍼 줄기세포로 수만 명의 환자를 낮은 비용으로 치료할 것이다. 하지만 이 일은 미국에서는 불법이며, 따라서 지금 당장은 탯줄에 있는 줄기세포를 사용하는 것에 만족해야 한다. 이 경우 유전자 문제와 질병을 검출하기가 더 힘들다. 탯줄 세포는 기본적으로 일곱 가지 흔한 질병 검사를 거치며, 위험을 낮추기 위해 기증자는 엄격한 면접을 거친다. 그러나 더 나은 결과를 위해 할 수 있는 검사는 아마 더 많을 것이다. 이런 규제 때문에 미국에서는 한 번에 세포 3백만 개만 시술한다. 나는 이 세포들이 살아있고, 강하고 건강한 사람에게서 얻은 세포라고 믿는 수밖에 없다. 하지만 해외 몇몇 국가에서는 더 엄격한 기준 하에 검사를 거친 세포 2억 개를 한 번에 주입하고 있다.

　줄기세포 은행에 저장한 자기 줄기세포도 똑같은 과정을 거쳐야 한다. 자기 세포를 나중에 사용하기 위해 '저장'하는 일은 합법이다. 40세에 세포를 얼려두면, 40세인 내 줄기세포는 내가 180세가 되어도 여전히 40세다. 줄기세포 은행이 정전되지만 않는다면 말이다! 이상적으로는 줄기세포 은행에서 내 세포를 강화하고 배양하고 성장시킬 수 있어서 수십 번 사용할 분량을 얻을 수 있어야 한다. 이 서비스를 제공하는 은행도 있지만, 문제는 그 어떤 의사도 내게 줄기세포를 주입해주지 않을 것이란 사실이다. 내 세포지만 일단 몸에서 꺼내 실험실에서 배양하면 정부가 이 세포를 '승인받지 않은 약품'으로 취급하기 때문이다. 나는 미래에 일어날지도 모르는 사고와 수술에 대비해서 줄기세포를 추출할 때마다 조금씩 저장해놓는다. 물론 이 줄기세포를 주입하려면 해외로 나가야 한다.

가까운 미래에 규제가 완화되고 줄기세포치료 수요가 늘어나서, 이 치료법이 더 안전하고 누구나 받을 수 있는 치료가 되기를 간절히 바란다. 이쯤에서 여유가 있다면 지금 바로 자신의 줄기세포를 은행에 저장하기를 권한다. 그러면 항상 현재 나이보다 더 젊은 자신의 줄기세포를 사용할 수 있다. '네 살인자'에 걸리거나 큰 사고를 당했을 때, 이 줄기세포가 당신의 생명을 구하거나 젊음을 유지하게 도울 것이다.

전신 줄기세포 충전치료에는 엑소좀을 사용하도록 허가받았다. 엑소좀은 유전물질이 없고, 미국에서 승인받은 제품이기 때문이다. 신경외과 의사이자 존스홉킨스대를 거친 척추외과 의사인 마르셀라 마데라 박사가 줄기세포와 엑소좀 혼합물을 척추관 전체에 주입했다. 앞으로 생길지도 모르는 척추관 협착증central stenosis을 예방하는 것이 목표다. 척추관 협착증은 관절염의 하나로 척추관이 좁아지는 질환이다. 다음으로 마데라 박사는 줄기세포가 혈액뇌장벽을 뚫고 들어가 내 뇌를 재생할 수 있도록 뇌척수액에 혼합물을 직접 주사했다.

다음으로 애딜슨 박사가 두개골 아래부터 꼬리뼈까지 이어지는 척수의 후주에 줄기세포를 주입했다. 어깨, 팔꿈치, 손목/손, 엉덩이, 무릎, 발목/발 등 모든 주요 말초 관절에도 줄기세포를 넣어 골관절염osteoarthritis을 예방했다. 주요 힘줄에도 주입해서 튼튼하게 유지하고 건병증tendinosis이나 파열이 일어나지 않도록 했다. 애딜슨 박사는 모든 주요 관절에 와

튼제대교질Wharton's jelly도 주입했는데, 젤리 같아서 와튼 젤리라고도 부르는 이 물질은 탯줄을 보호한다. 와튼 젤리는 생동일성 인간 유래 히알루론산hyaluronic acid과 황산 콘드로이틴chondroitin sulfate으로 이루어진 물질로, 척추뼈 사이의 연골인 추간판, 관절 표면, 인대의 구성 요소다. 와튼 젤리는 줄기세포가 새로 만드는 결합조직의 재료가 된다. 이미 십 대 시절에 경험해 본 바가 있어서, 백 살이 됐을 때 삐걱거리는 관절은 진심으로 사양하고 싶다!

이 과정이 끝나자 에이미 킬렌 박사가 피부 건강을 향상하기 위해 줄기세포를 내 얼굴에 주입했다. 머리카락을 굵게 하려고 두피에도 넣고, 미세순환과 성 기능을 높이기 위해 음경에도 주입했다. 모든 진료가 끝나고 내 모습을 보니 마치 프랑켄슈타인 박사가 만든 괴물과 비슷해 보였다. 얼굴은 빨갛게 부었고, 머리는 삐죽삐죽했고, 골수를 뽑아낸 탓에 조금 쓰라렸다. 하지만 이틀 동안 푹 쉬고 나니 다시 태어난 것 같았다. 정말로 몸이 더 나아졌다.

60일의 치료 기간 동안 숙면과 렘수면 시간이 급격하게 늘어났다. 지금은 내가 수면을 기록하기 시작한 이후 최고 수준에 이르렀다. 수면 시간이 총 6시간뿐인데도 어떤 밤은 렘수면을 2~3시간, 숙면을 1.5~2시간씩 자기도 한다. 앞서 설명한 대로 이런 수면 시간은 훨씬 더 젊은 사람들이 나타내는 숫자다.

그 후로 두 달간 회복력이 많이 증가했다는 사실을 깨달았다. 쓰레기 빛에 많이 노출되면 항상 뇌를 사용하기가 어려웠다. 특히나 14시간 동안 논스톱으로 여행을 해야 하는 경우가 그렇다. 전력으로 뇌를 사용하면 빛을 받았을 때 가장 먼저 눈이 따가운 증상이 나타난다. 하지만 줄기세포치료를 받고 며칠이 지나자 뇌 회복력이 높아졌다. 내 눈은 이제 쓰레기 같은 빛에 둘러싸여 있어도 스트레스를 덜 받는다.

전신 줄기세포 충전치료를 받고 한 달 뒤, 단 2주 동안 미 서부에서 동부를 네 번 왕복 비행해야 하는 일이 생겼다. 이 여행계획은 너무 가혹했다. 동시에 집안에는 엄청난 스트레스가 될 문제가 생겼고, 내가 투자한 회사 중 하나가 위기에 처했으며, 이 책의 마감일도 다가오고 있었다. 최근 15년 중에서 가장 많은 스트레스가 복합적으로 밀려온 시기였다.

나는 CEO들에게 머리에 전극을 설치하고 명상하는 방법을 가르치고, 불안을 가라앉히고, 인지능력을 끌어올리는 누트로픽을 만들기도 했다. 이런 높은 수준의 스트레스는 나를 지치게 했을 만했다. 하지만 그 대신, 나는 생각보다 훨씬 더 많은 에너지를 내뿜고 있었다. 이전에는 존재조차 몰랐던 더 높고 새로운 단계의 수행 능력과 회복력에 도달한 것 같았다. 즉, 나는 더 젊어졌다.

비슷한 시기에 소마틱 트레이닝 네트워크Somatic Training Network에서 러시아 스틱 바디워크를 받을 기회가 생겼다. 러시아 스틱 바디워크는 시스테마 무술 훈련에서 실시하는 집중 마사지다. 시베리아 샤머니즘 전통이 일부 이어져 내려온 것으로 내가 경험한 요법 중 가장 힘들었다. 소마틱 트레이닝 네트워크의 설립자인 댄 사이크스는 엘리트 군부대를 수십 년 동안 훈련시킨 러시아 노장들과 함께 이곳을 운영한다. 드럼스틱 비슷한 도구를 근육층에 깊이 찔러 넣어 마사지하고 몸 위를 걸어 다닌 다음, 신경계 일부를 '깨우기' 위해 채찍 비슷한 도구로 몇 대 때린다(이건 견디기가 꽤 힘들다).

모든 과정이 끝나자, 주름이 쪼글쪼글한 러시아 고수는 너무 놀라 말을 잇지 못했다. 그리고는 댄에게 특유의 러시아 억양으로 "이 사람 근육은 모래 같다. 저항이 없다. 근육이 아주 잘 발달했다. 이런 사람은 처음 본다."라고 했다. 나는 프로메테우스의 근육도 이랬을 거라고 상상한다.

◀ 주입 치료 없이 더 많은 줄기세포 만들기

지금 당장 줄기세포치료를 받을 수 없다고 해서 두려워할 필요는 없다. 줄기세포를 만들고 효용성을 촉진할 또 다른 방법이 있다. 놀라울 정도로 간단하고 비용이 거의 들지 않는 방법의 하나는 무기질인 붕소를 먹는 것이다. 붕소는 가정용 세척제에 많이 들어있다. 터무니없는 소리 같지만 1960년대 이후 붕소가 관절염 통증을 완화한다는 일화적인 보고가 계속되었는데,[2] 이제야 우리는 그 이유를 이해하기 시작했다.

동결한 줄기세포에 붕소를 넣으면 줄기세포의 생존력과 뼈와 연골을 생산하는 능력이 높아진다. 과학자들은 붕소가 줄기세포를 동결 스트레스에서 견딜 수 있도록 도왔다고 결론 내렸다.[3] 아마 붕소가 관절 염증을 줄인다는 연구 결과가 계속 나오는 이유는 이것 때문일 것이다.[4] 붕소는 줄기세포의 생존력을 강화해서 관절에 있는 노화 세포를 건강한 세포로 대체하며, 이에 따라 통증과 염증을 줄인다고 추정된다. 또 지방에 저장한 줄기세포가 지방 세포로 바뀌는 일을 막아주고, 몸이 줄기세포를 다른 용도로 사용하도록 비축한다.[5] 나는 줄기세포치료를 받은 후로는 관절염을 겪은 적이 없다. 하지만 보험 삼아 영양보충제로 많이 판매하는 붕소인 칼슘 프락토보레이트calcium fructoborate를 먹는다.

다음은 주사 맞을 필요 없이 줄기세포 생성을 높이는 방법이다.

- 24시간 이상의 단식이 줄기세포의 재생 능력을 두 배로 높일 수 있다고 MIT에서 발표했다.[6]
- 완전히 단식하지 않더라도 단기간 칼로리 제한 식이요법은 줄기세포 활성을 높인다.[7]
- 퍼옥시좀 증식체 활성화 수용체PPAR(유전자의 발현을 조절하는 역할을 하는 핵 수용체 단백질-역주)로 분류하는 약품도 줄기세포 활성을 높인다. 가장 흔한 약품은 당뇨병 치료제인 액토스(피오글리타존pioglitazone)다. FDA에서 승인받은 효능은 아니지만 줄기세포 향상에 도움이 될 수 있다. 천연 화합물로는 참깨 추출물인 세사민sesamin과 생선 기름이 있다.
- 식단에서 당류를 빼서 인슐린 저항성을 회복한다. 배양액에서 자라는 줄기세포는 당이 제한될 때 더 높은 자가 재생력과 항노화력을 보여준다. 이 사실은 당신에게도 똑같이 적용될 것이다![8]
- 무거운 물건을 들어라. 연구 결과는 단 한 번의 근력 운동만으로도 줄기세포 활성이 향상된다고 했다.[9]
- 강황 보충제는 실험동물과 실험실 배양 세포 모두에서 뇌 줄기세

포가 자라도록 돕는다.[10]

- 폴리페놀의 하나인 레스베라트롤 보충제는 줄기세포가 분화하지 않고(이건 좋은 일이다) 증식하도록 돕는다.[11]

- 비타민 D3, 비타민 C, 녹차 추출물은 줄기세포 순환, 생성, 반응에 다양한 긍정적 효과를 미친다.[12]

- 중국 연구 결과에 따르면 태극권 운동은 개인의 줄기세포 수를 3~5배나 증가시켰다.[13]

- 질 좋은 숙면을 취하면 줄기세포를 계속 젊게 유지할 수 있다.[14]

◀ 줄기세포와 다양한 치료법으로 젊음을 유지하라

나와 라나가 생식기관에 받은 줄기세포 치료는 조금 극단적으로 보일 수도 있다. 하지만 잠시 가벼운 불편감만 참으면 이후에는 성생활을 향상하는 일 외에 더 많은 이득을 볼 수 있다. 기저귀를 차지 않고서 180세까지 살려면 생식기관의 근육, 조직, 혈류가 온전해야 한다. 너무 많은 사람이 180세가 되기 한참 전에 생식기관 근육의 통제력을 잃어버린다. 심지어 180세의 절반이 되기도 전에 잃어버리기도 한다. 줄기세포 치료는 내가 이런 상황을 피하기 위해 적극적으로 하는 단 한 가지 치료다.

약을 먹지 않고 발기부전을 회복하거나 예방하는 전략은 요실금 incontinence 증상에도 같은 효과를 발휘한다. 사십 대에 이미 파란 알약을 먹기 시작하는 사람이 많은데, 이런 남성들에게는 문제가 생기기 시작했다는 신호가 일찍부터 나타난다. 보통 주치의 상담을 무척 꺼리지만, 이런 신호를 빨리 발견해서 발기부전으로 이어지는 요실금을 예방하는 편이 낫다. 질병은 회복보다 예방이 훨씬 쉽다. 그러니 터놓고 이야기해야 한다.

남성의 발기 강도는 노화 예방을 얼마나 잘하고 있는지 알 수 있는 가장 큰 지표다. 앞서 설명했듯이 생식 능력이 충분하면 신체가 젊다는 뜻이다. 하지만 문제를 직접 해킹하기 전에 발기부전이나 요실금의 기저 원인을 찾아야 한다. 파란 알약을 먹으면 당장은 해결되겠지만 문제의 원인을 해결했다는 뜻은 아니다. 원인을 해결하지 않으면 이 문제는 계속 당신을 노화시킨다. 한편 여성의 조기 노화 신호는 남성에 비해 뚜렷하지 않다. 여성의 요실금은 주로 골반바닥근육 문제로 나타나며, 성기능장애는 대개 호르몬 문제로 나타난다. 또한 성별에 관계없이 나타나는 성욕 결핍이나 성 기능 장애는 몸이 어딘가 이상하다는 명확한 신호다.

그러니 기능의학 전문의를 찾아 호르몬, 특히 테스토스테론과 갑상선 호르몬 검사와 혈당, 혈압, 전체적인 심혈관계 상태를 검사해보기를 권한다. 이 중 어느 것에든 문제가 생겼다면 성 기능에도 문제를 일으킬 수 있다.

전문의약품은 성기능장애의 또 다른 주요 원인이다. 따라서 처방받은 의약품을 주치의에게 보여주고 성기능장애와 관련 있는지 확인해야 한다. 만약 성 기능에 영향을 미치는 복용약이 있다면 주치의와 함께 다른 대안을 찾거나 복용량을 안전하게 낮춰야 한다. 처방약을 마음대로 끊어서는 안 된다. 앞서 설명했듯이 경구 피임약은 불행하게도 여성 성

기능장애의 주요 원인이다. 만약 경구 피임약이나 다른 호르몬 피임약을 사용하고 있다면 몸에 맞는 대체 약품을 주치의에게 찾아줄 것을 요청하는 것도 좋은 생각이다.

일단 위 사항을 해결하면 성 기능과 요실금을 개선하는 다른 방법도 시험해보고 싶을 수 있다. 줄기세포치료를 제외하면 내가 가장 좋아하는 방법은 게인스웨이브GAINSWave라는 충격파 치료법이다. 충격파 치료법은 발기부전을 효율적으로 치료한다고 입증되었다.[15] 고주파 음파를 이용해서 혈관에 있는 미세플라크를 분해하고, 생식기관에 새 혈관과 신경이 성장하도록 촉진한다. 그러면 혈류량이 증가하면서 성 기능이 향상된다.

내가 이 치료를 받은 이유는 몸의 기능을 개선하는 방법은 무엇이든 다 해보고 싶었기 때문이었다. 물론, 침실에서의 기능도 포함한다. 결과는 놀라웠다. 그림 없이 글로만 설명하기는 어렵지만 새 혈관이 자란다는 주장은 사실이다. 내 성기는 15% 이상 길어졌다. 샤워가 끝나고 거울을 멍하니 보다가 퍼뜩 정신 차리는 걸 멈추기까지 석 달이나 걸렸다. 이 '초대형' 결과는 어쩌면 충격파 치료를 하기 전에 줄기세포치료를 했기 때문일 수도 있다. 어쨌든 간에… 대단했다!

게인스웨이브는 복압성 요실금stress incontinence 치료에도 유용하다. 많은 여성이 알고 있듯이 요실금은 기침, 재채기, 달리기, 높이뛰기, 무거운 물체 들기 같이 방광에 압력을 가하는 신체 활동이나 움직임 중에 일어난다. 출산하거나 나이 들면서 골반바닥근육이나 방광을 지지하고 소변을 배출하는 다른 조직이 약해지면서 흔하게 나타나는 증상이다. 슈퍼휴먼이 되려면 이 조직과 근육을 젊게 유지해야 한다.

초음속 충격파 치료나 줄기세포치료에 투자할 준비가 되지 않았다면 케겔 운동이 간단한 대체 치료가 될 수 있다. 케겔 운동은 매일 몇 분 동안 골반바닥근육을 반복적으로 조였다가 풀어주는 운동이다. 비용도 들지 않고, 쉽고, 지금 내가 이 글을 쓰면서 케겔 운동을 하는지 아무도 알 수 없다. 이 책을 읽으면서 당신도 나와 함께 케겔 운동을 해보시길! 120세가 됐을 때 지금 케겔 운동을 한 자신을 칭찬할 것이다.

◀ 공격적인 항암 세포로 재생하라

2006년, 일본 줄기세포 과학자들은 실험실에서 유도만능 줄기세포induced pluripotent stem cells, iPSCs를 창조했다. 울버린 같은 치유력을 얻을 수 있는 매우 중요한 돌파구였다. 유도만능 줄기세포는 성인 줄기세포를 유전적으로 재프로그래밍해서 '빈 서판blank slates'으로 만든 세포다. 이 유도만능 줄기세포는 배아세포처럼 몸속 어떤 세포로든 분화할 수 있는 잠재력이 있다. 여기에 더해, 최근 과학자들은 혈액에서 아주 희귀한 다능성 세포를 발견했다. 초소형 배아유사 줄기세포very small embryonic-like stem cells, VSELs라고 부르는 이 세포는 분열할 수 있고, 다양한 세포로 분화할 수도 있다. 대개는 활성이 없지만[16] 배양하면서 초음파 진동으로 활성화할 수 있다. 초소형 배아유사 줄기세포가 이토록 강력한 이유는 금속단백질분해효소 억제제tissue inhibitors of metalloproteinases, TIMPs가 높은 농도로 들어있기 때문이다. 금속단백질분해효소 억제제는 신경조직 발생을 증가시키는, 즉 새로운 뇌세포를 탄생시키는 복합체다.[17] 이것이 우리 모두가 원하는 일이 아닐까 싶다.

그래서 나는 2017년에 초소형 배아유사 줄기세포를 추출해서 초음파 진동으로 활성화하고, 다시 내 몸에 주입했다. 금속단백질분해효소 억제제가 더 많이 생성되어 뇌가 더 훌륭하게 작동하길 기대했다. 초소형 배아유사 줄기세포는 정말 작아서 혈액뇌장벽을 통과하지만, 실제로 혈액에서 뇌로 이동하는지는 아직 누구도 증명하지 못했다. 초소형 배아유사 줄기세포가 뇌로 들어가지 못할 경우를 대비해서, 나는 바이오리셋 메디컬BioReset Medical사의 매슈 쿡 박사와 함께 해외로 나갔다. 해외에서 초소형 배아유사 줄기세포를 뇌와 아주 가까운 부위인 부비강에 주입하기 위해서였다. 소량의 분무형 인슐린을 코에 같이 뿌려서 초소형 배아유사 줄기세포가 뇌에 빨리 들어가도록 했다.

시술을 마치자 내 시력은 놀라울 정도로 좋아졌다. 아주 먼 곳에 있는 나무가 세세하게 보이고, 일 년 뒤 시력 검사에서는 시력이 20/15(한국 시력 측정 기준으로는 1.3 정도에 해당한다−역주)로 나왔다. 세포 치료 이전의 시력 검사 결과가 없어서 정확한 수치로 비교할 수는 없지만, 이전 시력이 슈퍼 휴먼 시력과 비슷했다고는 할 수 없다. 별다른 일이 없는 한, 초소형 배아유사 줄기세포 치료는 일 년에 한 번씩 받을 계획이다. 이 치료는 혈액을 뽑기만 하면 되고, 비행기 표를 구할 수만 있다면 줄기세포치료에 비해 아주 저렴하다.

이후 몇 년 안에 초소형 배아유사 줄기세포를 이용해서 퇴행성 질환과 다른 질병 치료법이 더 많이 연구되기를 기대한다. 초소형 배아유사 줄기세포 치료법은 줄기세포치료보다 비용이 저렴하고 다용도로 응용할 수 있기 때문이다. 유도만능 줄기세포 연구에서도 더 많은 것을 얻을 수 있는데, 캘리포니아 과학자들이 '빈 서판'인 유도만능 줄기세포를 특수 면역 세포인 변형된 NK 세포로 바꾸는 방법을 이제 막 알아냈다.

NK 세포Natural Killer Cell(자연살해세포)는 우리 몸에서 가장 먼저 반응하는 면역세포 특수부대다. 감염되거나 암으로 발전할 세포를 초기에 찾아내고 확인해서 빠르게 죽인다. NK 세포가 다른 면역세포와 다른 점은 감염된 세포가 항체나 염증을 유도하기 전에, 기능장애를 일으킨 세포를 탐지할 수 있다는 것이다. T 세포 같은 다른 면역 세포는 불량세포를 미리 감지할 수 없어서, 일단 발견되면 이미 염증이 시작된 후라 늦었을 때가 많다. 하지만 NK 세포는 암으로 발전할 세포가 진짜 암세포로 변하기 전에 미리 감지해서 죽일 수 있다. 아마 당신은 더 많은 NK 세포가 '네 살인자'의 하나인 암세포를 계속 저지하기를 바랄 것이다. 그리고 이제 우리는 마음만 먹으면 NK 세포를 만들 수 있다!

동물 연구 결과, 변형된 NK 세포는 난소암에 대한 활성이 높았다.[18] 이 연구를 이끄는 책임 연구자에 따르면, 성인 세포를 배양액에서 키워 만든 이 특별한 NK 세포 한 회분이면 암으로 고통받는 환자 수천 명을 치료할 수 있다. 연구자들은 현재 유도만능 줄기세포를 만들어서 사람을 대상으로 실험을 시작하고 있다. 기증받은 NK 세포를 수혈해서 암 환자를 치료하는 임상시험도 진행 중이다.

이 문제가 당신에게 중요한 이유는 다음과 같다. 오래 살면 암에 걸릴 확률은 자연스레 높아진다. 사실 지금도 몸속을 흘러 다니는 암세포가 몇 개쯤 있겠지만, 당신의 면역계가 이런 암세포를 잡아내서 없앤다. 하지만 만약 2년마다 정맥주사로 NK 세포를 잔뜩 집어넣어서 면역계가 못 보고 지나친 악당 같은 암세포를 모두 쓸어버릴 수 있다면 어떨까? 지금 이 일이 실제로 일어나고 있다. 당신의 목표가 죽지 않는 것이라면 멋진 일이 될 것이다.

NK 세포는 암세포가 자라기 전에 제거하는 일 말고도 하는 일이 아주 많다.

최근에는 잘 알려지지 않은 세포막 구성 요소인 퍼포린_{perforin}이 발견됐다. 퍼포린은 늙고 노쇠했지만 죽지 않는 세포를 제거하도록 돕는다.[19] 당연히 제약산업계는 퍼포린 농도를 높이는 약물을 즉시 개발하기 시작했고, 현재 임상시험에 들어간 약품도 있다. 그런데 NK 세포가 이 퍼포린을 생산한다는 사실이 밝혀졌다.[20] 즉, NK 세포를 증가시키면 퍼포린 농도도 증가해서 노화 세포수가 줄어들게 되는 것이다.

나는 이 논문을 보고 내 NK 세포를 추출해서 배양하면 좋겠다고 생각했다. 이것은 보통 특정 암에 걸린 환자에게 시도하는 치료법이었다. 또다시 매슈 쿡 박사가 나를 도왔다. 이번에는 2017년 불릿프루프 학회가 열린 패서디나의 한 호텔에서였다. 쿡 박사는 내가 몇 명의 스타트업 사업가와 자문단 회의를 하는 동안 내 혈액을 여러 병 뽑았다. 유리병이 채워지는 동안 살짝 창백해진 사업가들이 내게 자기 사업을 설명했다. 쿡 박사는 내 혈액을 배편으로 비공개 실험실로 보냈고, 6주 뒤 실험실에서 NK 세포 20억 7,000만 개를 배양하는 데 성공했다고 전했다. 엄청난 숫자였다. 나는 이 NK 세포를 해외로 가지고 나가 정맥주사로 주입했다.

이 치료가 퍼포린 농도를 높이고 노화 세포를 제거해서 노화의 일곱 기둥을 막았을까? 아마 그랬을 것이 틀림없다. 주입 이후 열흘 동안 식단이나 운동에 변화가 없었는데도 내 몸무게는 4.5kg이 빠졌고 체지방률은 2%나 낮아졌다. 노화 세포는 빠진 몸무게 중 몇 퍼센트나 차지할까? 이 치료를 하는 노화 예방 전문의는 면역계 기능을 20년은 젊게 할 수 있다고 말한다. 면역 기능이 형편없었던 내 과거를 돌아봤을 때, 이 방법은 내가 오래 사는 데 중요한 전략임이 확실하다.

그렇다고 해도 이 치료법은 터무니없이 비싸고 진료해줄 의사를 찾지 못하면 목록에도 올리지 못할 치료다. 하지만 기증받거나 실험실에서 배양한 NK 세포를 주입할 수 있는 의료계 친구를 알고 있다면 가능하다. 내가 이 치료법을 설명하는 이유는 더 많은 사람이 알수록 수요가 높아지면서 비용이 낮아지기 때문이다. 이 치료법이 이렇게 비싸야 할 이유도, 이 치료를 받기 위해 해외로 나가야 할 이유도 전혀 없다. 이 치료법이 허가를 받게 되면 비용이 낮아질 것이고, 우리의 수명을 늘리거나 최소한 노년에 활기를 더해줄 노화 예방 표준 치료법이 될 것이다. 모두가 더 뛰어난 면역계의 큰 혜택을 받게 될 것이며, 심각한 질병을 앓는 환자라면 더 말할 것도 없다.

앞으로 2년은 자신의 NK 세포를 실험실에서 배양할 생각이 없을 수도 있다. 그래도 몸속에 있는 NK 세포 기능을 개선할 방법은 있다. 자연에서, 특히 나무로 둘러싸인 숲에서 더 많은 시간을 보내면 NK 세포 기능을 촉진할 수 있다. 대부분의 상록수가 내뿜는 피톤치드phytoncides라는 방향족화합물은 NK 세포를 증가시킨다. 실제로 잠자기 전에 디퓨저에 사이프러스 에센셜 오일을 넣으면 NK 세포 활성과 퍼포린 농도가 크게 높아진다.[21] 반면 독성 곰팡이는 NK 세포를 파괴하므로 곰팡이는 피해야 한다.[22] 스트레스 호르몬에 계속 노출되어도 NK 세포 기능을 억제하므로 스트레스를 완화하는 일도 매우 중요하다. 슈퍼 휴먼이 되려면 필수적으로 스트레스를 완화해야 하는 또 하나의 이유이기도 하다.

◀ 젊은 피로 세포를 씻어라

소녀의 피를 이용해서 불멸의 삶을 추구하는 조금은 으스스한 이야기는 수백 년 동안 전해졌다. 1560년에 헝가리 귀족 여인으로 태어난 백작 바토리 에르제베트가 대표적이다. 전해지는 이야기에 따르면 바토리는 수백 명의 소녀를 죽였다고 한다. 왜 그랬을까? 소녀의 피로 목욕하는 일이 바토리의 미용 일과였기 때문이다. 뱀파이어가 처녀의 피를 좋아한다는 이야기도 유명하다.

　동정이 건강한 피와 무슨 상관이 있는지는 모르겠지만 젊음에는 확실히 상관있다. 의사들은 주기적으로 수혈해야 하는 혈우병hemophiliacs 환자가 나이 든 기증자와 젊은 기증자의 피를 각각 수혈했을 때 차이를 느낀다는 사실을 오래전에 발견했다. 젊은이의 피를 수혈하면 환자는 더욱 활기가 넘쳤다. 물론 이것은 일화적인 사례지만 이를 뒷받침할 과학적 증거가 있다. 2014년 〈네이처 메디신Nature Medicine〉에 발표된 논문은 나이 든 동물에게 젊은 개체의 피를 수혈하면, 이미 뇌에 나타난 노화 증상을 분자적, 구조적, 기능적, 인지적 수준에서 상쇄하고 회복할 수 있다고 보고했다.[23] 아주 솔깃한 이야기였다!

과학자들은 젊은 피의 어떤 구성요소가 이런 효과를 나타내는지 연구하기 시작했다. 기업은 대학생 같은 청년들의 혈액을 사서 노인에게 정맥 주사용으로 판매하기 시작했다. 윤리적으로 모호하다고 할 수 있는 일이다. 특히나 이 치료는 한 번 받을 때마다 8,000달러씩 들지만 정작 혈액을 판매한 대학생들은 아주 적은 돈만 받는다. 어쨌든 헌혈은 철 단백질인 페리틴ferritin 농도를 낮춰서 수명을 늘려준다. 페리틴 농도가 높으면 놀라울 정도로 노화가 빨라진다. 대학생들은 혈액을 판매해서 돈도 받고 신체적으로 이점도 얻는 셈이니 나쁘지 않다고 생각한다(내가 판단할 문제는 아니다). 어쨌든 나는 이 치료를 받지 않는다. 그 이유는 일반 검사로는 검출되지 않는 질병이 혈액을 타고 들어올 수 있기 때문이다. 여기에 더해 '젊은 피'가 정말 이득이 될지 실제로 입증한 논문도 없다. 물론 이 글을 쓰는 지금 이 순간에도, 104명이 입이 떡 벌어질 만한 돈을 내고 이 치료를 받는 것이 현실이긴 하다.

젊은 피를 살 8,000달러가 없다고? 괜찮다. 우리는 이미 젊은 피의 활력을 만드는 물질이 무엇인지 알고 있다. 이런 물질을 보충하는 편이 수혈 치료보다 훨씬 간단하고 비용도 싸다. 젊은 피가 왜 그렇게 특별한지는 몇 년 이내에 밝혀지리라고 확신한다. 지금도 우리는 젊은 피에 든 주요 구성 성분을 적게나마 알고 있다.

클로토

청년 피에 들어 있는 귀중한 성분의 하나는 클로토klotho다. 클로토는 주로 신장이 만드는 단백질이며 그리스 신화에 나오는 여신의 이름을 땄다. 그리스 신화에 따르면 운명의 세 여신 중 하나인 클로토는 사람이 살아갈 수명의 길이를 결정한다.

클로토는 일본의 마코토 쿠로오 박사가 다른 분야를 연구하다가 우연히 발견했다. 쿠로오 박사는 클로토 유전자가 없는 쥐를 만들어서 쥐가 클로토 단백질을 만들지 못하게 했다. 그러자 쥐는 평균 수명의 20%밖에 살지 못했고, 심지어 노화해서 죽었다.[24] 피부에 주름이 지고 아주 노쇠했으며 신부전과 인지기능 장애를 일으켰다. 몇 년의 실험을 거듭한 뒤, 쿠로오 박사는 클로토를 정상보다 더 많이 만드는 쥐를 성공적으로 만들었다. 이 쥐들은 평균 수명보다 20~30% 더 오래 살았다.[25]

노인을 대상으로 한 최근 연구를 보면 클로토가 사람 수명에도 영향을 미친다고 한다. 여신인 클로토만큼이나 영향력이 크다! 클로토 농도가 가장 낮은 노인은 클로토 농도가 가장 높은 노인보다 6년 안에 사망할 위험이 78% 더 높다. 성별, 나이, 건강 상태 등의 요인을 보정한 후에도 결과는 같았다.[26]

한편 클로토 유전자에는 자연스럽게 생기는 유전자 변형이 있다. 20~25% 정도의 사람들이 변형된 클로토 유전자(KL-VS 변형)를 갖고 있으며, 그 결과 혈액 속 클로토 단백질 농도가 높다.[27] 이런 사람은 장수하는 경향이 있다. 또한 전전두엽 피질이 평균보다 큰 경향이 있어서 일반

적인 클로토 유전자를 가진 사람보다 인지 기능도 뛰어나다.[28]

몸속 클로토 단백질은 대부분 신장이 만든다. 따라서 신장 질환을 앓고 있는 환자들은 혈액 속 클로토 농도가 급격하게 낮아진다. 그러나 신장 질환이 클로토 농도를 낮추는지, 아니면 클로토 농도가 낮아져서 신장 질환이 생기는지는 알 수 없다. 급성 혹은 만성 신장 질환이 있는 쥐에게 합성 클로토를 주사하면 신장 손상과 신장 섬유증kidney fibrosis을 줄이고, 질병 진행을 늦추며, 치유를 촉진한다는 사실도 알려졌다. 클로토 주사는 신장 질환 환자의 주요 사망 원인인 심장 손상과 그에 따른 심부전을 감소시킨다.[29]

이로 인해 과학자들은 클로토와 노화 관련 질병의 연관성을 조사하기 시작했다. 그러자 알츠하이머병 환자는 뇌척수액의 클로토 농도가 낮다는 사실을 발견했다. 알츠하이머병을 앓는 쥐의 클로토 농도를 높이자 뇌세포 기능장애가 줄었고, 인지 기능과 행동 장애가 개선됐다.[30] 어린 쥐와 늙은 쥐 모두에 클로토를 주입하자, 인지 기능과 학습 능력이 높아졌다.[31] 동시에 폐암, 유방암, 전립선암의 암세포 성장과 전이가 줄었다.[32]

2형 당뇨병 환자들의 클로토 농도도 낮았는데, 클로토가 결핍되면 인슐린 생산이 줄어든다.[33] 당뇨병에 걸린 쥐에게 2주 동안 클로토를 주입하면 혈당이 크게 낮아지고 인슐린 농도는 높아진다. 마지막으로, 클로토 농도가 평균보다 낮은 노년층은 골격근 강도가 매우 낮다.[34] 과학자들은 클로토가 몸 전체에서 조직의 노화를 억제하고 근육 활력을 자극한다고 생각한다.[35]

오랫동안 사업가이자 유전자 검사 회사의 CEO였던 내 친구 짐 플랜트는 다낭성 신장질환polycystic kidney disease에 걸린 뒤, 클로토를 합성해서 치료약을 제공하는 클로토테라퓨틱스사Klotho Therapeutics를 설립했다. 물론 나는 플랜트의 첫 번째 기니피그로 자원했다. 아마 이 책이 당신 손에 들려있을 때면 시도를 마친 상태일 것이다. 당신은 다음의 방법으로 클로토 농도를 높이면 된다.

- 스트레스를 피한다. 스트레스가 많은 환경은 클로토 농도를 크게 낮춘다.
- 운동한다. 운동은 클로토 농도를 높인다.[36]
- 비타민 D3를 보충한다. 비타민 D3를 먹는 사람은 클로토 농도가 높아졌다[37] (비타민 D3를 먹을 때는 비타민 K2와 비타민 A를 항상 함께 먹는다).
- 혈압을 조절한다. 혈압을 높이는 호르몬인 앤지오텐신 IIangiotensin II도 클로토 농도를 낮춘다.[38]
- 건강한 호르몬 농도를 유지한다. 특히 테스토스테론 농도가 높으면 클로토 농도도 높아지는 상관관계가 있다.[39]

구리 펩타이드

강력한 항노화 작용을 하는 또 다른 젊은 피의 주요 성분은 GHK-Cu, 즉 구리 펩타이드다. 이 아미노산 사슬은 젊을 때는 혈액 속에 풍부하게 들어 있다가 나이 들면서 줄어든다. 우리 몸은 상처를 입으면 구리 펩타이드를 내보낸다. 젊은이들이 나이 든 사람보다 상처가 더 빨리 치유되는 이유를 이렇게 설명할 수 있다. 지금까지는.

구리 펩타이드는 꼭 청년의 피가 아니어도 보충할 수 있다. 그러나 합성하기는 쉽지만 아쉽게도 특허를 받을 수 없어서 대규모 연구 자금을 받기가 어렵다. 구리 펩타이드의 보충 방법은 국소 부위에 바르거나, 근육에 주사하거나, 정맥주사로 맞거나, 피부밑에 주사하여 보충할 수 있다. 구리 펩타이드는 면역세포와 피부세포를 상처 난 부위로 유인해서 상처를 빠르게 치유하고, 콜라겐 합성을 증가시킨다. 한 논문에 따르면 피부에 생긴 궤양에 구리 펩타이드 겔을 바르자, 위약을 바른 대조군보다 세 배나 빠르게 치유되었다.[40] 구리 펩타이드는 염증과 흉터를 줄이며 강력한 항산화제로 작용한다.[41] 만성 염증이 조직의 교차결합을 일으키는 과정을 기억하는가? 이럴 때 구리 펩타이드가 출동한다. 한 번쯤은 구리 펩타이드를 언급하는 피부 관리 광고를 본 적 있을 것이다. 이런 광고와 여기서 설명하는 구리 펩타이드는 똑같은 물질이다. 단지 몸속에 넣느냐, 피부에 바르느냐의 차이뿐이다.

또한 구리 펩타이드는 놀라울 정도로 뇌를 젊게 한다. 뉴런이 더 빨리 성장하고 뉴런 사이의 연결이 강화된다. 쥐에게 구리 펩타이드를 보충해주면 치매 증상이 개선된다.[12] 또 콜라겐 합성에 미치는 영향 때문에 피부를 탄탄하게 하고, 탄력성을 향상하며, 잔주름과 주름을 줄여주고, 피부가 입은 상처와 노화에서 생기는 피부 변색을 개선한다.[43]

구리 펩타이드를 주입하면 머리카락이 자라고 머리색을 검게 유지한다는 증거도 있다.[44] 이 두 가지는 노화라는 측면에서 내가 항상 고민하는 부분이다. 대머리와 백발은 유전이 어느 정도 영향을 미친다. 내 어머니는 이십 대에 머리가 완전히 세었고, 우리 가족 중 상당수의 남성들은 머리가 벗겨졌다. 최근 몇 년 동안 내 머리도 점점 희끗희끗해지고 있어서 여기서 더는 진행되지 않기를 바라는 중이다. 큰 욕심이라 생각하지 않는다. 내가 스스로 느끼는 만큼 젊어 보이고 싶은 바람일 뿐이다.

나는 백발이 되는 원인을 조사해서 구리 결핍이 그 원인 중 하나라는 사실을 발견했다. 혈액검사 결과로 구리 농도가 높지 않다는 점을 확인한 뒤에, 구리/아연 보충제를 만들었다. 그리고 주치의의 도움을 받아 정맥주사로 구리 펩타이드를 주입했다. 젊은 피는 사양했다. 그러자 흰머리가 상당히 줄어들었다. 이에 대해서는 다음 장에서 상세하게 설명하겠다. 또 살짝 뒤로 물러나기 시작한 헤어라인에서 머리카락이 다시 자라나기 시작했다. 내가 180세가 될 때쯤, 백발이 아닌 짙은 색 머리카락이 가득 자라나 있기를 바란다(물론 염색하지 않은 상태를 말한다).

구리 펩타이드는 국부용으로 사용해도 효과가 크다. 화장품을 살 때는 구리 펩타이드가 최소 2%이상 함유된 제품을 선택하라. 피부가 더 젊어 보이고 상처나 멍 치유에도 탁월하다. 내 친구 앤디 힐로는 앨리투라 화장품 라인에 구리 펩타이드를 넣는다. 앤디는 턱이 다섯 군데나 부서지는 끔찍한 차 사고를 겪었지만, 지금은 흉터가 거의 남아있지 않다. 나는 앨리투라 골드 세럼을 매일 바른다. 이 화장품에는 구리 펩타이드와 다른 보조인자가 들어있다.

피부 관리를 하는 것은 좋은 생각이지만 몸 내부에서부터 노화를 되돌리는 다른 치료법과 함께 하는 편이 좋다. 뻔한 말 같지만 아름다움은 정말로 내부에서 나온다. 당신의 세포가 젊어야 당신도 젊게 보인다. 그래서 나는 몸 안팎에서 동시에 치유를 빠르게 하고 노화를 되돌릴 수 있도록, 피부 관리와 다른 항노화 치료를 병행하라고 강력하게 권한다. 이 이야기는 다음 장에서 이어가겠다.

신과 같은 치유력을 갖고 싶은가?
그렇다면 지금 당장 아래 사항을 실천하라!

- 이미 가진 NK 세포를 활성화하고 면역계를 향상하려면 자연에서 더 많은 시간을 보낸다. 상록수가 우거진 숲을 자주 가면 더 좋다. 아니면 최소한 사이프러스처럼 숲 향기가 나는 에센셜 오일을 사용한다.

- 줄기세포를 활성화하려면 다른 치료법보다 붕소 보충제를 먼저 고려한다. 칼슘프락토보레이트나 식품 등급의 붕소(테트라보레이트)가 좋다.

- 성 기능을 청년 수준으로 유지한다. 성 기능이 떨어진다면 호르몬 농도를 검사해보고, 복용중인 처방약 중에 호르몬에 영향을 미칠 가능성이 있는 약이 있는지 확인한다. 성 기능을 향상하려면 게인스웨이브 치료를 받거나 케겔 운동을 매일 한다.

- 구리 펩타이드를 국소 부위에 바르거나 주사하거나 정맥주사로 맞아서 몸의 치유 기능을 향상한다.

- 치유해야 할 심각한 상처가 있거나 할 수 있는 모든 노력을 다하고 싶다면 줄기세포 치료를 받는다. 줄기세포 치료는 비용이 많이 들지만, 비용이 비슷한 다른 수술보다 위험하지 않다.

골룸처럼 변하지 마라:
탈모, 흰머리, 주름을 예방하자

인터넷 검색엔진에 '항노화'라는 단어를 검색하면, 대부분 피부 관리 제품이나 성형수술 광고로 이어진다. 우리 시대는 실제로 늙는 것보다 겉보기에 늙어 보이는 쪽을 더 두려워하는 것 같다. 젊었을 때 노인의 대사 상태를 경험해본 나는 겉으로는 늙어 보일지언정 실제로 젊어지는 편이 낫다고 장담할 수 있다. 하지만 둘 다 얻을 수 있다면 더 좋지 않을까? 좋은 소식은 이 책에서 제안하는 방법을 실천해서 몸 내부를 젊게 바꾸면 겉모습도 젊어 보인다는 점이다.

사실 모든 일의 원인인 미토콘드리아가 노화를 멈출 때 외모도 최상의 상태로 보인다. 미토콘드리아를 노화시키고 염증을 일으키는 바로 그 손상이 눈에 보이는 노화 징후도 일으키기 때문이다. 이상한 일은 아니

신처럼 치유하라

337

다. 피부와 모낭은 세포로 만들어졌고, 세포는 미토콘드리아에서 에너지를 얻는다. 피부와 모낭 세포가 쓰레기로 가득 차 있거나 에너지를 효율적으로 생산하지 못한다면, 아무리 비싼 아이크림을 발라도 늙어 보인다. 피부와 머리카락을 가꾸면서도 염증을 일으키는 음식을 계속 먹거나 유독한 환경에 노출된다면, 투자수익률이 높을 수가 없다.

그래서 이 장을 책의 뒷부분에 실었다. 이 장에서는 눈에 보이는 노화 징후를 되돌릴 수 있는 특별한 치료법들을 소개하려 한다. 하지만 당신의 주변 환경에 있는 위협 요소들을 먼저 제거해야 더 빠르고 나은 결과를 보게 될 것이다. 바이오해킹 제1법칙을 잊지 마라. 우리를 약하게, 혹은 노화하게 하는 요소들을 먼저 제거한다. 이를 해결하면 높은 투자수익률은 저절로 따라온다.

◂ 콜라겐으로 새 피부, 관절, 뼈, 장 내벽을 만들어라

나이 들어서도 젊은 피부를 유지하려면 젊은 콜라겐을 계속 만들어야 한다. 콜라겐은 몸에 가장 많은 단백질이면서, 뼈, 치아, 근육, 피부, 그 외 모든 결합조직의 기본 구성 요소이다. 나이 들면서 젊은 콜라겐을 유지하는 일은 피부에만 국한된 문제가 아니다. 젊음과 재생력을 유지하려면 모든 근육과 조직에도 건강한 콜라겐이 필요하다.

우리 몸에는 최소한 28종류의 콜라겐이 있다. 하지만 몸에 있는 콜라겐의 80~90%는 대부분 1형, 2형, 3형이다. 1형과 3형은 피부, 근육, 인대를 구성하고, 2형은 연골과 눈에 있다. 콜라겐은 피부의 80%를 구성하며 피부 중간층인 진피에 있다. 엘라스틴이라는 단백질과 함께 피부를 강화하고, 늘어났을 때 제자리로 돌아오는 탄성을 부여한다. 축 처지거나 흐물흐물한 피부는 건강한 콜라겐이 부족하다는 명확한 신호다.

이 책에 소개한 대부분의 치료법과 마찬가지로, 조금이라도 더 젊을 때 건강한 콜라겐을 만들기 시작해야 더 좋다. 젊을 때 피부관리를 하는 것이 나중에 손상된 피부를 회복하려 노력하는 것보다 더 효과적이다. 피부 콜라겐의 반감기는 15년이다.[1] 따라서 콜라겐이나 콜라겐을 생성하는 보충제를 지금부터 먹으면, 15년 후의 당신은 원래보다 훨씬 더 젊어 보일 것이다.

나이 들수록 콜라겐 생성 속도가 느려지므로 콜라겐 관리는 반드시 해야 하며, 콜라겐 생성 속도가 느려지는 현상은 생각보다 더 빨리 일어난다. 25세를 지나면 분해되는 콜라겐이 생성되는 콜라겐 양보다 더 많아지고, 보통 이 시기에 처음으로 미세한 주름이 생기기 시작한다. 이때부터 매년 콜라겐이 1%씩 감소한다.[2] 이 숫자는 평균일 뿐이다. 과잉의 태양 노출과 그로 인한 너무 많은 자외선 노출, 그리고 흡연은 콜라겐을 더 빨리 분해한다.[3]

1%가 적어 보일 수 있지만, 매년 1%씩 콜라겐이 감소하면 180세 생일날에 당신의 얼굴에는 정확히 16.38%의 콜라겐만 남아 있을 것이다. 콜라겐 분해 속도를 50%만 늦춰도 180세가 됐을 때 2.5배나 많은 콜라겐이 피부에 남는다. 여기에 더해 가끔 새 콜라겐이 성장하도록 자극해

준다면 매년 시간이 지날수록 자신의 모습을 더 좋아하게 될 것이다.

콜라겐이 잘 알려지지 않았을 시기에 내가 콜라겐 단백질 가루를 시장에 내놓고 대중화하려 애쓴 이유가 바로 여기에 있다. 현재 콜라겐이 여러 가지 이유로 대유행 중이다. 콜라겐 단백질 가루는 가수분해된 상태다. 즉 우리 몸이 더 많은 콜라겐을 생산하는 데 필요한 주요 아미노산인 글리신glycine, 프롤린proline, 하이드록시프롤린hydroxyproline, 그 외 작은 조각인 펩타이드로 부분적으로 분해됐다. 이 보충제는 확실히 피부가 더 젊어 보이도록 도와준다. 연구 결과에 따르면 콜라겐 보충제는 피부 탄력성을 향상하고, 주름을 줄이며, 피부 수분함량을 높이고, 단백질을 생산하는 결합조직 세포인 섬유아세포fibroblast 밀도를 높인다.[4]

콜라겐 보충제는 다른 기능도 많다. 관절 통증을 줄일 수 있고 연골 밀도를 높여 관절을 더 유연하게 할 수 있다. 2008년 논문에서는 가수분해한 콜라겐을 6개월 동안 섭취한 운동선수의 관절통이 크게 개선됐다고 보고했다.[5] 또 다른 논문에서는 50세가 넘은 성인에게 6개월 동안 콜라겐을 처방한 결과 척추 통증이 줄었다고 보고했다.[6]

콜라겐 보충제를 먹으면 나이 들면서 생기는 관절염을 쉽게 예방할 수 있다. 나이 들면서 뼈가 얇아지고 약해지는 골다공증을 예방하기에도 좋다. 특히 폐경 이후 여성은 뼈를 보호하는 호르몬인 에스트로겐이 줄면서 골다공증에 걸리기 쉽다. 2018년에 발표된 한 논문은 폐경 이후 여성이 콜라겐 보충제를 1년 동안 섭취한 결과, 뼈에 있는 무기질, 주로 칼슘의 양이 늘어나 뼈가 튼튼해졌다고 보고했다.[7]

콜라겐은 장 내벽과 위장 벽도 강화하고 회복시킨다.[8] 장 내벽이 더 튼튼해지면 노화를 엄청나게 촉진하는 장 누수 증후군을 회복시킬 수 있고, 주요 영양소를 더 쉽게 흡수할 수 있다. 콜라겐의 1/3을 차지하는 글리신 아미노산은 몸이 위산을 더 많이 만들게 해서 소화를 돕고 위식도 역류질환을 막는다.[9]

잠시 콜라겐과 산에 대해 간단히 알아보자. 나는 이십 대 때 노인들이 겪는 심각한 속 쓰림을 앓았다. 나는 주치의에게 가서 "가슴에서 초가 타들어 가는 것 같아요."라고 하소연했다. 의사는 내게 위산 억제제를 처방해주었고, 일시적으로 증상은 가라앉았다. 그러나 위산이 부족해지자 식도 괄약근(식도를 열고 닫는 조임근)을 닫지 말라는 신호가 전달돼서 오히려 위식도 역류 질환을 일으켰다. 그러면 위산이 식도로 올라와 속 쓰림 증상이 나타난다. 위산이 충분하면 괄약근은 닫힌다. 우리가 먹은 음식에 있는 세균을 제거하거나 음식의 단백질과 지방을 분해하는 등 다른 이유로도 위산은 필요하다. 위산 억제제는 일시적으로 증상을 가라앉히지만, 약을 다 먹고 나면 곧바로 더 강한 통증이 생기면서 영양소도 흡수할 수 없게 된다.

염화베테인betaine hydrochloride이라는 천연 물질은 부작용 없이 몸에 있는 염산인 위산을 보충할 수 있다. 나는 위산 억제제 복용을 멈추고 염화베테인을 식사와 함께 먹기 시작했다. 염화베테인을 보충제로 복용하는 가장 좋은 방법은 속 쓰림을 악화시키는 알약 개수를 알아내고, 거기서 하나를 빼서 먹는 것이다. 식사 전에, 혹은 식사 중에 먹는다.

위산의 양은 나이 들수록 줄어서, 20세에는 약 180 mg이 분비되지만 60세를 넘으면 약 50 mg만 분비된다.[10] 한 연구에서는 60세 이상 성인의

30%는 위산이 거의 분비되지 않는다는 사실을 발견했다. 또 다른 연구에서는 폐경 이후 여성의 40%는 위산이 분비되지 않는다고 밝혔다.[11] 나는 이십 대에 나보다 나이가 세 배는 많은 사람들이 겪는 위산 분비 상태를 경험한 것이다.[12]

이 모든 것이 콜라겐과 무슨 상관이 있을까? 글리신은 콜라겐을 구성하는 주요 아미노산이라는 사실을 기억하라. 게다가 몸이 위산을 만드는 일을 돕는다. 어쩌면 나는 젊었을 때 콜라겐이 결핍되면서 글리신도 부족해졌을지도 모른다. 하지만 단순히 내가 설탕을 너무 많이 먹어서 그랬을 가능성이 더 크다.

글리신은 억제성 신경전달물질로, 신경계를 진정시키고 숙면을 취하는 데 도움이 된다. 한 연구는 수면 장애가 있는 사람이 잠자기 전 글리신을 먹으면 더 빨리 잠들고 깊이 자며, 낮에 졸림 현상이 줄어든다고 보고했다.[13] 나는 이 논문을 읽고 생애 첫 번째 블로그 포스트의 주제로 '잠들기 전 콜라겐 복용으로 수면을 해킹하는 방법'을 선택했다. 그 포스트는 인터넷으로 퍼져나가 지금도 쉽게 찾을 수 있다.

글리신을 포함한 필수 아미노산 외에도 우리 몸이 콜라겐을 만들고 콜라겐 활성을 유지하려면 충분한 양의 비타민 C가 필요하다. 비타민 C는 두 가지 방법으로 피부를 지탱한다. 첫째, 강력한 항산화제로 콜라겐을 파괴하는 활성산소로부터 피부세포를 보호한다. 둘째, 콜라겐을 만들고 복구하는 데는 비타민 C가 필요하다. 비타민 C가 충분하면 몸은 필요할 때마다 아미노산을 조립해서 콜라겐을 만들 수 있다. 비타민 C가 풍부한 음식이나 비타민 C 보충제를 먹거나, 비타민 C 세럼을 국소적으로 바르면 피부에 도움이 된다.

일단 아미노산과 비타민 C라는 필수 재료가 갖춰지면, 당신의 몸이 더 많은 콜라겐을 만드는 데 도움이 될 몇 가지 특별한 방법들이 있다.

냉동요법

추위에 잠깐 노출되는 냉동요법은 콜라겐 생성을 촉진하고, 기존의 콜라겐을 파괴하는 염증성 효소와 호르몬을 억제한다.[14] 영하 132도의 방에 3분 동안 서 있는 일은 생각보다 할 만하다. 급격한 온도 하강은 항산화제인 글루타티온과 초과산화물 불균등화효소 생성을 높여서 피부를 늙게 하는 활성산소를 제거하는 데 도움이 된다.[15] 또 여분의 칼로리를 태우기에도 좋다. 얼굴에 실시하는 냉각요법인 크라이오페이셜 치료도 있다. 차가운 질소 가스를 얼굴에 직접 분사해서 피부의 혈액 흐름을 원활하게 한다. 그렇게 흘러온 혈액이 피부 세포가 콜라겐을 만들 때 필요한 재료를 전달해서 콜라겐 생성이 촉진된다.

이 모든 일이 충격적이고 불편하게 보일 수도 있다. 그렇다면 더 쉬운 방법이 있지만, 몸이 훨씬 더 불편할 것이다. 바로 찬물 샤워다. 냉동요법 시 3분 동안 온몸에 쏟아지는 차가운 공기는 견딜 만하며, 얼굴에 닿는 차가운 질소는 시원하게까지 느껴진다. 차가운 물은 훨씬 더 괴롭지만 대신 효과는 좋다. 추위에 노출되면 미토콘드리아에 도움이 되고, 모세혈관계를 자극해서 피부 혈액 순환을 높인다. 샤워기에서 나오는 가장 찬물을 얼굴과 목 부분에 1분 동안 뿌린다. 그 1분을 견딜 수만 있다면, 정확히 3일간은 힘들 것이다. 그러나 3일이 지나면 미토콘드리아 내막의 구성 요소인 카디오리핀cardiolipin 양이 변하면서 열을 더 빨리 생성하게 된다. 부작용이라면 고통스럽던 찬물 샤워가 갑자기 이상하게 편안해지고 기운을 북돋아주는 것으로 바뀐다는 것뿐이다. 3일 동안의 불편을 감수하기만 한다면 콜라겐은 당신에게 고마워할 것이다.

미세침 치료

미세침이 달린 롤러는 20달러 정도면 살 수 있다. 롤러에 달린 아주 작은 바늘이 피부 표면에 눈에 보이지 않는 미세한 구멍을 내는데, 이때 콜라겐을 파괴하면서 젊고 새로운 콜라겐섬유를 만들도록 자극한다. 이것은 기본적으로 얼굴에 호르메시스 효과를 주는 치료다. 피부 세포는 "이런, 언젠가 바늘이 또 찔러오겠지"라고 생각해서 약하거나 손상된 피부세포를 제거하고, 더 튼튼하고 젊어지고 강해진다. 그 결과는 매우 놀랍다. 한 연구에서는 얼굴에 깊은 상처가 있는 환자의 거의 100%가 미세침 치료를 단 세 번 받은 후에 상처가 크게 호전되었다고 발표했다.[16]

여기서 한발 더 나아가려면 미세침 치료와 자가혈치료술을 함께 해야 한다. 뱀파이어 얼굴 마사지라고도 부르는 자가혈치료술은 의사가 환자의 혈액을 뽑아 성장 인자가 풍부하게 든 혈장을 분리한다. 그리고 미세침 시술을 하기 전과 후에 혈장을 얼굴에 발라서 바늘에 찔리면서 촉발되는 성장 인자 자극을 극대화한다. 보통 이 치료를 할 때 마취 연고를 바르고 의료용 전기 미세침을 사용한다. 이상한 소리 같지만 효과가 있다. 2014년 한 연구에서는 '뱀파이어 치료'가 미세침 치료만 한 시술과 비교했을 때 여드름 상처를 더 크게 개선했다고 보고했다.[17]

전기 미세침은 100달러면 살 수 있으며, 20달러짜리 롤러보다 효과도 좋다. 두 기구를 사용하기 전에는 반드시 살균하고, 오염되지 않았는지 확인해야 한다. 피부에 구멍을 낼 때는 조금이나마 감염의 위험이 있기 때문이다. 두 기구는 헤어라인에도 효과가 좋아서 머리카락이 자라도록 자극할 수 있다. 값싸고, 효과도 좋으며, 사용 시간도 짧다. 전체적으로 볼 때 꽤 할 만한 시술이다.

레티놀

앞서 설명한 구리 펩타이드와 함께 레티놀retinol도 피부에 가장 효과적인 물질이다. 레티노이드는 순수한 비타민 A를 가리키는 포괄적 용어이다. 레틴-A는 레티노이드의 활성 성분인 레티노산retinoic acid 함량이 높아서 처방전이 있어야 살 수 있다. 레티노산은 노화한 피부 세포를 제거하고 건강한 새 세포를 빠르게 만든다.[18]

약국에서 처방전 없이 구입할 수 있는 레티놀 제품은 효능이 조금 떨어진다. 몸속에서 레티놀을 레티노산으로 바꿔야 하기 때문이다. 레티놀은 한 단계를 더 거쳐야 해서 처방전 약품보다 작용 시간이 더 오래 걸리지만, 그래도 효과는 있다. 레티놀은 피부세포의 재생 주기를 촉진하고 콜라겐 생성을 증가시킨다.[19] 그 결과 주름을 줄이고 검버섯을 옅게 하며, 피부를 부드럽고 견고하게 해서 탄성을 높이고, 모공을 줄인다.

아주 좋아 보이는 레티놀에도 몇 가지 단점이 있다. 자극적일 수도 있다. 레티놀을 사용할 때는 피부가 햇빛에 더 민감해지므로 항상 자외선을 차단해야 한다. 임신부와 수유부는 레티놀을 사용하면 안 된다. 고농도 레티놀은 태아나 신생아의 발달에 해를 끼칠 수 있다.[20]

만약 임신 혹은 수유 중이거나 피부가 레티놀에 민감하다면, 아니면 그저 자극이 적은 방법을 찾는다면, 식물 유래 물질인 보골지bakuchiol가 대안이다. 보골지는 레티놀과 비슷한 활성과 효능이 있다고 증명되었다. 개암풀Psoralea corylifolia이라고 부르는 식물의 씨앗과 잎에서 얻을 수 있으며, 아유르베다와 중국 한의학에서는 오래전부터 피부질환을 치료하는 데에 사용했다. 한 연구는 보골지를 하루에 두 번씩 12주 동안 바른 사람은 잔주름과 주름, 색소침착, 피부 탄성, 피부 견고성, 콜라겐 생성이 크게 개선되었다고 보고했다.[21] 무엇보다 보골지는 이 모든 효능을 나타내면서도 레티놀을 사용할 때 발생하는 피부 건조함이나 피부가 벗겨지는 증상이 나타나지 않는다.

메틸렌블루

《헤드 스트롱》을 읽은 독자라면 의약품이자 파란색 염료인 메틸렌블루methylene blue가 강력한 인지기능 개선제라는 사실을 이미 알고 있을 것이다. 메틸렌블루는 항산화제로 작용하며, 노화를 일으키는 산화스트레스로부터 미토콘드리아를 보호한다. 또한 피부를 통해 흡수되므로 결합조직 세포도 노화에서 보호할 수 있다. 2017년 연구는 메틸렌블루가 피부

세포 노화를 늦추는 데 다른 항산화제보다 더 효과적이라는 사실을 보여주었다. 또 피부 활력을 개선하고, 상처 치유를 촉진하며, 피부 수분량을 높이고, 피부를 두껍게 하며, 엘라스틴과 콜라겐 생성을 상향 조절한다는 사실도 증명했다.[22] 쉽게 구입할 수 있는 오래된 화합물이 이 정도라면 나쁘지 않다!

문제는 메틸렌블루 화장품을 만드는 회사가 극소수라는 사실이다. 메틸렌블루는 특허를 낼 수도 없다. 차라리 스포이드 병에 든 의료 등급이나 식품 등급의 메틸렌블루를 사는 편이 더 쉽고 비용도 적게 든다. 단, 화학약품 등급이나 수조 청소용은 절대 사용하지 않는다. 평소 사용하는 화장품에 메틸렌블루를 몇 방울 떨어뜨려 사용하면 된다. 너무 많이 넣으면 스머프처럼 파랗게 되니 적당량을 넣어야 한다. 그럴 때는 발견 즉시 비누로 씻어낸다. 나는 구리 펩타이드 세럼과 보디로션에 메틸렌블루를 몇 방울 넣는데, 피부가 눈에 띄게 달라진다. 통증도 없고 값도 저렴한 강력한 피부 촉진제다. 그저 한 번에 몇 방울씩만 다른 화장품에 섞어 쓰므로 20달러짜리 파란 병을 2년 정도 쓸 수 있다. 나는 얼굴에 바른 지 일주일도 안 돼서 효과를 봤다.

레이저 치료

앞서 적색광과 근적외선을 포함한 빛 치료가 피부를 개선하는 효능이 있다고 설명했다. 레이저를 사용해서 피부를 재건하고 더 젊게 하는 효과적인 치료법도 많다. 레이저 박피술은 피부층을 아주 얇게 벗겨내서 젊고 빛나는 피부를 드러내고, 침습성이 적은 비박피 레이저는 콜라겐 성장을 촉진하고 피부를 튼튼하게 한다. 레이저 박피술을 시술한 후에는 통증이 생기거나 부을 수 있다는 점을 주의해야 한다. 또 피부가 완전히 치유되려면 몇 주가 걸릴 수도 있다. 이 시술은 중요한 일을 며칠 앞두고 하면 안 된다! 하지만 효과는 강력하고 몇 년 동안 지속된다. 회복 기간이 짧은 비박피 레이저도 효과적이다. 다만 단기간 피부가 붉어지고 부을 수 있으며, 박피 레이저보다는 효과가 떨어지고 지속 시간이 짧다.

멜라닌

뇌는 잘 알려지지 않은 호르몬인 멜라닌세포 자극호르몬$_{\alpha\text{-MSH}}$을 만든다. 멜라닌세포 자극호르몬은 멜라닌 색소를 만드는 멜라닌세포에 신호를 보낸다. 멜라닌 색소는 피부와 머리카락의 색을 결정하고, 노화나 피부암으로 발전하는 손상을 입지 않도록 세포를 보호한다.

멜라닌세포 자극호르몬은 광범위 항염증 호르몬이다. 자가면역질환이나 나처럼(!) 독성 곰팡이에 노출된 사람은 정상보다 농도가 낮게 나타나는 경향이 있다.[23] 내 멜라닌세포 자극호르몬 농도가 낮다는 검사 결과를 보고, 이 호르몬을 사서 일주일에 한두 번 조금씩 주사했다. 위험성이 없지는 않다. 멜라닌세포 자극호르몬의 농도가 너무 높으면 악성흑색종$_{melanoma}$에 걸릴 위험이 높아진다는 증거가 있다. 하지만 암을 예방하는 데 도움이 된다는 증거도 있다. 나는 저농도로 가끔만 사용하기로 했다. 암 발생 위험도를 낮추기 위한 내 노력을 믿기로 했다.

멜라닌세포 자극호르몬은 피부를 젊게 하고, 햇빛을 많이 받지 않고도 멋지게 그을리는 일 외에도 내 눈과 뇌의 멜라닌 농도를 높인다. 눈과 뇌가 효율적으로 에너지를 생산하려면 멜라닌이 필요하다. 앞서 설명했듯이, 햇빛이나 물리적 진동에 노출되면 멜라닌은 물을 분해해서 산소와 전자를 꺼내 미토콘드리아에 제공한다. 그러면 미토콘드리아는 ATP, 즉 에너지를 만든다.[24] 멜라닌세포 자극호르몬을 주사하는 방법의 한 가지 중요한 부작용은 이렇게 부가적으로 만들어지는 에너지 덕분에 비아그라가 쓸모없어진다는 점이다. 당신이 남성이라면 멜라닌세포 자극호르몬을 주입한 다음 날, 십 대가 된 기분을 느낄 수 있을 것이다.

폴리페놀을 많이 섭취해서 멜라닌을 더 많이 생산할 수도 있다. 몸은 채소, 커피, 차, 초콜릿에서 얻은 폴리페놀을 연결해서 멜라닌을 만든다. 앞서 폴리페놀이 장내 미생물에 엄청나게 유익하다고 설명했다. 그러니 이런 음식을 더 많이 먹으면 몸 안팎이 장수하는 데 두루 득을 볼 수 있다.

◀ 건강한 머리카락의 비밀

나이 들어도 머리카락을 계속 젊어 보이게 하려면 멜라닌이 중요하다. 모낭에 있는 색소세포인 멜라닌세포는 멜라닌을 만들어 머리카락 색을 결정한다. 나이 들면서 멜라닌 생산량이 줄어들면, 흰 머리카락이 튀어나오면서 천천히 백발로 변한다.

2009년 유럽 연구팀은 모낭의 멜라닌 생산량이 줄어드는 정확한 이유를 알아내서 연구에 중요한 돌파구를 마련했다. 모낭은 아주 소량의 과산화수소를 만드는데, 시간이 지나면 과산화수소가 쌓이면서 멜라닌 세포를 손상한다.[25] 과산화수소는 왜 축적될까? 젊을 때는 카탈라아제 catalase가 활발하게 활동하면서 과산화수소를 물과 산소로 분해한다. 하지만 나이 들수록 카탈라아제가 만들어지는 속도가 느려지고, 그러면서 분해되지 못한 과산화수소가 몸에 축적된다. 백발이 지혜의 상징으로 받아들여지는 것은 좋지만, 사실은 카탈라아제 결핍으로 손상된 멜라닌세포를 나타낼 뿐이다.

카탈라아제는 우리 몸에서 가장 강력한 항산화제 중 하나이며, 다른 항산화제도 과산화수소를 분해할 수 있다. 글루타티온은 몸속 주요 항산화제로, 과산화수소를 물로 분해한다.[26] 글루타티온 보충제를 먹어야 할 또 다른 이유다. 카탈라아제가 듬뿍 든 식품인 브로콜리, 오이, 무, 셀러리를 많이 먹는 것도 좋은 생각이다.

아슈와간다ashwagandha, 커큐민, 쏘팔메토saw palmetto, 비타민 E 같은 항산화제를 먹어서 카탈라아제 생산을 더 늘릴 수도 있다. 2017년에 발표된 연구는 아유르베다에 나오는 약초인 아슈와간다는 과산화수소가 일으킨 활성산소 손상에서 쥐의 백혈구를 보호한다고 보고했다.[27] 사람의 머리카락이 백발로 변하는 일을 예방할 수 있다는 진짜 증거도 있다. 아슈와간다에 관한 과학 논평에서는 중년 남성이 일 년 동안 매일 아슈와간다 가루를 3g씩 먹으면 머리카락의 멜라닌이 크게 증가한다고 보고했다.[28]

가장 최근에는 버밍햄에 있는 앨라배마대학교 연구자들이 백발과 바이러스 감염 사이의 연관성을 발견했다.[29] 쥐 실험에서 감염 같은 스트레스 요인이 쥐의 면역계를 활성화하면, 면역계는 멜라닌세포가 적절하게 기능하도록 돕는 MITF 유전자를 공격한다. MITF가 부족하면 면역계는 멜라닌세포를 더 격렬하게 공격해서 백발이 나타난다. MITF 유전자 활성을 조절하게 되기 전까지는 바이러스를 물리칠 면역계를 건강하게 유지하고 자가면역질환을 예방하는 것이 최선이다. 내가 아는 노화 예방 전문가 중에는 바이러스가 우리 생각보다 더 큰 문제를 일으킨다고 믿고, 매년 항바이러스 약인 아시클로비르acyclovir를 먹는 사람도 있다. 하지만 아시클로비르는 부작용이 있어서 사용여부에 대해서는 좀 더 보류해야 한다.

그러나 노화와 머리카락에 관한 한, 나는 대머리가 되는 일이 가장 큰 걱정이라고 거리낌 없이 말한다. 100세가 넘어서도 풍성하고 멋진 머리카락을 갖고 싶어서 탈모를 예방하고 회복하는 방법을 열심히 연구했다. 대개 나이 들면서 일어나는 탈모는 남성만의 고민이라고 생각하지만, 그것은 사실이 아니다. 많은 여성이 나이 들면서 탈모를 경험한다. 남성과 여성 모두 젊을 때 증상이 나타나기 시작한다. 남성의 18%가 29세 이전에 머리숱이 중간 정도로, 혹은 심각하게 빠지기 시작했고, 사십 대가 되면 53%로 훌쩍 높아진다.[30] 한편 여성의 15~20%는 50세 이전에 탈모를 경험하며, 그 수는 연령이 높아질수록 증가한다.[31]

수많은 다른 노화의 증상들처럼, 탈모도 결국 호르몬과 미토콘드리아 문제로 귀결된다. 머리카락의 성장에는 다양한 호르몬이 관여한다. 기능의학 전문의나 노화 예방 전문의의 도움을 받아 완벽한 균형을 잡으면 탈모를 예방하고 심지어 새 머리카락이 다시 자랄 수도 있다. 그러면 FDA가 탈모 예방약으로 승인한 유일한 약품이 호르몬을 조절하는 약이라는 사실이 이해된다. 로게인, 미녹시딜, 프로페시아, 피나스테리드는 모두 테스토스테론을 디하이드로테스토스테론으로 전환하는 효소를 억제한다. 디하이드로테스토스테론이 너무 많으면 모낭이 줄어들어 결국 대머리가 된다. 의약품 외에도 디하이드로테스토스테론 억제 샴푸도 시중에서 구입할 수 있다. 먹는 약은 종종 모든 호르몬 작용을 억제하는 등 불행한 부작용을 일으키므로 샴푸를 사용하는 쪽이 더 낫다.

어쨌든 대머리가 되지 않으려면 디하이드로테스토스테론을 목표로 하는 길밖에 없다. 모낭은 아주 예민한 소기관으로 미토콘드리아에 엄청난 에너지를 요구한다. 움직이는 모든 부품과 필요한 원재료를 가지고 있어도 조직의 엔진을 움직일 에너지가 없다면 머리카락은 만들지 못한다.

2018년 버밍햄의 앨라배마대학교 연구자들은 쥐의 먹이와 물에 항생제인 독시사이클린doxycycline을 넣어서 미토콘드리아 기능장애를 일으키는 돌연변이를 만들었다. 단 8주 만에 건강했던 쥐의 털은 회색이 됐고, 털 굵기가 심각하게 가늘어졌으며, 피부에는 주름이 졌다. 독시사이클린을 먹이와 물에서 뺐더니 쥐의 미토콘드리아는 다시 활기차게 움직이기 시작했고, 쥐들은 4주 안에 건강하고 젊은 외모를 되찾았다.[32]

대머리가 되지 않으려면 미토콘드리아 활성을 억누르는 요인들을 살펴봐야 한다. 이미 당신은 답을 알고 있다. 스트레스, 간에 축적되는 독소, 호르몬 불균형, 염증, 그리고 물론 활성산소가 빠질 수 없다. 이 모든 요인은 미토콘드리아 활성을 조절하는 주요 호르몬인 갑상선 호르몬 T3 와 프로게스테론을 하향 조절한다.

무엇보다 스트레스는 갑상선 호르몬 농도를 엉망으로 만들어 미토 콘드리아에 참사를 불러온다. 스트레스를 받으면 스트레스 호르몬인 코 르티솔이 과잉생산된다. 코르티솔은 갑상선 자극 호르몬thyroid stimulating hormone, TSH을 억제해서 또 다른 갑상선 호르몬인 티록신thyroxine, 즉 T4 생 산도 억제한다. T4를 이용하려면 우선 몸은 T4를 활성 호르몬인 트리요 오드티로닌triiodothyronine, 즉 T3로 바꿔야 한다. T3는 '에너지 호르몬'으로 도 알려져 있다.

T4를 T3로 효율적으로 전환하지 못하거나 T4가 충분하지 않으면, T4는 비활성 호르몬인 리버스 트리요오드티로닌, 즉 RT3로 바뀐다. T3/ RT3 비율이 균형을 잃으면 에너지 생산이 억제되면서 사실상 몸 기능 이 정지된다. 많은 갑상선 기능 저하증hypothyroidism 환자들의 갑상선 호르 몬 농도가 대개 정상이다. 그러나 이런 현상은 주류 의사들이 갑상선 자 극 호르몬만 검사하기 때문이다. 가끔 T4 농도도 검사하기도 한다. 그러 나 탈모를 포함한 갑상선 저하증 증상이 있다면 T3/RT3 검사도 요청해 야 한다. 이 모든 이야기의 결론은 스트레스로 탈모가 일어난다는 이야 기가 그저 미신이 아니라는 뜻이다. 스트레스 때문에 몸이 RT3를 많이 만들고 T3는 적게 만들어서 미토콘드리아가 충분한 에너지를 생산할 수 없게 되면 탈모가 생긴다.

갑상선 호르몬이 붕괴해도 탈모가 일어난다. 갑상선 호르몬이 줄기 세포를 활성화하는 데 중요한 역할을 하기 때문이다. 모낭 팽륜부에는 줄기세포가 가득 저장되어 있다. 이 줄기세포가 갑상선 호르몬의 신호를 받으면 활성화되면서 새 모낭으로 자라나게 된다. 만약 스트레스가 갑상선 호르몬을 교란하면 신호가 전해지지 않아서 새 모낭이 생기지 않는다.

연구자들은 갑상선 호르몬이 보내는 신호를 찾기 시작했다. 이 신호를 이용해서 탈모를 치료할 수 있다고 본 것이다. 이 신호는 Wnt 신호 전달 경로라고 부른다. 26세 남성의 모낭에 성장 인자를 주사하면 Wnt 경로가 활성화하면서 갑상선 호르몬이 보내는 신호를 받은 것처럼 새 모낭 생성을 자극한다. 단 한 번의 주사만으로 남성의 머리카락은 굵어지고 밀도도 높아졌다.[33] 아직은 이 주사를 맞을 수 없으므로 차선책은 중국 약초인 단삼을 사용하는 것이다. 단삼은 Wnt 경로를 상향조절하고[34] 심혈관계 질환에도 도움이 된다. 따라서 머리숱이 풍성해지면서 동시에 '네 살인자' 중 하나인 심혈관계 질환 위험도 줄일 수 있다.

앞서 설명했듯이 나는 이십 대 중반부터 갑상선 치료를 받았고, 치료는 2년 전에 중단했다. 그러자 노화 예방을 위한 내 모든 노력 덕분에 에너지는 넘쳤지만, 처음으로 부분 탈모가 생겼다. 나는 다시 갑상선 치료를 받았고, 위의 치료법을 이용하자 내 머리카락은 거의 완벽하게 되돌아왔다! 갑상선 호르몬 농도가 높지 않고 오십 대 이상이라면, 아주 소량의 T3와 T4를 함유한 갑상선 보충제를 8~16mg 정도 복용하는 것이 효과적이라는 증거가 있다. 갑상선 호르몬 농도가 아주 조금만 낮아져도 피로감이 커지고 자극 과민성이 나타날 수 있으며 몸무게를 줄이기가 힘들 수도 있다. 나이 들수록 갑상선 호르몬 생산량이 줄어드는 일은 흔하다.[35] 갑상선 호르몬이 충분하면 머리숱에 도움이 된다. 하지만 9장에서 설명한 것처럼 여기서 더 중요한 사실은 갑상선 기능장애가 살짝만 생겨도 심장 질환과 사망 위험이 높아진다는 점이다.[36]

게다가 RT3 농도가 높고 T3 농도는 충분하지 않다면 프로게스테론이 하향 조절되면서 에스트로겐 우세증estrogen dominance이 나타난다. 에스트로겐 우세증은 노화한 대사 상태로 몸속 에스트로겐 농도가 프로게스테론 농도를 크게 웃도는 상태를 말한다. 많은 헤어 제품에는 프탈레이트, 파라벤paprabens, 벤조페논benzophenone 등 에스트로겐 유사 물질이 들어 있어서 이 문제를 악화하며, 호르몬 균형을 완전히 교란한다.[37] 또 에스트로겐은 콜라겐 생산을 조절하는 과정에서 중요한 역할을 한다. 에스트로겐 농도가 무너지면 콜라겐을 효율적으로 만들지 못해서 머리카락, 피부, 치아, 손톱, 관절에 모두 이상이 생긴다.

고농도의 에스트로겐을 함유한 호르몬 피임약은 프로게스테론 효과를 떨어뜨린다. 이는 테스토스테론이 디하이드로테스토스테론으로 바뀌는 더 큰 전환으로 이어지면서 탈모가 나타날 수 있다. 이 사실을 발견한 의약산업계는 부작용을 상쇄하려고 합성 프로게스테론을 피임약에 넣기 시작했다. 그러나 합성 프로게스테론은 생동일성 프로게스테론과 절대 같지 않다. 합성 프로게스테론은 성호르몬의 결합 글로불린 농도를 높여서 몸속 갑상선 호르몬을 줄인다.

스트레스, 미토콘드리아 손상, 호르몬 불균형 외에도 탈모의 주범에는 간 기능을 떨어뜨리는 환경 독소가 있다. 이것이 중요한 이유는 건강한 머리카락 성장에 너무나 절실한 T3를 간이 만들기 때문이다. 주요 항산화제인 글루타티온은 간을 해독할 수 있지만, 그러려면 우선 몸에서 중금속을 제거해야 한다.

건강한 머리카락을 유지하려면 탈모를 근본적으로 차단해야 한다(내가 무슨 일을 했는지 다 기억하리라 믿는다). 몸과 모발의 노화를 재촉하는 독성이 있는 화장품과 미용용품을 사용하지 않는 것이 정말 중요하다. 개인 용품을 점검해서 프탈레이트, 파라벤, 벤조페논이 든 제품은 모두 버리기를 강력하게 권한다. 또한 산업적으로 사육한 육류와 산업적으로 재배한 곡물에는 우리의 호르몬계를 붕괴시키는 살충제 성분들이 있으니, 이들을 피하는 방향으로 식단을 구성하는 것이 도움이 된다.

간단한 마사지도 좋다. 두피에 혈액이 더 많이 흐를수록 모낭은 더 잘 살아남는다. 요즘은 재충전할 수 있는 작은 두피 마사지 기구가 많고, 가격도 40달러밖에 안 된다. 두피 마사지로 기분은 좋아지고, 두피와 머리카락은 최상의 상태를 유지할 것이다. 참고로 네 개의 작은 구가 독립적으로 움직이는 마사지 기구가 좋다. 거품기처럼 생긴 마사지 기구는 효과가 떨어진다.

미토콘드리아가 윤기가 흐르는 머리카락과 콜라겐을 만들도록 자극하므로, 결국 미토콘드리아 기능을 향상하는 치료들은 우리를 더 젊어 보이게 한다. 당신이 원하는 만큼 오랫동안, 진짜 슈퍼 휴먼처럼 보이고 느끼게 해줄 윈윈 전략이다.

신과 같은 치유력을 갖고 싶은가?
그렇다면 지금 당장 다음의 사항을 실천하라!

피부를 위해

- 목초를 먹고 자라거나 방목한 가축에게서 얻은 콜라겐 단백질을 매일 최소 10g 씩 먹는다. 가미하지 않은 단백질 파우더, 스무디 믹스, 바로 마실 수 있는 콜라겐 방탄커피, 콜라겐 단백질 바 등의 제품을 살 수 있다. 콜라겐 단백질을 좋아하지 않으면 사골육수를 마셔도 된다.

- 폴리페놀과 항산화제를 함유한 식품을 더 많이 먹는다. 채소, 커피, 차, 초콜릿이 있다. 비타민 C가 풍부한 음식이나 비타민 C 보충제를 먹거나 비타민 C 세럼을 바르면 피부에 좋다.

- 냉동 요법, 미세침 요법, 레티놀, 구리 펩타이드, 메틸렌블루가 피부에 나타내는 효능은 과학적 증거로 입증되었다.

- 앞서 설명했듯이 적색광과 황색광 치료법은 피부와 머리카락에 엄청난 효과를 나타낸다. 1부–5장을 보고 기억을 되살리기를 권한다. 심각한 피부 손상이나 흉터가 있다면 레이저 박피술을 받아도 좋다.

머리카락을 위해

- 화학 물질 범벅인 제품을 버리고 천연 물질 제품으로 바꾼다. 프탈레이트, 파라벤, 벤조페논이 든 제품은 무조건 버린다. 여성이라면 호르몬 피임약의 대안을 찾는다.

- 백발이 되지 않으려면 카탈라아제를 많이 만들어야 한다. 아슈와간다, 커쿠민, 쏘 팔메토, 비타민 E 같은 항산화제를 먹는다.
- 대머리가 되지 않으려면 원하지 않는 부작용이 나타날 수 있는 처방약 대신 디하 이드로테스토스테론 억제 샴푸를 사용한다.
- 미리 스트레스를 줄여라. 가장 중요한 일이다. 당신이 '네 살인자'의 위협이 두렵 지 않다면, 최소한 탈모를 피할 수 있다는 사실이 동기부여가 될 수 있을 것이다. 이것은 선택의 문제가 아니다.
- 젊은데도 탈모가 일어난다면 박식한 노화 예방 전문의에게 가서 갑상선 호르몬 검사를 받자. 반드시 T3/RT3 수치도 함께 검사해야 한다.
- 두피의 혈류를 자극하려면 두피 마사지 기구를 산다. 가정용 마사지 기구를 사는 것도 좋다.

슈퍼 휴먼이 되기 위한
마지막 도박

경기력 향상 약물 복용은 매우 민감한 주제다. 많은 사람이 이를 부정행위라고 생각하며, 스테로이드처럼 아주 유명한 약물도 매우 위험할 수 있다. 하지만 이런 약물 중에는 지금 당장의 능력뿐만 아니라 장수에도 큰 도움을 줄 수 있는 것도 있다. 나는 연구 끝에 어떤 약물의 효능을 내 몸에 적용하고 싶은지 심사숙고했다. 내가 180세가 되면 이 약물이 그럴 만한 가치가 있었는지 알려줄 수 있을 것이다. 나는 아직은 살아있고, 큰 부작용이 나타난 적이 없으며, 상당히 놀랄 만한 몇 가지 이득을 얻었다.

◀ 펩타이드

전부는 아니지만 이런 신물질 대부분은 펩타이드peptide, 즉 두 개 이상의 아미노산이 사슬처럼 연결된 화합물이다. 아미노산을 알파벳이라고 생각하면 쉽다. 올바른 형태로 조합하면 아미노산은 단어가 된다. 이 단어가 펩타이드다. 그리고 단어와 똑같이, 우리 몸은 펩타이드를 이용해서 자기 자신과 대화한다. 펩타이드 몇 개를 결합하면 폴리펩타이드가 되는데, 단백질 구조의 일부이자 특정 기능을 담당하게 된다. 단어를 결합하면 문장이 되는 것과 마찬가지다. 그리고 콜라겐 같은 단백질은 문단이된다. 명확한 메시지를 전달하기 위해 문단은 여러 개의 문장이 정확하게, 그리고 올바른 순서로 연결되어 구성된다. 내가 태어난 해인 1972년에 과학자들은 몸에 메시지를 전달하는 수많은 펩타이드 중 몇 개를 발견했다. 어떤 펩타이드는 몸에 근육을 만들라는 메시지를 전한다. 포도당 대사나 미토콘드리아 기능을 향상하라는 메시지를 보내는 펩타이드도 있다.

앞서 텔로미어를 강화하는 펩타이드인 에피탈론과 구리 펩타이드에 대해 설명했다. 이 두 펩타이드는 강력한 물질이다. 또한 특정 기관계를 젊게 유지하는 생물제어제 역할을 하는 펩타이드도 있으며, 놀라운 치유력을 나타내는 펩타이드도 있다. 아쉽게도 대부분의 약물을 검증할 때 실시하는 이중맹검 대조군 연구 결과가 아직 없어서 이 펩타이드의 효능을 뒷받침할 수는 없다. 특허를 받을 수 없기 때문에 앞으로도 연구 결과가 나오지는 않을 테지만, 이 모든 것을 지지하는 굳건한 과학이 있으며 펩타이드는 이미 십 년 이상 이용되었다. 더 많은 연구 결과가 나올 때까지 기다리고 싶을 수도 있다. 하지만 죽음과 협상하려면 증거와 위험을 보상 가능성과 견주어보아야 한다. 새로운 것을 시도하지 않으면 무슨 일이 일어날지 우리는 이미 알고 있다. 그렇다. 우리는 늙어 죽을 것이며, 마지막 십 년에서 이십 년은 고통 속에서 쇠락할 것이다. 판돈이 크다는 점은 인정한다. 그러나 아주 잠시라도 죽음을 속일 가능성이 있다면, 그리고 그 과정에서 슈퍼 휴먼이 될 수 있다면, 나는 기꺼이 도박을 하겠다.

생물제어제 펩타이드

러시아과학아카데미 회원인 블라디미르 하빈슨의 노인학 연구실에서는 생물제어제 펩타이드를 주로 연구한다. 1987년 이후 하빈슨은 어린 동물의 다양한 기관계를 젊게 지켜주는 생물제어제 펩타이드를 연구했다. 특히 주요 기관계에서 단백질 손실을 예방하는 방법을 집중적으로 관찰했다. 대부분의 생물제어제 펩타이드는 동물에서 추출하며 싸이토맥스cytomax라고 부른다. 그러나 아무런 준비없이 유사 펩타이드를 처음부터 합성하려는 과학자들도 많다.

합성 생물제어제는 싸이토젠cytogen이라고 부른다. 작용 속도가 빠르고 값도 비싸지 않다. 한 달 분량이 60달러 정도이고, 몇 개월마다 한 번씩 먹으면 된다. 가장 흥미로운 생물제어제 펩타이드는 '네 살인자'를 예방할 수 있는 펩타이드다. 크리스타젠Crystagen은 면역 기능을 회복 시켜

'네 살인자'를 모두 막을 수 있도록 설계되었다. 베수젠Vesugen은 혈관 단백질 합성을 촉진한다. 피닐론Pinealon은 뇌에서 단백질 합성을 돕는다. 그 밖에도 수십 종류의 펩타이드가 있다.

나는 전문 바이오해커로서, 2017년에 시장에 나온 생물제어제 펩타이드를 모두 구입해 고용량으로 60일 동안 복용했다. 그중 몇 가지는 즉각 효과가 나타났다. 특히 남성 호르몬 생물제어제 펩타이드는 뚜렷한 효과를 나타냈다. 하지만 혈관계가 단백질을 더 잘 만드는지는 확실히 확인하기가 어려웠다. 펩타이드 연구의 영향력과 상대적으로 낮은 가격을 고려해서, 생물제어제를 일 년에 하나씩 시험해볼 예정이다. 주사약이 있다면 주사를 선택하겠지만, 현재 생물제어제 펩타이드는 캡슐 형태로만 판매한다.

치유 펩타이드

나는 지난 6년 동안 치유 펩타이드를 시험했다. 최고의 효능을 느낄 수 있었던 제품을 몇 가지 소개한다.

TB500

티모신 베타-4로 알려진 이 펩타이드는 꽤 효능이 좋았다. T세포를 만들며 면역 반응에서 중요한 역할을 하는 흉선에서 만드는 펩타이드다. 인간이 나이가 들고 노화한 T세포가 많아질수록 흉선 기능도 점차 떨어진다. 나이 들면 면역 반응이 약해지는 중요한 원인이다.

나는 1990년대 이후 내 흉선이 엉망이라는 사실을 알았다. 그때 이후 만났던 많은 기능의학 전문의가 흉선 단백질을 복용하라고 권했다. 흉선 단백질은 흉선 기능을 북돋아 주지만, 나는 딱히 효과를 느낄 수 없었다. 그러나 TB500은 전혀 달랐다. 논문을 보니 상처를 치유하고 염증을 줄이며,[1] 혈관을 재생하도록 돕고,[2] 체력을 키워준다고 했다. 지금까지 알게 된 지식에 비추어 생각해보면 염증을 줄이면 노화를 예방하는 데 도움이 되고, 혈관 재생은 심혈관계 질환을 예방하는 데 중요하다.

2003년부터 러시아인들은 TB500이 사람의 수명을 연장한다는 사실을 알게 되었다. 2003년에 노인 266명을 대상으로 TB500의 효능을 6~8년 동안 계속 시험했다. 과학자들은 펩타이드 TB500이 당뇨병, 위염, 위궤양을 효과적으로 치료하는 유망한 항노화 약품이라고 결론 내렸다. 또 암을 예방하고, 불임을 치료하며, 면역계 기능을 정상으로 되돌린다.[3] 나쁘지 않다.

나는 2013년에 TB500을 온라인으로 주문해서 가루 형태의 약을 받았다. 주사로 맞을 때 가장 효과적이라는 사실을 알고 있었다. 그래서 멸균증류수 한 병을 사서 멸균증류수를 약간 뽑아내고, 이를 가루가 든 약병에 넣고 녹여 액체로 만들었다. 그다음에 팔을 알코올 솜으로 닦아내고 인슐린 주사기를 이용해서 스스로 $5mg$ 주사했다. 일주일에 한두 번씩 주사했다.

사실 스스로 주사하는 일이 이번이 처음은 아니었다. 1990년대 후반에 비타민 B12 문제를 발견했는데, 진료 예약일까지 도저히 기다릴 수가 없었다. 그래서 이베이에서 주사기를, 보디빌딩 사이트에서 비타민

B12 주사액을 샀다. 그때는 내가 무슨 짓을 하는지 몰랐다. 유튜브도 없었고, 의사와 결혼하기도 전이었다. 나는 최대한 많이 조사한 뒤에, 손을 씻고 작업을 시작했다. 유리 앰풀을 깨서 열고 2.5 cm 길이의 주사기 바늘로 밝은 빨간색 액체를 빨아들였다. 그리고는 허벅지 근육에 주사하려고 바지를 벗었다.

알아야 할 사실은 모두 알고 있었지만 나는 거의 한 시간가량을 주사기만 쳐다보며 앉아있었다. 주사하려고 할 때마다 내 손은 움직이지 않았다. 주삿바늘을 두려워하는 본능을 극복하기 어려웠다. 우스울 정도로 오래 걸렸지만, 결국 나는 해냈다. 놀랍게도 주삿바늘은 통증이나 저항 없이 미끄러져 들어갔다. 일단 처음 한 번을 해내고 나니 그 후로는 스스로 주사하는 데 아무 문제가 없었다.

이런 상황에서 몸은 뇌에 내가 죽을 것이라는 메시지를 보낸다. 뇌는 그렇지 않다는 사실을 알고 있어도 이 메시지를 쉽게 무시하지 못한다. 공포 반응을 극복하고 뇌의 결정을 따르는 바로 그 행동이, 우리를 놀라울 정도로 강하게 만들어준다.

몇 년 뒤, 내가 연설한 토니 로빈스 강연회에서 뜨거운 석탄 위를 걷는 행사를 진행했다. 몸은 두려워하지만 이성적으로는 죽지 않는다는 사실을 아는 상태에서, 몸이 느끼는 공포를 극복하고 뜨거운 석탄 위를 걷는 것이 이 행사의 요점이다. 스스로 주사한 경험이 매우 많았고 뉴로피드백 치료로 공포 반응을 가라앉힐 수 있게 된 후라, 나는 뜨거운 석탄 위를 걸을 수 있었다.

그런데 몸의 직감이 맞을 때도 있다. 주삿바늘은 위험할 수 있고, 주사기를 잘못 다루다가 실수하면 정말 죽을 수도 있다. 그러니 당신을 위해 주사를 놔줄 의사를 찾아가는 편이 낫다.

BPC157–울버린처럼 치유하라

이 'BPC'는 방탄커피의 약자가 아니다! BPC157은 염증을 줄이고 빠른 치유를 촉진하는 강력한 펩타이드다.

십 년 전에는 일주일에 네 번씩 요가 수업에 참여했었다. 아이들을 키우며 불릿프루프 사업에 집중하느라 가지 않다가 최근에 다시 등록하게 되었다. 첫 수업에서 팔 균형으로 유지하는 까마귀 자세에서 발을 차내면서 플랭크 자세로 이어갔다. 플랭크는 팔굽혀펴기에서 팔을 편 자세다. 수년 동안 하지 않았던 상급 기술이었기에 아직도 할 수 있다는 사실에 기뻤다. 하지만 발이 땅에 닿으면서 발가락을 심하게 부딪치는 바람에 뼈가 작은 조각으로 부러졌다. 이 작은 상처 때문에 여러 달 동안 계속 고통을 느꼈다. 느슨해진 발가락뼈 조각이 계속 주변 조직에 상처를 냈기 때문이다.

나는 BPC157 펩타이드를 주문해서 발가락에 주사했다. 연구결과에 따르면, BPC157 펩타이드가 힘줄과 인대를 치유하고[1] 토끼의 부러진 뼈도 치유했다.[5] 또한 장 내벽도 치유하고[6] 과민성 대장증후군으로 손상된 상처도 회복한다고 한다.[7] 몇 번 주사하고 흉터가 남지 않도록 미세침으로 찔러주자 발가락은 빠르게 나았다. 현재 수많은 운동선수와 바이오해커가 BPC157 펩타이드를 사용해서 누그러지지 않는 상처를 치료한다. 줄기세포치료보다 비용도 훨씬 싸다.

울버린처럼 상처를 치유하는 일 외에도, BPC157 펩타이드는 장 건강에도 놀라울 정도로 효과가 좋다. 장을 치료하려면 BPC157 펩타이드를 멸균증류수에 녹여 주사액처럼 만든 후, 주사할 때와 같은 양을 혀 밑에 넣고 삼킨다. 이 치료로 크론병과 과민성 대장증후군이 소리 없이 사라졌다는 보고를 심심치 않게 볼 수 있다.

의사는 하루 한두 번씩 경구로, 혹은 주사로 $100 \sim 250\mu g$을 권장한다.

◀ SARMs(삼스)

지난 십 년 동안, 선택적 안드로겐 수용체 조절인자인 SARMs(삼스, selective androgen receptor modulator)라는 새로운 화합물이 화려하게 등장했다. 아직 연구 결과는 적지만 SARMs의 가능성은 무궁무진해 보인다. 스테로이드처럼 근육을 만들고 지방을 연소하지만 고환이 줄어들거나, 공격성을 높이거나, 간을 파괴하거나, 체모가 보기 흉하게 자라는 부작용은 없다. SARMs는 호르몬에 작용하지만 표적이 정확하고, 빠르게 근육을 만들고 지방을 제거하는 데 도움이 된다.

다른 펩타이드처럼 지금까지 나온 연구 결과 대부분은 쥐를 대상으로 했으며, 사람을 대상으로 한 장기적인 안전성 시험은 아직 진행되지 않았다. 우리가 모르는 부작용이 있을 수 있으며, 호르몬을 건드리는 일이 상당히 위험하다는 사실은 인정한다. 하지만 노화 방지에 모든 것을 건 나에게, SARMs는 적어도 검토하고 논의할 만한 가치가 있는 흥미로운 물질이다.

SARMs가 세계반도핑기구 금지약물 목록에 올라있다는 사실은 꼭 기억해야 한다. 프로 운동선수라면 SARMs를 사용하면 안 된다. 물론 SARMs를 대부분의 세계운동기구에서 금지했다는 사실은 실제로 효과가 있다는 뜻이다. 그러면 이건 부정행위일까? 적어도 나에게는 아니다. 우리는 윤리 기준이 모호한 세상에 살고 있다. 한편으로는 운동선수가 최고의 능력을 보여주길 바라면서 수십만 달러를 들여 공기역학적으로 설계한 운동복을 입히고, 괴상한 훈련용 식이요법을 실시한다. 그러면서 선수의 더 빠른 회복을 돕는 펩타이드 농도를 늘려서 자기 몸을 조절하려 하면, 그건 속임수이자 불법이라고 매도한다.

개인적으로, 나는 더 나은 삶을 살게 해주는 치료법을 금지하는 것이 잔혹하다고 생각한다. 오랫동안 경쟁에 노출된 운동선수의 몸은 큰 타격을 받은 상태다. 나는 스포츠계에서 유명한 선수 수십 명과 인터뷰했다. 그들은 선수 생활 동안 몸을 혹사시킨 대가로 고통받는다. 한 번이라도 부상을 당하거나, 신체 전성기 나이에서 몇 년만 더 지나면 자신의 의사와 상관없이 은퇴해야 한다. 우리에게는 선수들이 부상에서 회복하고, 젊고 건강한 상태로 계속 선수 생활을 하도록 도울 수 있는 기술이 있다. 선수들은 이 기술을 사용하고 싶어 한다. 하지만 사용하는 순간 처벌받는다.

나는 이런 약물을 금지하는 타당한 도덕이나 윤리 기준은 없다고 생각한다. 어떤 이는 이런 규칙이 위험한 약물을 복용하여 스스로 몸을 망칠지도 모르는 선수를 보호한다고 말한다. 하지만 우리는 과한 운동 역시 수명을 줄인다는 사실을 알고 있다. 경기 중에 빠른 속도로 경기장 벽에 부딪히거나 머리 부상이 반복되며 축적되는 장기간의 손상은 말할 것도 없다. 선수들의 회복에 실제로 도움을 줄 수 있는 약물을 왜 금지하는 걸까? 약물 사용을 솔직하게 밝히고 경험 많은 의사의 관리를 받는 한, 자신의 몸을 원하는 대로 조절하는 것은 인간의 기본 권리여야 한다. 그러면 우리는 세계 최고 선수들의 약물 효과 사례를 통해 많은 것을 배울 수 있다.

요점은, 프로 운동선수가 아니라 호기심 많은 연구자로 자신의 신체 능력을 향상하고 싶다면, SARMs는 시도할 만한 가치가 있다는 것이다. 다시 강조하지만 SARMs는 합성 스테로이드와는 다르다. 암암리에 유통되는 스테로이드로 호르몬을 자극하는 것은 해머로 마이크로칩을 개조하려는 행동이나 다름없다. 한마디로 말도 안 된다는 소리다. 합성 스테로이드를 근육에 주사하면 근육은 동화 작용을 일으키며 근육량이 증가한다. 불행히도 합성 아나볼릭 스테로이드는 간, 전립선, 심장, 성 기관(남성은 고환이 줄어들고 여성은 음핵이 커진다), 이차성징(굵은 목소리, 다모증, 여성형 유방, 여드름 등)에 부정적인 결과를 불러온다.

이 모든 부정적인 증상은 스테로이드의 안드로겐 효과다. 스테로이드는 동화작용과 안드로겐 효과가 1:1 비율로 나타난다. 즉 근육이 커지면서 동시에 고환이 줄어들거나 음핵이 커질 가능성이 있다는 뜻이다. 만약 안드로겐 효과가 일으키는 문제없이 근육만 만들 수 있다면 어떻게 하겠는가?

바로 이 부분이 SARMs가 혁신을 일으킨 지점이다. SARMs는 스테로이드보다 선별적으로 작용하며, 동화작용과 안드로겐 효과의 비율이 최소 3:1에서 최고 90:1까지 높아진다. SARMs는 근육을 만들고 지방을 제거하며, 여성형 유방이나 수염이 자라게 하지 않는다. SARMs는 '연구 목적'으로만 구매한다면 합법적인 약물이다. SARMs 소매업자들은 '연구 목적으로만 사용 가능'이라거나 '사람 대상 사용 금지'라는 문구를 붙여놓는다. SARMs가 사람에게 사용하도록 승인받지 않은 물질이라서 고소당하고 싶지 않기 때문일 것이다. 대략 십여 종의 SARMs가 사람을 대상으로 하는 임상시험이나 동물을 대상으로 하는 전임상시험 단계를 거치고 있다. 그래서 아직은 구매 시 조심해야 한다. 신뢰할 만한 SARMs 판매자를 찾기가 어렵고, 온라인에는 저급 SARMs 유사물질을 파는 사람들로 넘쳐난다. 당신이 원하는 SARMs 판매자를 찾기가 어려울 수도 있다.

그건 그렇다고 해도, 이 책을 쓰려고 단기간 SARMs를 시험해 본 결과는 놀랍다는 말로는 모자란다. 식단이나 운동을 바꾸지도 않았는데 6주가 지나기도 전에 근육이 13㎏이나 늘었다. 너무 빨라서 불과 몇 주 전에 딱 맞았던 셔츠 단추를 잠글 수 없었다. 이 결과를 환영할 사람이 많겠지만, 그리고 나도 얼마간은 이 결과를 즐겼지만, 근육이 너무 많거나 너무 적으면 양쪽 모두 빠른 노화의 지름길이다. 몇 년 전 〈뉴욕 타임스〉에서 내가 '거의 근육질에 가깝다'라고 표현했을 때 정말 기뻤다. 그것이 바로 내가 원하는 정확한 상태였기 때문이다.

나와 당신의 목표는 다를 수 있다. 조각 같은 근육의 단단한 몸을 갖겠다면 그것도 멋진 목표다. 칼로리제한협회(진짜로 있는 협회다. 지금은 국제 칼로리제한협회라고 부른다)에 가입하고 싶다면 그것도 당신의 권리다. 바이오해킹은 자신의 몸에 대한 통제권을 온전히 쥐는 것이다. SARMs를 사용한 나의 목적은 근육 키우기가 아니라 몸 전체의 치유력을 높이고 미토콘드리아 생합성을 촉진하기 위함이었다. 세포 안에 더 젊은 에너지 발전소를 더 많이 만들어서, 내 뇌를 움직이고 슈퍼 휴먼 수준의 재생력을 동원할 에너지를 충분히 얻고 싶었다. SARMs는 원하던 결과를 나타냈고, 그 외의 결과도 덤으로 안겨주었다.

SARMs를 먹으면 근육이 빨리 자란다. 따라서 근육 위축으로 고통받는 70대라면 생명을 구할 수도 있다. 하지만 이보다 젊다면 근육을 지지하는 인대가 강화되기도 전에 새 근육이 너무 빨리 만들어질 수 있다. 그럴 때 새 근육을 최대한으로 사용하면 인대가 손상될 위험이 크다. 인대가 새 근육을 지지할 만큼 강해질 때까지는 근육을 최대한도로 사용하는 일을 자제해야 한다! 좋은 소식은 여기서 소개하는 화합물 중에는 상처 입었을 때 슈퍼 휴먼 수준의 조직 재생력을 줄 수 있는 화합물이 있다는 사실이다.

다음은 내가 혼합해서 시험했을 때 강력한 효과를 봤던 SARMs 종류다.

MK-2866

사람을 대상으로 한 논문이 여러 편 발표된 MK-2866은 오스타린(Ostarine)이라는 약품으로 알려져 있으며, 연구가 가장 잘 된 SARMs 중 하나다. 이 목록에 있는 다른 SARMs보다 효능은 약하지만 그래도 놀라운 결과를 나타낸다. 연구결과를 보면 오스타린은 부작용이 거의 없고 근육을 만드는 데 매우 효과적이다. 12주 동안 오스타린을 복용한 건강한 노인들은 지방을 제외한 실질 체중이 많이 증가했고, 지방은 줄었으며, 계단 오르기가 수월해졌다.[8] 흥미롭게도 이 노인들의 공복혈당은 평균 11%나 낮아졌고, 인슐린 농도는 17% 줄었으며, 인슐린 저항성은 27% 감소했다. 이 결과는 SARMs가 2형 당뇨병에 영향을 미칠 가능성을 보여준다.

논문은 부작용이 없다고 했지만, 오스타린을 고농도로 복용한 사람 중에는 단기간의 테스토스테론 억제 현상을 겪은 사람도 있다. 그러나 오스타린 복용을 멈추자 테스토스테론이 2주 안에 정상 농도로 되돌아왔다. 나는 테스토스테론 농도에 영향을 미치는 농도보다 훨씬 적은 양을 복용했지만, 여전히 단기간의 테스토스테론 억제 위험은 존재한다. 물론 우리가 알지 못하는 다른 장기적인 부작용도 있을 수 있다.

출시된 지 얼마 되지 않은 신약이라 SARMs 복용 권장량은 아주 다양하다. 한 온라인 커뮤니티는 오스타린을 매일 15~20mg씩 4주 동안 복용한 결과를 발표했다. 복용 시간은 크게 의미 없었다. 경험자들은 만약을 대비해서 4주 복용을 완료한 뒤에 최소 4주는 쉬라고 조언한다. 그래야 다음 복용 주기를 시작하기 전에 몸이 균형을 이룰 수 있다. 가벼운 '복용 후 치료법'으로 테스토스테론을 촉진하는 약초인 아슈와간다를 먹거나 남가새(바닷가의 모래밭에 서식하는 한해살이풀-역주)를 먹기도 한다.

LGD-4033, 근육을 만들어라

리간드롤Ligandrol이나 아나볼리쿰Anabolicum으로도 알려진 LGD-4033도 깊이 연구된 SARMs 중 하나다. 사람을 대상으로 한 시험을 여러 번 거쳤고 흥미로운 결과를 보였다. 한 연구에서는 21세에서 50세 사이의 건강한 남성을 두 집단으로 나누었다. 실험군은 LGD-4033을 21일 동안 복용했고 대조군은 위약을 복용했다. LGD-4033을 복용한 남성은 복용량에 비례해서 총 테스토스테론, 성호르몬 결합 글로불린, HDL콜레스테롤, 트리글리세리드 농도가 억제되었다. 억제 효과는 아주 작아서 테스토스테론 농도가 정상 범위 아래로 떨어진 사람은 없었다. 또 실질 체중이 많이 증가했지만 지방은 감소하지 않았으며, 근육이 커졌다. 치료를 중단하자 호르몬 농도와 지방은 기준치로 되돌아왔다.

테스토스테론 농도가 이미 낮은 상태라면 더 억제할 필요는 없다. 호르몬 농도를 정상 범위보다 낮출 필요가 전혀 없기 때문이다. 생동일성 테스토스테론 대체 치료법을 이미 시작했다면 테스토스테론 농도는 낮아지지 않을 것이다. 사용자들은 매일 LGD-4033 2~5mg을 알약으로 4주 복용하면 근육을 만들기에 적당하다고 보고한다. 더 많이 복용하면 근육이 더 많아지지만 테스토스테론 농도가 크게 낮아진다. 대부분의 사용자는 클로미드Clomid를 보충한다. 보통 클로미드는 여성에게 배란 촉진제로 처방되며 몸에서 테스토스테론 농도가 빨리 회복되도록 돕는다. 4주간의 복용을 끝내면 최소 한 달을 쉬었다가 다음 주기를 시작한다.

GW501516, 병 속에 든 운동 치트키

카다린_{Cardarine}이라고도 하는 GW501516은 호르몬 수용체에 영향을 미치지 않는다. 따라서 정확히 말하자면 SARMs가 아니지만 종종 SARMs로 착각해서 분류되곤 한다. GW501516은 사람을 대상으로 한 연구결과가 발표된 적은 없지만 쥐를 대상으로 한 실험에서 운동 모방성이라는 희망적인 결과를 보였다. GW501516은 운동으로 활성화할 수 있는 많은 장수 촉진 유전자의 스위치를 켤 수 있다.[9] 이것만으로는 엄청난 결과라 하기에 부족하지만, 쥐에게 GW501516을 주면서 계속 운동을 시키자 결과는 비교할 수 없을 만큼 높이 치솟았다. GW501516과 운동의 조합은 쥐가 달리는 시간을 68%, 달린 거리는 70% 증가시켰고, 근지구력을 두 배로 높였다. 단 5주 만에 얻은 결과다. 이건 슈퍼 휴먼 수준이다. 아니, 슈퍼 쥐라고 해야 할까? 값은 50달러밖에 안 한다.

또 다른 연구에서는 쥐에게 GW501516을 주고 운동을 시키자 미토콘드리아 성장이 대략 50% 증가했다.[10] 나는 이 논문을 보고 노화 예방 목적으로 GW501516을 저용량 먹어보기로 했다. 미토콘드리아가 50% 늘어나면 뇌를 포함한 몸 전체가 뚜렷하게 향상될 것이다. 내가 하는 모든 일에 더 많은 에너지를 제공할 발전소를 갖게 되면 신나는 일일 것이다.

물론 경고문도 있다. 경기력을 향상하는 약물로 분류되자마자 GW501516이 실험용 쥐에 암을 유발했다는 보고서가 발표되었다. 대부분이 그렇듯, 악마는 복용량에 숨어있었다. 한 연구는 GW501516이 암을 유발했다고 주장했지만, 여기서 사용한 양은 사람으로 치면 하루에 2,400mg을 2년 동안 계속 먹은 것이었다.[11] 정상 복용량의 240배에 달하는 양을 매일 104주나 복용한 셈이다. 우리가 실제로 복용하는 양을 먹거나 이보다 조금 많은 양을 먹었을 때 GW501516이 암을 유발한다는 증거를 발견한 연구는 없다. 여기에 더해, 미토콘드리아가 원활하게 움직이면 암 발생 위험은 줄어든다. 쥐를 대상으로 한 다른 연구에서는 부작용이 없다고 보고했고, 온라인 SARMs 커뮤니티에서도 테스토스테론 억제 현상을 포함해서 부작용이 거의 없다고 말한다.

물론 부작용이 '실제로' 없다는 뜻은 아니다. 아직 GW501516의 부작용을 발견하지 못했을 뿐일 수도 있다. 따라서 GW501516을 복용할 때는 주의를 기울여야 한다. 경험자들은 GW501516을 하루 두 번으로 나누어 먹었을 때 가장 효과가 컸다고 보고했다. 아침에 5mg, 오후에 5mg, 하루에 총 10mg을 복용한다.

SR9009

SR9009도 GW501516처럼 '운동 알약'으로 불린다. 스테나볼릭Stenabolic 이라고도 하는데, 여러 측면에서 볼 때 완벽한 보충제로 보인다. 쥐를 대상으로 한 실험에서 SR9009는 근육세포의 지구력을 높이고, 지방을 연소하며, 염증을 줄이고, 새 미토콘드리아의 성장을 촉진했다.[12] 비만 쥐에 SR9009를 주사하면 식사나 운동을 바꾸지 않고도 위약을 주사한 대조군과 비교해서 체중이 60% 이상 줄었다.

SR9009가 사람에게도 똑같이 작용한다고 가정하면 엄청난 결과이다. 하지만 주사로 주입하는 것이 중요한 포인트라는 사실이 밝혀졌다. SR9009를 경구로 섭취하면 거의 효과가 없었다. 경구 투여는 생체이용률이 약 2%에 불과했고, 그나마도 거의 즉시 소모됐다. SARMs 제조업자 대부분이 SR9009를 경구 보충제로 판매했기 때문에 특히나 정말 곤란한 결과였다. 시중에 판매하는 SR9009는 주사용으로는 부적합했다. 주사 약물 등급의 SR9009를 찾지 못하면, 그리고 찾더라도 하루 두 번 주사할 의지가 없다면, 이 목록에 있는 다른 SARMs에 돈을 쓰는 편이 낫다.

◀ 그 밖의 슈퍼 휴먼 화합물

내가 시험한 물질 중에서 논란을 일으키는 항노화 물질이 펩타이드뿐만은 아니다. 여기 소개하는 화합물은 가장 촉망받지만 잘 알려지지 않은 항노화 치료제다.

헤로인(좋다, 저용량 날트렉손이라고 정정한다)

날트렉손Naltrexone은 오피오이드opioid(아편과 같은 작용을 하는 합성 진통마취제-역주) 수용체의 길항제로, 아편제 수용체와 결합해서 오피오이드 효과를 억제한다. 고용량의 날트렉손은 알코올과 오피오이드 약물 중독을 치료하는 의약품이지만, 저용량으로 사용하면 노화 예방에 유익하다.

저용량 날트렉손을 처음으로 시험한 2007년 연구는 크론병 환자를 대상으로 했다. 12주에 걸친 치료가 끝나자 환자의 89%가 증상이 완화됐고, 환자의 67%는 완치됐다![13] 논문은 저용량 날트렉손이 '중추신경계의 새로운 항염증제제'라고 결론 내렸다.[14]

그 후 저용량 날트렉손은 수많은 자가면역질환, 특히 섬유근육통fibromyalgia 치료법으로 연구되었다. 각각 다른 두 논문에서는 섬유근육통 환자의 60%에서 통증을 크게 완화했다.[15] 저용량 날트렉손은 '네 살인자'를 피하게 도와주는 것으로도 보인다. 한 연구는 저용량 날트렉손이 난소암 환자의 종양 성장을 억제했다고 보고했다.[16] 그 외에도 B세포 림프종B-cell lymphoma, 췌장암, 머리와 목의 편평세포암종squamous cell carcinoma, 대장암 환자의 종양 성장을 억제했다는 일화적 보고가 수없이 많다.[17]

이런 사실이 생소할 수도 있지만, 항노화 효과를 얻기 위해 오피오이드 수용체를 자극한다는 생각은 최소한 빅토리아 시대부터 존재했다. 헤로인 중독자가 비사용자보다 오래 살고 더 젊게 보인다는 사실은 빅토리아 시대에도 잘 알려져 있었다. 아내 라나가 스웨덴 스톡홀름에서 약물 및 알코올 중독자 응급실 전문의로 일할 당시, 제약회사 CEO가 의료 등급의 헤로인을 제조해서 스톡홀름의 엘리트 회원들에게 판매했다.

회원들은 헤로인에 취하거나 중독되지 않았다. 십 년 이상 노화 예방 목적으로 저용량을 일주일에 한두 번씩 복용했다. 이십 년이 지나도록 그들 중 누구도 복용량을 늘리지 않았다는 사실도 확실하다. 그들 모두 눈에 띄는 항노화 혜택을 누리고 있는데, 아마도 헤로인과 다른 많은 아편제가 인간 성장 호르몬 농도를 높이기 때문일 것이다. 사람들이 이 사실을 알면 법적으로 엄청난 논란이 일어날 것이다. 하지만 이 '범죄'에는 희생자가 없다. 소수의 진보적인 사람들이 계속 젊음을 유지하면서 '네 살인자'를 피해 다녔으니, 어쩌면 일시적이나마 할 일이 없어진 죽음의 신이 유일한 희생자일 것이다.

분명히 말하는데, 나는 헤로인이나 의료용 아편 복용을 지지하지 않는다. 헤로인이나 아편제 남용은 특히 뇌에서 텔로미어 길이를 감소시키고,[18] 아편제의 중독성은 끔찍할 만큼 강하다. 불법임은 말할 것도 없고 길거리에서 파는 마약의 불순물은 통제되지 않고 있다. 나는 모든 형태의 중독으로 삶을 망쳐버린 사람들에게 큰 동정심을 품고 있다. 특히 현재 시장에 있는 합성 아편제는 천연 아편제보다 수천 배나 활성이 높다. 우리는 신체 통증을 가장 효과적인 진통제로 치료하는 일을 조직적으로 막고, 중독의 기저에 숨어있는 트라우마와 정서적 고통을 치료하는 데 실패하면서 이 상황을 초래했다. 만성 통증은 우리를 더 빨리 노화시키고 삶의 질을 파괴한다. 중독 역시 마찬가지다.

대부분은 저용량 헤로인을 항노화 치료법으로 선택하지 않을 것이다. 하지만 미량의 날트렉손 처방으로 어느 정도 노화 예방 혜택을 받을 수는 있다. 의사는 보통 염증이나 노화 방지를 위해 4.5mg의 저용량 날트렉손 캡슐을 처방하며, 이 정도 미량으로는 중독이나 남용에 이를 가능성은 없다. 나이 들수록 저용량 날트렉손 복용은 더 설득력이 생길 것이다.

C60으로 수명을 90% 연장하라

또 다른 흥미로운 화합물은 C60이다. 1980년대에 탄소 원자 60개로 특이한 구조를 만들 수 있다는 사실을 깨달은 과학자들이 발견했다. 이 구조는 놀라울 정도로 안정적이며, 건축가 버크민스터 풀러가 설계한 오각형과 육각형이 연결된 지오데식 돔Geodesic Dome과 형태가 비슷하다. 이 발견으로 선도적인 과학자 세 명이 나중에 노벨 화학상을 받았다. 과학자들은 풀러를 기리기 위해 이 구조에 버크민스터풀러렌이라는 이름을 붙였지만, 보통 C60이라고 더 많이 부른다.

C60은 초전도체다. C60은 미토콘드리아가 에너지를 생산하는 데 이용하는 화학과정을 효율적으로 완수하도록 돕는데, 그 이유가 C60이 초전도체이기 때문일 것이다. 몸속 지방에는 강력한 항산화 효과도 나타낸다.[19] 심지어 일부 바이러스는 비활성화할 수도 있다.[20] C60은 세포의 지질 이중막을 통과할 수 있어서, 세포 속에서 항산화제가 활성산소를 찾아 파괴하게 돕는다. 이는 강력한 항노화 효과로 나타난다.[21]

대체 얼마나 강력할까? 2012년 논문을 보면 C60은 쥐의 수명을 90%나 증가시켰다. 사람의 평균 수명이 79년이니, 이론적으로 C60은 사람이 150세까지 살 수 있게 해준다. 사람의 수명이 늘어나는 양상이 쥐와 다르다고 해도 상당히 놀라운 결과이다. 연구를 진행한 과학자들은 이 놀라운 수명 연장 효과는 주로 노화로 증가하는 산화스트레스를 낮추는 데서 나온다고 결론지었다.[22]

나는 노화 예방 비영리단체에서 일한 덕분에 이들 연구 대부분이 진행되기도 전인 2000년대 초에 C60에 대해 알게 되었다. 당시 유일하게 C60을 판매하던 공급자에게 주문해서 상표도 없는 약통이 든 하얀 상자를 받았다. C60은 항상 기름에 녹인 상태로 판매한다. 내가 산 C60은 살짝 산패한 올리브오일 맛이 났다. 하지만 먹을 때마다 염증이 줄어들기는커녕 오히려 더 많이 일어나는 기분이 들어서 나머지는 통째로 버렸다. 나에게 맞지 않는 항노화 해킹 방법의 하나였을 뿐이라고 생각했다.

몇 년 뒤, 나는 생화학자이자 의약품 설계자인 이안 미첼을 만났다. 미첼은 내가 산화한 올리브오일에 든 C60을 먹어서 염증이 일어났을 것이라고 말했다. C60은 제약회사가 특허를 낼 수 없게 되자 수십 년 동안 방치됐다. 특허 없이는 큰 이윤을 기대하기 어렵기 때문이다. 그 결과 현재 이 강력한 화합물은 신뢰할만한 제품을 구입하기가 어렵다. 한편, 이안의 회사인 C360 헬스_{C360 Health}에서는 반려동물용 C60을 판매한다. 13살인 내 반려견 멀린에게 먹여보았더니, 멀린은 에너지가 넘쳤다. 멀린의 효과를 본 나는 이안이 사람을 위한 C60인 카본60 플러스라는 제품을 판매하기 전까지 반려동물용 제품을 먹었다. 먹으면 에너지가 넘쳐나는 것을 확실하게 알 수 있다.

나는 카본60 플러스를 권장량인 2티스푼씩 계속 먹는다. 이 책을 집필하는 현재, 6주 분량의 카본60 플러스 가격은 약 25달러이다. 쥐 수명을 늘린 C60의 효과가 내게 극히 일부만이라도 나타난다면 정말 기쁠 것이다! (알림: 이안과의 인터뷰 이후, 광범위한 조사 끝에 나는 이안 회사의 자문이자 투자자가 되었다.)

신과 같은 치유력을 갖고 싶은가?
그렇다면 지금 당장 아래 사항을 실천하라!

- '네 살인자' 중 하나의 위험을 줄여주는 생물제어제 펩타이드를 먹는다.
- 자가면역질환이나 암에 걸렸다면 주치의에게 저용량 날트렉손을 처방해 달라고 한다. 날트렉손은 처방전이 있어야만 살 수 있으며 알코올과 아편제 약물 중독 치료를 위해 처방한다. 승인받지 않은 용도로 사용할 때에는 반드시 주치의와 상담한다.
- 카본60 플러스를 먹는다. 눈에 띄는 새로운 노화 예방 화합물이다.

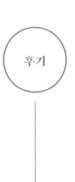

후기

또 다른 신화의 교훈 없이 이 책을 마치리라고 생각했는가? 흠, 그렇다면 다시 생각해보는 게 어떨까? 고대 그리스인이 불사의 삶을 얼마나 많이 상상하고 기록했는지, 고대인의 욕망이 우리 현대인의 욕망과 얼마나 비슷한지, 알면 알수록 더 놀랍다.

이 사실을 마음에 새기면서, 새벽의 여신 에오스의 사랑을 받은 인간인 티토노스의 이야기를 해보자. 에오스는 티토노스를 너무 사랑한 나머지 티토노스에게 불사의 몸을 내려달라고 제우스에게 간청했다. 하지만 영원한 젊음을 함께 청하는 것을 잊어버리고 말았다. 제우스는 티토노스를 불사의 몸으로 만들었지만, 티토노스는 늙으면서 쇠약해지고, 머리는 백발로 변했으며, 사지를 움직이지도 못했다. 결국 에오스는 티토노스를 침실에 가두었고 티토노스는 영원히 말라가면서 '끝없이' 옹알거렸다.

이는 절망스러울 정도로 현대인이 나이 들어가는 과정과 똑같다. 인간은 보통 몸이 여위면서 능력을 잃게 된다. 지금 노화를 멈추기 위해 무언가 하지 않으면 티토노스의 결말이 정확히 당신에게도 일어날 가능성이 높다. 그러나 이 책을 읽은 지금은 이런 결말이 당신의 운명을 비켜갈 수도 있다는 사실을 깨달았을 것이다. 나이 들어도 에너지를 잃지 않고 오히려 얻을 수 있다. 아직은 젊어서 당장 노화를 걱정할 필요가 없다고 생각하더라도, 오늘 시작하는 노화 치료법이 당신의 능력을 즉각적으로 높여주고 미래에 티토노스처럼 늙는 일을 예방해줄 것이다.

그러니 당장 어떤 치료법을 먼저 시도해볼지 결정하라. 이 책에 소개한 기술들은 필요할 때마다 이용할 수 있으며, 매일 기술이 향상되고 있다는 사실을 기억하라. 비용이 너무 비싸다면 수요를 증가시키면 된다. 그러면 지금은 수천 달러짜리 기술이더라도 당신이 나이 들었을 때면 동전 몇 푼으로 충분할 것이다. 내가 180세가 됐을 때도 노화 예방 기술이 여전히 부자들만의 게임이라면, 인간은 종으로서 실패한 셈이다. 이런 일이 일어나지 않도록 나와 함께 해주길 바란다.

이 책을 집필하면서 46세 생일을 맞이했다. 암울한 미래 전망으로 인해 많은 사람에게 우울한 충격으로 다가오는 숫자다. 46은 쇠락의 시작을 의미한다. 46세가 되면 전성기는 지난 셈이다. 과연 그럴까?

이제부터 그런 생각은 던져버려라. 나는 내 몸과 능력이 건재한 채로 180세까지 살 수 있다는 사실을 안다. 나는 내 생애의 25%가 지나는 기념일이라고 되새기면서 방탄 생일 케이크에 꽂힌 촛불을 껐다. 그렇게 따지면, 40대의 나는 지금 중년도 아니다. 내 삶의 남은 75% 동안 더 많은 지혜를 쌓고, 나눌 생각에 가슴이 뛴다.

이 책에 소개한 모든 정보 덕분에 내가 곧 정체기에 이르거나 내리막길에서 미끄러지리라고는 생각하지 않는다. 누구도 나를 막을 수 없다(에오스, 듣고 있나?). 나는 이제 막 시작했을 뿐이다. 그리고 당신도 마찬가지다.

이 책에 실린 노화 예방 기술은 빠른 속도로 진화하고 있다. 내가 식이요법을 어떻게 바꿨는지, 어떻게 해야 슈퍼 휴먼으로 살 수 있는지, 가끔 업데이트하는 짧은 정보를 당신과 공유한다면 더 기쁠 것이다. daveasprey.com/superhuman에 들러서 확인하길 바란다.

감사의 말

이 책을 집필한 동기는 순전히 나의 이기심 때문이었다. 대상을 깊이 이해하는 방법은 내가 알기론 두 가지뿐이다. 대상을 남에게 가르치든지, 대상에 관한 책을 쓰든지. 쓰기는 대상에 관한 지식을 강제로 구축하게 한다. 그러나 책을 집필하는 작업에는 희생이 따른다. 수많은 밤을 키보드 앞에 앉아있어야 한다. 아내와 함께 하는 시간이 줄어들고 아이들과 보내는 시간도 줄어든다. 이런 이유로 내 가족에게 가장 먼저 고마움을 전한다. 이 책을 쓰는 동안 나와의 시간을 희생했을 뿐만 아니라 나를 온전하게 지지해주기까지 했다. 가족은 내가 이 책을 당신이 읽을 가치가 있는 것으로 만들게 한 이유의 전부이다. 그렇지 않다면 집필에 내 시간을 희생하지는 않았을 것이다(더 자세히 알고 싶다면 나 같은 작가를 움직이게 하는 동기에 관한 라이언 홀리데이의 저서《창작의 블랙홀을 건너는 크리에이터를 위한 안내서》를 읽어 보시길).

글쓰기에 동반자가 되어준 조디 리퍼와 편집자 줄리 윌, 대리인 설레스트 파인에게 깊은 감사를 드린다. 여러분 모두의 초능력에 내가 얼마나 고마워하는지 말로는 다 표현할 수 없다. 불릿프루프에서 나를 도와주는 비서인 애니 타지안, 베벌리 햄프슨, 니키 드 후이에게도 커다란 고마움을 전한다. 무모한 나의 일정을 관리해서 내가 마감을 (대부분) 지키면서도 아버지, CEO, 작가, 팟캐스터의 일을 모두 해내고, 동시에 나 자신의 노화 예방 셀프 업그레이드를 진행하고 회복하도록 시간을 만들어주었다.

1장에서 설명했듯이 이런 책은 수천 년 동안 축적된 연구 없이는 나올 수 없다. 여기에는 내가 참조하고 언급한 모든 논문을 만들어낸 과학자들을 포함한다. 이름을 모두 나열할 수도 없을 만큼 많은 모든 과학자에게 고마움을 전하고 싶다. 이름을 줄줄이 부르면 책을 읽지 못할 지경이 될 것이다. 노화 문제를 해결하려고 얼마나 많은 사람이 노력하는지 항상 기억해야 한다! 수년 동안 노화에 관한 선구적인 연구와 우정을 모두 나누어준 오브리 드 그레이에게 특별히 감사를 드린다. 미토콘드리아 생물학과 식사 타이밍에 관한 거대한 돌파구를 만들어낸 솔크연구소의 사친 판다에게도 감사한다. 지방에 대해 상세하게 설명해준 메리 이니그도 빠트릴 수 없다. 알츠하이머병의 주요 원인 세 가지를 명확하게 밝혀준 데일 브레드슨에게도 너무나 감사한다. 지치지 않고 노화 예방과 생화학을 연구하며 오랫동안 우정을 나누어준 스티븐 폭스에게도 감사한 마음을 전한다. 오존 치료법과 미토콘드리아 호흡을 연구한 샬렌버거 박사와 로웬 박사에게도 고마운 마음이다. 호르몬에 관해 설명해준 T.S. 윌리와 폴 잭 박사에게도, 거의 40년 가까이 독소와 생물학을 연구한 클링

하르트 박사에게도 감사를 드린다. 줄기세포치료를 해주고 연구와 가르침을 전해준 도세르 클리닉의 해리 애덜슨 박사와 에이미 킬렌 박사, 마르셀라 마데라 박사에게 아주 특별한 감사를 전한다. 바이오리셋사의 매슈 쿡 박사에게도 고마움을 전한다. 대니얼 아멘 박사, 마크 하이먼 박사, 데이비드 펄머터 박사에게는 획기적인 지도력과 우정에 감사한다. 배리 모구엘렌 박사에게는 중국 의학과 에너지 명상을 배웠다. 모구엘렌 박사가 가르쳐준 에너지 명상법은 이 책을 집필하는 동안 큰 도움이 됐다. 클로토 연구에 대해서는 짐 플란트에게, C60과 노화에 관한 선도적인 연구에 대해서는 이안 미첼에게 고맙다고 말하고 싶다. 오즈 가르시아 박사와 라이어널 비순 박사, 내게 처음으로 호르몬 정밀검사를 해준 필립 리밀러 박사도 고마운 사람들이다. 내게 자신의 시간을 선뜻 내어 준 수많은 멋진 사람들, 그리고 수백만 명의 불릿프루프 라디오 청취자들에게도 너무나 감사하다.

지식과 지혜를 나누어준 친구들, 댄 숄닉, 마이크 쾨닉스, 나빈 제인, 조 폴리시, JJ 버진, 마이클 피시맨, 댄 설리번에게 특별히 감사를 전한다.

제1부
죽음을 피하라

1장. 네 살인자

1. Edward Giovannucci et al., "Diabetes and Cancer: A Consensus Report," Diabetes Care 33, no. 7 (2010): 1674 –85, https://doi.org/10.2337/dc10 –0666.

2. Christian Hölscher, "Diabetes as a Risk Factor for Alzheimer's Disease:Insulin Signalling Impairment in the Brain as an Alternative Model of Alzheimer's Disease," Biochemical Society Transactions 39, no. 4 (August 2011): 891 –97, https://doi.org/10.1042/BST0390891.

3. Krishnan Bhaskaran et al., "Body-Mass Index and Risk of 22 Specific Cancers: A Population-Based Cohort Study of 5 · 24 Million UK Adults," The Lancet 384, no. 9945 (August 30, 2014): 755 –65; Katrina F. Brown et al., "The Fraction of Cancer Attributable to Modifiable Risk Factors in England, Wales, Scotland, Northern Ireland, and the United Kingdom in 2015," British Journal of Cancer 118, no. 8 (April 2018): 1130 –41.

4. Christopher J. L. Murray, Marie Ng, and Ali Mokdad, "The Vast Majority of American Adults Are Overweight or Obese, and Weight Is a Growing Problem Among US Children," Institute for Health Metrics and Evaluation (IHME),May28,2014,http://www.healthdata.org/news-release/vast-majority-american-adults-are-overweight-or-obese-and-weight-growing-problem-among.

5. "Inflammatory Hypothesis Confirmed: Reducing Inflammation Without Lowering Cholesterol Cuts Risk of Cardiovascular Events," Health Canal, August 27, 2017, https://www.healthcanal.com/blood-heart-circulation /heart-disease/240113-inflammatory-hypothesis-confirmed-reducing-inflammation-without-lowering-cholesterol-cuts-risk-cardiovascular-events.html.

6. University of Colorado at Boulder, "Fountain of Youth for Heart Health May Lie in the Gut: Age-Related Changes to Microbiome Fuel Vascular Decline, New Study Shows," ScienceDaily, March 19, 2019, www.sciencedaily.com/releases/2019/03/190319163527.htm.

7. Reza Nemati et al., "Deposition and Hydrolysis of Serine Dipeptide Lipids of Bacteroidetes Bacteria in Human Arteries: Relationship to Atheroscle-rosis," Journal of Lipid Research 58 (October 2017): 1999 –2007, https://doiorg/10.1194/jlr.M077792.

8. Thomas Meyer et al., "Attention Deficit-Hyperactivity Disorder Is Associated with Reduced

Blood Pressure and Serum Vitamin D Levels: Results from the Nationwide German Health Interview and Examination Study for Children and Adolescents," European Child & Adolescent Psychiatry 26, no. 2 (February 2017): 165 –75, https://doi.org/10.1007/s00787-016-0852-3.

9. Kevin McKeever, "Asperger Syndrome Tied to Low Cortisol Levels," HealthDay, April 2, 2009, https://consumer.healthday.com/cognitive-health -information-26/autism-news-51/asperger-syndrome-tied-to-low-cortisol -levels-625706.html.

10. Marc Yves Donath and Steven E. Shoelson, "Type 2 Diabetes as an Inflammatory Disease," Nature Reviews Immunology 11, no. 2 (February 2011) :98 –107, https://doi.org/10.1038/nri2925.

11. University of California –San Diego, "Type 2 Diabetes: Inflammation, Not Obesity, Cause of Insulin Resistance," ScienceDaily, November 7, 2007, https://www.sciencedaily.com/releases/2007/11/071106133106.htm.

12. Yuehan Wang et al., "Association of Muscular Strength and Incidence of Type 2 Diabetes," Mayo Clinic Proceedings 94, no. 4 (April 2019): 643 –51, https://doi.org/10.1016/j.mayocp.2018.08.037.

13. Sandra Weimer et al., "D-Glucosamine Supplementation Extends Life Span of Nematodes and of Ageing Mice," Nature Communications 5 (April 8, 2014): 3563, https://doi.org/10.1038/ncomms4563.

14. Richard Weindruch and Rajindar S. Sohal, "Seminars in Medicine of the Beth Israel Deaconess Medical Center. Caloric Intake and Aging," New England Journal of Medicine 337, no. 14 (October 2, 1997): 986 –94, https://doi.org/10.1056/NEJM199710023371407.

15. "D-Glucosamine as an Example of Calorie Restriction Mimetic Research," Fight Aging!, April 8, 2014, https://www.fightaging.org/archives/2014/04/d-glucosamine-as-an-example-of-calorie-restriction-mimetic-research/.

16. Karen W. Della Corte et al., "Effect of Dietary Sugar Intake on Biomarkers of Subclinical Inflammation: A Systematic Review and Meta-Analysis of Intervention Studies," Nutrients 10, no. 5 (2018): 606, https://doi.org/10.3390/nu10050606.

17. Santosh Kumar Singh, "Post-Prandial Hyperglycemia," Indian Journal of Endocrinology and Metabolism 16, no. 8 (December 2012): 245 –47, https://doi.org/10.4103/2230-8210.104051.

18. Federation of American Societies for Experimental Biology, "Scientists Remove Amyloid Plaques from Brains of Live Animals with Alzheimer's Disease,"ScienceDaily, www.sciencedaily.com/releases/2009/10/091015091602.htm (accessed July 16, 2019).

19. "41 Percent of Americans Will Get Cancer," UPI Health News, May 6, 2010, https://www.upi.com/41-percent-of-Americans-will-get-cancer /75711273192042/.

20. Lisa M. Coussens and Zena Werb, "Inflammation and Cancer," Nature 420, no. 6917 (2002): 860 –67, https://doi.org/10.1038/nature01322.

2장. 노화로 이끄는 일곱 개의 기둥

1. Helen Karakelides and K. Sreekumaran Nair, "Sarcopenia of Aging and Its Metabolic Impact," Current Topics in Developmental Biology 68 (2005):123 –48, https://doi.org/10.1016/S0070-2153(05)68005-2.

2. Elena Volpi, Reza Nazemi, and Satoshi Fujita, "Muscle Tissue Changes with Aging," Current Opinion in Clinical Nutrition and Metabolic Care 7, no. 4 (2004): 405–10, https://doi.org/10.1097/01.mco.0000134362.76653.b2.

3. James Golomb et al., "Hippocampal Atrophy in Normal Aging. An Association with Recent Memory Impairment," Archives of Neurology 50, no. 9 (September 1993): 967–73, https://doi.org/10.1001/archneur.1993.00540090066012.

4. Martin Stimpfel, Nina Jancar, and Irma Virant-Klun, "New Challenge: Mitochondrial Epigenetics?," Stem Cell Reviews and Reports 14, no. 1 (February 2018): 13–26, https://doi.org/10.1007/s12015-017-9771-z.

5. James L. Kirkland and Tamara Tchkonia, "Cellular Senescence: A Translational Perspective," EBioMedicine 21 (July 2017): 21–28, https://doi.org/10.1016/j.ebiom.2017.04.013.

6. Viktor I. Korolchuk et al., "Mitochondria in Cell Senescence: Is Mitophagy the Weakest Link?," EBioMedicine 21 (July 2017): 7–13, https://doi.org/10.1016/j.ebiom.2017.03.020.

7. Okhee Jeon et al., "Senescent Cells and Osteoarthritis: A Painful Connection," Journal of Clinical Investigation 128, no. 4 (April 2, 2018): 1229–37, https://doi.org/10.1172/JCI95147.

8. Derek M. Huffman, Marissa J. Schafer, and Nathan K. LeBrasseur, "Energetic Interventions for Healthspan and Resiliency with Aging," Experimental Gerontology 86 (December 15, 2016): 73–83, https://doi.org/10.1016/j.exger.2016.05.012.

9. Christian A. Bannister et al., "Can People with Type 2 Diabetes Live Longer Than Those Without? A Comparison of Mortality in People Initiatedwith Metformin or Sulphonylurea Monotherapy and Matched, Non-Diabetic Controls," Diabetes, Obesity and Metabolism 16, no. 11 (November 2014): 1165–73, https://doi.org/10.1111/dom.12354.

10. Agnieszka Śmieszek et al., "Antioxidant and Anti-Senescence Effect of Metformin on Mouse Olfactory Ensheathing Cells (mOECs) May Be Associated with Increased Brain-Derived Neurotrophic Factor Levels—An Ex Vivo Study," International Journal of Molecular Sciences 18, no. 4 (2017): 872, https://doi.org/10.3390/ijms18040872.

11. Rong Wang et al., "Rapamycin Inhibits the Secretory Phenotype of Senescent Cells by a Nrf2-Independent Mechanism," Aging Cell 16, no. 3 (June 2017): 564–74, https://doi.org/10.1111/acel.12587.

12. "Animal Data Shows Fisetin to Be a Surprisingly Effective Senolytic," Fight Aging!, October 3, 2018, https://www.fightaging.org/archives/2018/10/animal-data-shows-fisetin-to-be-a-surprisingly-effective-senolytic/.

13. Pamela Maher, "How Fisetin Reduces the Impact of Age and Disease on CNS Function," Frontiers in Bioscience (Scholar Edition) 7 (June 1, 2015): 58–82, https://www.ncbi.nlm.nih.gov/pubmed/25961687.

14. Kashmira Gander, "Secret of Longevity Could Be Found in Traditional Japanese Plant that Appears to Slow Aging," Newsweek, February 20, 2019, https://www.newsweek.com/anti-aging-longevity-japanese-plant-1336734.

15. "Uncovering the Senolytic Mechanism of Piperlongumine," Fight Aging!, May 21, 2018, https://www.fightaging.org/archives/2018/05/uncovering -the-senolytic-mechanism-of-

piperlongumine/.

16. Yin-Ju Chen et al., "Piperlongumine Inhibits Cancer Stem Cell Properties and Regulates Multiple Malignant Phenotypes in Oral Cancer," Oncology Letters 15, no. 2 (February 2018): 1789-98, https://doi.org/10.3892/ol.2017.7486.

17. Fernanda de Lima Moreira et al., "Metabolic Profile and Safety of Piperlongumine," Nature Scientific Reports 6 (September 29, 2016): article no.33646, https://www.nature.com/articles/srep33646.

18. Alan R. Gaby, "Adverse Effects of Dietary Fructose," Alternative Medicine Review 10, no. 4 (December 2005): 294-306, http://www.ncbi.nlm.nih.gov/pubmed/16366738.

19. Matthew Streeter et al., "Identification of Glucosepane Cross-Link Breaking Enzymes," Diabetes 67, no. S1 (July 2018): 1229-P, https://doi.org/10.2337/db18-1229-P.

20. Xu Wang et al., "Insulin Deficiency Exacerbates Cerebral Amyloidosis and Behavioral Deficits in an Alzheimer Transgenic Mouse Model," Molecular Neurodegeneration 5 (2010): 46, https://doi.org/10.1186/1750-1326-5-46.

21. Jordan Lite, "Vitamin D Deficiency Soars in the U.S., Study Says," Scientific American, March 23, 2009, https://www.scientificamerican.com/article/vitamin-d-deficiency-united-states/.

22. Society for Neuroscience, "Staving Off Alzheimer's Disease with the Right Diet, Prescriptions," ScienceDaily, November 13, 2007, https://www.sciencedaily.com/releases/2007/11/071107211036.htm.

23. Gabriella Notarachille et al., "Heavy Metals Toxicity: Effect of Cadmium Ions on Amyloid Beta Protein 1-42. Possible Implications for Alzheimer's Disease," Biometals 27, no. 2 (April 2014): 371-88, https://doi.org/10.1007/s10534-014-9719-6.

24. Paul B. Tchounwou et al., "Heavy Metal Toxicity and the Environment," in Molecular, Clinical and Environmental Toxicology, Experientia Sup-plementum, vol. 101, ed. Andrea Luch (Basel, CH: Springer, 2012): 133-64.

25. Elena A. Belyaeva et al., "Mitochondria as an Important Target in Heavy Metal Toxicity in Rat Hepatoma AS-30D Cells," Toxicology and Applied Pharmacology 231, no. 1 (August 15, 2008): 34-42, https://doi.org/10.1016/j.taap.2008.03.017.

26. Varun Parkash Singh et al., "Advanced Glycation End Products and Diabetic Complications," The Korean Journal of Physiology & Pharmacology 18, no. 1 (2014): 1-14, https://doi.org/10.4196/kjpp.2014.18.1.1.

27. David P. Turner, "Advanced Glycation End-Products: A Biological Consequence of Lifestyle Contributing to Cancer Disparity" Cancer Research 75, no. 10 (May 2015): 1925-29, https://doi.org/10.1158/0008-5472.CAN-15-0169.

28. Melpomeni Peppa and Sotirios A. Raptis, "Advanced Glycation End Products and Cardiovascular Disease," Current Diabetes Reviews 4, no. 2 (May 2008): 92-100, https://www.ncbi.nlm.nih.gov/pubmed/18473756.

29. Nobuyuki Sasaki et al., "Advanced Glycation End Products in Alzheimer's Disease and Other Neurodegenerative Diseases," American Journal of Pathology 153, no. 4 (October 1998): 1149-55, https://doi.org/10.1016/S0002-9440(10)65659-3.

30. The BMJ, "Fried Food Linked to Heightened Risk of Early Death Among Older US Women: Fried Chicken and Fried Fish in Particular Seem to Be Associated with Higher Risk of Death," ScienceDaily, January 23, 2019, https://www.sciencedaily.com/releases/2019/01/190123191637. htm.

31. "Hayflick Limit," ScienceDirect, https://www.sciencedirect.com/topics /medicine-and-dentistry/hayflick-limit.

32. Pim van der Harst et al., "Telomere Length of Circulating Leukocytes Is Decreased in Patients with Chronic Heart Failure," Journal of the American College of Cardiology 49, no. 13 (April 3, 2007): 1459 – 64, https ://doi.org/10.1016/j.jacc.2007.01.027; Annette L. Fitzpatrick et al., "Leukocyte Telomere Length and Cardiovascular Disease in the Cardiovascular Health Study," American Journal of Epidemiology 165, no. 1 (January 1, 2007): 14 – 21, https://doi.org/10.1093/ aje/kwj346; Robert Y. L. Zee et al., "Association of Shorter Mean Telomere Length with Risk of Incident Myocardial Infarction: A Prospective, Nested Case-Control Approach," Clinica Chemica Acta 403, no. 1 – 2, (May 2009): 139 – 41, https://doi.org/10.1016/j.cca.2009.02.004.

33. Monica McGrath et al., "Telomere Length, Cigarette Smoking, and Bladder Cancer Risk in Men and Women," Cancer Epidemiology, Biomarkers & Prevention 16, no. 4 (April 2007): 815 – 19, https://doi.org/10.1158/1055-9965.EPI-06-0961.

34. Mike J. Sampson et al., "Monocyte Telomere Shortening and Oxidative DNA Damage in Type 2 Diabetes," Diabetes Care 29, no. 2 (February 2006): 283 – 89, https://doi.org/10.2337/ diacare.29.02.06.dc05-1715.

35. Ana M. Valdes et al., "Telomere Length in Leukocytes Correlates with Bone Mineral Density and Is Shorter in Women with Osteoporosis," Osteoporosis International 18, no. 9 (September 2007): 1203 – 10, https://doi.org/10.1007/s00198-007-0357-5.

36. Masood A. Shammas, "Telomeres, Lifestyle, Cancer, and Aging," Current Opinion in Clinical Nutrition and Metabolic Care 14, no.1 (January 2011):28 – 34, https://doi.org/10.1097/ MCO.0b013e32834121b1.

37. Richard M. Cawthon et al., "Association Between Telomere Length in Blood and Mortality in People Aged 60 Years or Older," The Lancet 361, no. 9355 (February 1, 2003): 393 – 95, https:// doi.org/10.1016/S0140-6736(03)12384-7.

38. Elissa S. Epel, "Accelerated Telomere Shortening in Response to Life Stress," Proceedings of the National Academy of Science of the USA 101, no.49 (December 7, 2004): 17312 – 15, https:// doi.org/10.1073/pnas.040716210.

39. Gretchen Reynolds, "Phys Ed: How Exercising Keeps Your Cells Young," New York Times Well, January 27, 2010, https://well.blogs.nytimes.com/2010/01/27/phys-ed-how-exercising-keeps-your-cells-young/?scp=1&sq=how%20exercising%20keeps%20your%20cells%20 young&st=cse.

40. Angela R. Starkweather, "The Effects of Exercise on Perceived Stress and IL-6 Levels Among Older Adults," Biological Research for Nursing 8, no. 3 (January 2007): 186 – 94, https://www. ncbi.nlm.nih.gov/pubmed/17172317.

41. Vladimir N. Anisimov et al., "Effect of Epitalon on Biomarkers of Aging, Life Span and

Spontaneous Tumor Incidence in Female Swissderived SHR Mice," Biogerontology 4, no. 4 (2003): 193–202, https://doi.org/10.1023/A:1025114230714.

42. George Kossoy et al., "Epitalon and Colon Carcinogenesis in Rats: Proliferative Activity and Apoptosis in Colon Tumors," International Journal of Molecular Medicine 12, no. 4 (October 2003): 473–75, https://doi.org/10.3892/ijmm.12.4.473.

43. Brenda Molgora et al., "Functional Assessment of Pharmacological Telomerase Activators in Human T Cells," Cells 2, no. 1 (March 2013): 57–66, https://doi.org/10.3390/cells2010057.

3장. 음식은 노화를 막는 보약이다

1. Kyung-Ah Kim et al., "Gut Microbiota Lipopolysaccharide Accelerates Inflamm-Aging in Mice," BMC Microbiology 16, no. 1 (2016): 9, https:// doi.org/10.1186/s12866-016-0625-7; Yong-Fei Zhao et al., "The Synergy of Aging and LPS Exposure in a Mouse Model of Parkinson's Disease," Aging and Disease 9, no. 5 (2018): 785–97, https://doi.org/10.14336/AD.2017.1028.

2. Ki Wung Chung et al., "Age-Related Sensitivity to Endotoxin-Induced Liver Inflammation: Implication of Inflammasome/IL-1β for Steatohepatitis," Aging Cell 14, no. 4 (April 2015): 526, fig. 1, https://doi.org/10.1111/acel.12305

3. Caria Sategna-Guidetti et al., "Autoimmune Thyroid Disease and Coeliac Disease," European Journal of Gastroenterology & Hepatology 10, no. 11 (November 1998): 927–31, http://www.ncbi.nlm.nih.gov/pubmed/9872614.

4. A. J. Batchelor and Juliet E. Compston, "Reduced Plasma Half-Life of Radio-Labelled 25-Hydroxyvitamin D3 in Subjects Receiving a High-Fibre Diet," British Journal of Nutrition 49, no. 2 (March 1983): 213–16, https://doi.org/10.1079/BJN19830027.

5. Siriporn Thongprakaisang et al., "Glyphosate Induces Human Breast Cancer Cells Growth via Estrogen Receptors," Food and Chemical Toxicology 59 (September 2013): 129–36, https://doi.org/10.1016/j.fct.2013.05.057.

6. Francisco Peixoto, "Comparative Effects of the Roundup and Glyphosate on Mitochondrial Oxidative Phosphorylation," Chemosphere 61, no. 8 (December 2005): 1115–22, https://doi.org/10.1016/j.chemosphere.2005.03.044.

7. Anthony Samsel and Stephanie Seneff, "Glyphosate, Pathways to Modern Diseases IV: Cancer and Related Pathologies," Journal of Biological Physics and Chemistry 15 (2015): 121–59, https://doi.org/10.4024/11SA15R.jbpc.15.03.

8. Stephanie Seneff and Laura F. Orlando, "Glyphosate Substitution for Glycine During Protein Synthesis as a Causal Factor in Mesoamerican Nephropathy," Journal of Environmental & Analytical Toxicology 8, no. 1 (2018): 541, https://doi.org/10.4172/2161-0525.1000541.

9. James H. O'Keefe, Neil M. Gheewala, and Joan O. O'Keefe, "Dietary Strategies for Improving Post-Prandial Glucose, Lipids, Inflammation, and Cardiovascular Health," Journal of the American College of Cardiology 51, no. 3 (January 22, 2008): 249–55, https://doi.org/10.1016/j.jacc.2007.10.016.

10. Başar Altınterim, "Anti-Throid Effects of PUFAs (Polyunsaturated Fats) and Herbs," Trakya University Journal of Natural Sciences 13, no. 2 (2012): 87–94, https://www.researchgate.net/

publication/268515453_anti-throid_effects_of_pufas_polyunsaturated_fats_and_herbs.

11. Morgan E. Levine et al., "Low Protein Intake Is Associated with a Major Reduction in IGF-1, Cancer, and Overall Mortality in the 65 and Younger but Not Older Population," Cell Metabolism 19, no. 3 (March 4, 2014):407 17, https://doi.org/10.1016/j.cmet.2014.02.006.

12. John F. Trepanowski et al., "Impact of Caloric and Dietary Restriction Regimens on Markers of Health and Longevity in Humans and Animals: A Summary of Available Findings," Nutrition Journal 10 (October 7, 2011):107, https://doi.org/10.1186/1475-2891-10-107.

13. Okinawa Institute of Science and Technology (OIST) Graduate University, "Fasting Ramps Up Human Metabolism, Study Shows," ScienceDaily, January 31, 2019, https://www.sciencedaily.com/releases/2019/01/190131113934.htm.

14. Mehrdad Alirezaei et al., "Short-Term Fasting Induces Profound Neuronal Autophagy," Autophagy 6, no. 6 (August 2010): 702 – 10, https://doi.org/10.4161/auto.6.6.12376.

15. Behnam Sadeghirad et al., "Islamic Fasting and Weight Loss: A Systematic Review and Meta-Analysis," Public Health Nutrition 17, no. 2 (February 1,2014): 396 – 406, https://doi.org/10.1017/S1368980012005046.

16. Mark P. Mattson, Wenzhen Duan, and Zhihong Guo, "Meal Size and Frequency Affect Neuronal Plasticity and Vulnerability to Disease: Cellular and Molecular Mechanisms," Journal of Neurochemistry 84, no. 3 (February 2003): 417 –31, https://doi.org/10.1046/j.1471-4159.2003.01586.x.

17. Gerrit van Meer, Dennis R. Voelker, and Gerald W. Feigenson, "Membrane Lipids: Where They Are and How They Behave," Nature Reviews Molecular Cell Biology 9, no. 2 (February 2008): 112 – 24, https://doi.org/10.1038/nrm2330.

18. Vincent Rioux, "Fatty Acid Acylation of Proteins: Specific Roles for Palmitic, Myristic and Caprylic Acids," OCL 23, no. 3 (May –June 2016): D304, https://doi.org/10.1051/ocl/2015070.

19. Elisa Parra-Ortiz et al., "Effects of Oxidation on the Physicochemical Properties of Polyunsaturated Lipid Membranes," Journal of Colloid and Interface Science 538 (March 7, 2019): 404 – 19, https://doi.org/10.1016/j.jcis.2018.12.007.

20. National Institutes of Health, Office of Dietary Supplements, "Omega-3 Fatty Acids: Fact Sheet for Health Professionals," U.S. Department of Health and Human Services, last modified November 21, 2018, https://ods.od.nih.gov/factsheets/Omega3FattyAcids-HealthProfessional/.

21. Neal Simonsen et al., "Adipose Tissue Omega-3 and Omega-6 Fatty Acid Content and Breast Cancer in the EURAMIC Study," American Journal of Epidemiology 147, no. 4 (February 15, 1998): 342 –52, https://doi.org/10.1093/oxfordjournals.aje.a009456; Sanjoy Ghosh, Elizabeth M. Novak, and Sheila M. Innis, "Cardiac Proinflammatory Pathways Are Altered with Different Dietary n-6 Linoleic to n-3 Alpha-Linolenic Acid Ratios in Normal, Fat-Fed Pigs," American Journal of Physiology: Heart and Circulatory Physiology 293, no. 5 (November 2007): H2919 – 27, https://doi.org/10.1152/ajpheart.00324.2007; Urmila Nair, Helmut Bartsch, and Jagadeesan Nair, "Lipid Peroxidation-Induced DNA Damage in Cancer-Prone Inflammatory Diseases: A Review of Published Adduct Types and Levels in Humans," Free Radical Biology & Medicine 43, no. 8 (October 2007): 1109 – 20, https://doi.org/10.1016/j.freeradbiomed.2007.07.012;

Véronique Chajès and Philippe Bougnoux, "Omega-6/Omega-3 Polyunsaturated Fatty Acid Ratio and Cancer," in Omega 6/Omega 3 Fatty Acid Ratio: The Scientific Evidence, World Review of Nutrition and Dietetics, vol. 92, ed. Artemis P. Simopoulos and Leslie G. Cleland (Basel, CH: Karger, 2003), 133–51; Emily Sonestedt et al., "Do Both Heterocyclic Amines and Omega-6 Polyunsaturated Fatty Acids Contribute to the Incidence of Breast Cancer in Postmenopausal Women of the Malmö Diet and Cancer Cohort?," International Journal of Cancer 123, no. 7 (October 1, 2008): 1637–43, https://doi.org/10.1002/ijc.23394.

22. Juhee Song et al., "Analysis of Trans Fat in Edible Oils with Cooking Process," Toxicological Research 31, no. 3 (September 2015): 307–12, https://doi.org/10.5487/TR.2015.31.3.307.

23. Camille Vandenberghe et al., "Tricaprylin Alone Increases Plasma Ketone Response More Than Coconut Oil or Other Medium-Chain Triglycerides:An Acute Crossover Study in Healthy Adults," Current Developments in Nutrition 1, no. 4, (April 1, 2017): e000257, https://doi.org/10.3945/cdn116.000257.

24. Arturo Solis Herrera and Paola E. Solis Arias, "Einstein Cosmological Constant, the Cell, and the Intrinsic Property of Melanin to Split and Re-Form the Water Molecule," MOJ Cell Science & Report 1, no. 2 (August 27, 2014): 46–51, https://doi.org/10.15406/mojcsr.2014.01.00011.

25. Ana S. P. Moreira et al., "Coffee Melanoidins: Structures, Mechanisms of Formation and Potential Health Impacts," Food & Function 3, no. 9 (September 2012): 903–15, https://doi.org/10.1039/c2fo30048f.

4장. 죽거나 혹은 잠자거나

1. Matthew P. Walker et al., "Practice with Sleep Makes Perfect: Sleep- Dependent Motor Skill Learning," Neuron 35, no. 1 (July 2002): 205–11, https://doi.org/10.1016/S0896-6273(02)00746-8.

2. Ullrich Wagner et al., "Sleep Inspires Insight," Nature 247, no. 6972 (January 22, 2004): 352–55, https://doi.org/10.1038/nature02223.

3. Margaret Altemus et al., "Stress-Induced Changes in Skin Barrier Function in Healthy Women," Journal of Investigative Dermatology 117, no. 2 (August 2001): 309–17, https://doi.org/10.1046/j.1523-1747.2001.01373.x.

4. Philippa J. Carter et al., "Longitudinal Analysis of Sleep in Relation to BMI and Body Fat in Children: The FLAME Study," BMJ 342 (May 26, 2011):d2712, https://doi.org/10.1136/bmj.d2712.

5. Josephine Arendt, "Shift Work: Coping with the Biological Clock," Occupational Medicine 60, no. 1 (January 2010): 10–20, https://doi.org/10.1093/occmed/kqp162.

6. Guglielmo Beccuti and Silvana Pannain, "Sleep and Obesity," Current Opinion in Clinical Nutrition & Metabolic Care 14, no. 4 (July 2011): 402–12, https://doi.org/10.1097/MCO.0b013e3283479109.

7. Lulu Xie et al., "Sleep Drives Metabolite Clearance from the Adult Brain," Science 342, no. 6156 (October 18, 2013): 373–77, https://doi.org/10.1126/science.1241224.

8. National Institutes of Health, "Sleep Deprivation Increases Alzheimer's Protein," NIH Research Matters, April 24, 2018, https://www.nih.gov/news -events/nih-research-matters/sleep-deprivation-increases-alzheimers-protein

9. Hedok Lee et al., "The Effect of Body Posture on Brain Glymphatic Transport,"The Journal of Neuroscience 34, no. 31 (August 5, 2015): 11034 – 44,https://doi.org/10.1523/JNEUROSCI.1625-15.2015.

10. Masatoshi Fujita et al., "Effects of Posture on Sympathetic Nervous Modulation in Patients with Chronic Heart Failure," The Lancet 356, no. 9244 (November 25, 2000): 1822 – 23, https://doi.org/10.1016/S0140-6736(00)03240-2.

11. Ryan J. Ramezani and Peter W. Stacpoole, "Sleep Disorders Associated with Primary Mitochondrial Diseases," Journal of Clinical Sleep Medicine:JCSM 10, no. 11 (November 15, 2014): 1233 – 39, https://doi.org/10.5664/jcsm.4212.

12. Wendy M. Troxel et al., "Sleep Symptoms Predict the Development of the Metabolic Syndrome," Sleep 33, no. 12 (December 2010): 1633 – 40, https://doi.org/10.1093/sleep/33.12.1633.

13. Daniel F. Kripke et al., "Mortality Related to Actigraphic Long and Short Sleep," Sleep Medicine 12, no. 1 (January 2011): 28 – 33, https://www.ncbi.nlm.nih.gov/pubmed/11825133.

14. Joel H. Benington and H. Craig Heller, "Restoration of Brain Energy Metabolism as the Function of Sleep," Progress in Neurobiology 45, no. 4(March 1995): 347 – 60, https://doi.org/10.1016/0301-0082(94)00057-O.

15. Scott A. Cairney et al., "Mechanisms of Memory Retrieval in Slow-Wave Sleep," Sleep 40, no. 9 (September 2017): zsx114, https://doi.org/10.1093/sleep/zsx114.

16. Scott A. Cairney et al., "Complementary Roles of Slow-Wave Sleep and Rapid Eye Movement Sleep in Emotional Memory Consolidation," Cerebral Cortex 25, no. 6 (June 2015): 1565 – 75, https://doi.org/10.1093/cercor/bht349.

17. Judith A. Floyd et al., "Changes in REM-Sleep Percentage over the Adult Lifespan," Sleep 30, no. 7 (July 1, 2007): 829 – 36, https://doi.org/10.1093/sleep/30.7.829.

18. "How Many Hours of Deep Sleep Does One Need?," New Health Advisor, https://www.newhealthadvisor.com/How-Much-Deep-Sleep-Do-You -Need.html.

19. "Sleep Restriction May Reduce Heart Rate Variability," Medscape, June 15, 2007, https://www.medscape.com/viewarticle/558331.

20. J. Gouin et al., "Heart Rate Variability Predicts Sleep Efficiency," Sleep Medicine 14, no. 1 (December 2013): e142, https://doi.org/10.1016/j.sleep .2013.11.321.

21. Marcello Massimini et al., "Triggering Sleep Slow Waves by Transcranial Magnetic Stimulation," Proceedings of the National Academy of Sciences of the USA 104, no. 20 (May 15, 2007): 8496 – 501, https://doi.org/10.1073/pnas.0702495104.

22. Giulio Tononi et al., "Enhancing Sleep Slow Waves with Natural Stimuli," Medicamundi 54, no. 2 (January 2010): 82 – 88, https://www.researchgate.net/publication/279545240_Enhancing_sleep_slow_waves_with_natural_stimuli.

23. Hong-Viet V. Ngo et al., "Auditory Closed Loop Stimulation of the Sleep Slow Oscillation Enhances Memory," Neuron 78, no. 3 (May 8, 2013): P545 – 553, https://doi.org/10.1016/j.neuron.2013.03.006; Luciana Besedovsky et al., "Auditory Closed-Loop Stimulation of EEG Slow Oscillations Strengthens Sleep and Signs of Its Immune-Supportive Function," Nature Communications 8, no. 1 (2017): 1984, https://doi.org/10.1038/s41467-017-02170 – 3.

24. Robert E. Strong et al., "Narrow-Band Blue-Light Treatment of Seasonal Affective Disorder in Adults and the Influence of Additional Nonseasonal Symptoms," Depression and Anxiety 26, no. 3 (2009): 273–78, https://doi.org/10.1002/da.20538.

25. Gianluca Tosini, Ian Ferguson, and Kazuo Tsubota, "Effects of Blue Light on the Circadian System and Eye Physiology," Molecular Vision 22 (January 24, 2016): 61–72, https://www.ncbi.nlm.nih.gov/pubmed/26900325; Anne-Marie Chang et al., "Evening Use of Light-Emitting eReaders Negatively Affects Sleep, Circadian Timing, and Next-Morning Alertness," Proceedings of the National Academy of Sciences of the USA 112, no. 4 (January 27, 2015): 1232–37, https://doi.org/10.1073/pnas.1418490112.

26. Tosini, Ferguson, and Tsubota, "Effects."

27. Chang et al., "Evening Use."

28. Karine Spiegel et al., "Effects of Poor and Short Sleep on Glucose Metabolism and Obesity Risk," Nature Reviews Endocrinology 5, no. 5 (2009): 253–61, https://doi.org/10.1038/nrendo.2009.23.

29. Ariadna Garcia-Saenz et al., "Evaluating the Association Between Artificial Light-at-Night Exposure and Breast and Prostate Cancer Risk in Spain (MCC-Spain Study)," Environmental Health Perspectives 126, no. 4 (April 23, 2018): 047011, https://doi.org/10.1289/EHP1837.

30. Aziz Sancar et al., "Circadian Clock Control of the Cellular Response to DNA Damage," FEBS Letters 584, no. 12 (June 18, 2010): 2618–25, https://doi.org/10.1016/j.febslet.2010.03.017.

31. Tosini, Ferguson, and Tsubota, "Effects."

32. Bright Focus Foundation, "Age-Related Macular Degeneration: Facts and Figures," last modified January 5, 2016, https://www.brightfocus.org/macular/article/age-related-macular-facts-figures.

33. Edward Loane et al., "Transport and Retinal Capture of Lutein and Zeaxanthin with Reference to Age-Related Macular Degeneration," Survey of Ophthalmology 53, no. 1 (January–February 2008): 68–81, https://doi.org/10.1016/j.survophthal.2007.10.008; Le Ma et al., "Effect of Lutein and Zeaxanthin on Macular Pigment and Visual Function in Patients with Early Age-Related Macular Degeneration," Ophthalmology 119, no. 11 (November 2012): 2290–97, https://doi.org/10.1016/j.ophtha.2012.06.014.

5장. 초인적인 힘을 얻으려면 빛을 이용하라

1. Ya Li et al., "Melatonin for the Prevention and Treatment of Cancer," Oncotarget 8, no. 24 (June 2017): 39896–921, https://doi.org/10.18632/oncotarget.16379.

2. Bhagyesh R. Sarode et al., "Light Control of Insulin Release and Blood Glucose Using an Injectable Photoactivated Depot," Molecular Pharmacology

13, no. 11 (November 7, 2016): 3835–41, https://doi.org/10.1021/acs.molpharmaceut.6b00633; Marla Paul, "Exposure to Bright Light May Alter Blood Sugar," Futurity, May 19, 2016, https://www.futurity.org/bright-light-metabolism-1166262-2/.

3. Nataliya A. Rybnikova, A. Haim, and Boris A. Portnov, "Does Artificial Light-at-Night Exposure

Contribute to the Worldwide Obesity Pandemic?," International Journal of Obesity 40, no. 5 (May 2016): 815 – 23, https://doi.org/10.1038/ijo.2015.255.

4. Bernard F. Godley et al., "Blue Light Induces Mitochondrial DNA Damage and Free Radical Production in Epithelial Cells," The Journal of Biological Chemistry 280, no. 22 (June 3, 2005): 21061 – 66, https://doi.org/10.1074/jbc.M502194200.

5. Hajime Ishii et al., "Seasonal Variation of Glycemic Control in Type-2 Diabetic Patients," Diabetes Care 24, no. 8 (August 2001): 1503, https://doi.org/10.2337/diacare.24.8.1503.

6. Pelle G. Lindqvist, Håkan Olsson, and Mona Landin-Olsson, "Are Active Sun Exposure Habits Related to Lowering Risk of Type 2 Diabetes Mellitus in Women, a Prospective Cohort Study?," Diabetes Research and Clinical Practice 90, no. 1 (October 2010): 109 – 14, https://doi.org/10.1016/j.diabres.2010.06.007.

7. Sian Geldenhuys et al., "Ultraviolet Radiation Suppresses Obesity and Symptoms of Metabolic Syndrome Independently of Vitamin D in Mice Fed a High-Fat Diet," Diabetes 63, no. 11 (November 2011): 3759 – 69, https://doi.org/10.2337/db13-1675.

8. Daniel Barolet, François Christiaens, and Michael R. Hamblin, "Infrared and Skin: Friend or Foe," Journal of Photochemistry and Photobiology B: Biology 155 (February 2016): 78 – 85, https://doi.org/10.1016/j.jphotobiol.2015.12.014.

9. Pelle G. Lindqvist et al., "Avoidance of Sun Exposure as a Risk Factor for Major Causes of Death: A Competing Risk Analysis of the Melanoma in Southern Sweden Cohort," Journal of Internal Medicine 280, no. 4 (October 2016): 375 – 87, https://doi.org/10.1111/joim.12496.

10. Douglas Main, "Why Insect Populations Are Plummeting—and Why It Matters," National Geographic, February 14, 2019, https://www.nationalgeographic.com/animals/2019/02/why-insect-populations-are-plummeting-and-why-it-matters/.

11. Cleber Ferraresi, Michael R. Hamblin, and Nivaldo A. Parizotto, "Low-Level Laser (Light) Therapy (LLLT) on Muscle Tissue: Performance, Fatigue and Repair Benefited by the Power of Light," Photonics & Lasers in Medicine 1, no. 4 (November 1, 2012): 267 – 86, https://doi.org/10.1515/plm-2012-0032.

12. Lilach Gavish et al., "Low Level Laser Irradiation Stimulates Mitochondrial Membrane Potential and Disperses Subnuclear Promyelocytic Leukemia Protein," Lasers in Surgery and Medicine 35, no. 5 (December 2004): 369 – 76, https://doi.org/10.1002/lsm.20108.

13. Pinar Avci et al., "Low-Level Laser (Light) Therapy (LLLT) in Skin: Stimulating,Healing, Restoring," Seminars in Cutaneous Medicine and Surgery 32, no.1 (2013): 41 – 52, https://www.ncbi.nlm.nih.gov/pubmed/24049929.

14. Shang-Ru Tsai et al., "Low-Level Light Therapy Potentiates NPe6-Mediated Photodynamic Therapy in a Human Osteosarcoma Cell Line via Increased ATP," Photodiagnosis and Photodynamic Therapy 12, no. 1 (March 2015): 123 – 30, https://doi.org/10.1016/j.pdpdt.2014.10.009.

15. Ulrike H. Mitchell and Gary L. Mack, "Low-Level Laser Treatment with Near-Infrared Light Increases Venous Nitric Oxide Levels Acutely: A Single-Blind, Randomized Clinical Trial of Efficacy," American Journal of Physical Medicine & Rehabilitation 92, no. 2 (February 2013):

151 –56, https://doi.org/10.1097/PHM.0b013e318269d70a.

16. Ferraresi, Hamblin, and Parizotto, "Low-Level Laser (Light) Therapy."

17. Fernando José de Lima, Fabiano Timbó Barbosa, and Célio Fernando de Sousa-Rodrigues, "Use Alone or in Combination of Red and Infrared Laser in Skin Wounds," Journal of Lasers in Medical Sciences 5, no. 2 (2014): 51 –57, https://www.ncbi.nlm.nih.gov/pmc/articles/PMC4291816/.

18. Ivayla I. Geneva, "Photobiomodulation for the Treatment of Retinal Diseases:A Review," International Journal of Ophthalmology 9, no.1 (January 2016): 145 –52, https://doi.org/10.18240/ijo.2016.01.24.

19. Stephen J. Genuis et al., "Blood, Urine, and Sweat (BUS) Study: Monitoring and Elimination of Bioaccumulated Toxic Elements," Archives of Environmental Contamination and Toxicology 61, no. 2 (August 2011): 344 –57, https://doi.org/10.1007/s00244-010-9611-5.

20. Hisashi Naito et al., "Heat Stress Attenuates Skeletal Muscle Atrophy in Hindlimb-Unweighted Rats," Journal of Applied Physiology 88, no. 1 (January 2000): 359 –63, https://doi.org/10.1152/jappl.2000.88.1.359.

21. Robert A. Weiss et al., "Clinical Experience with Light-Emitting Diode (LED) Photomodulation," Dermatologic Surgery 31, no. 9, pt. 2 (September 2005): 1199 –205, https://www.ncbi.nlm.nih.gov/pubmed/16176771.

22. Robert A. Weiss et al., "Clinical Trial of a Novel Non-Thermal LED Array for Reversal of Photoaging: Clinical, Histologic, and Surface Profilometric Results," Lasers in Surgery and Medicine 36, no. 2 (February 2005): 85 –91, https://doi.org/10.1002/lsm.20107.

23. Tina S. Alster and Rungsima Wanitphakdeedecha, "Improvement of Postfractional Laser Erythema with Light-Emitting Diode Photomodulation," Dermatologic Surgery 35, no. 5 (May 2009): 813 –15, https://doi.org/10.1111/j.1524-4725.2009.01137.x.

24. M. Maitland DeLand et al., "Treatment of Radiation-Induced Dermatitis with Light-Emitting Diode (LED) Photomodulation," Lasers in Surgery and Medicine 39, no. 2 (February 2007): 164 –68, https://doi.org/10.1002/lsm.20455.

25. Disclosure: I founded TrueLight, so I may be biased, and the studies referenced above used different equipment, so they do not apply to TrueLight.

26. Sirous Momenzadeh et al., "The Intravenous Laser Blood Irradiation in Chronic Pain and Fibromyalgia," Journal of Lasers in Medical Sciences 6, no. 1 (2015): 6 –9, https://doi.org/10.22037/2010.v6i1.7800.

27. Vladimir A. Mikhaylov, "The Use of Intravenous Laser Blood Irradiation (ILBI) at 630 –640 nm to Prevent Vascular Diseases and to Increase Life Expectancy," Laser Therapy 24, no. 1 (March 31, 2015): 15 –26, https://doi.org/10.5978/islsm.15-OR-02.

제2부
노화를 되돌리다

1장. 두뇌를 다시 작동시켜라

1. Sue McGreevey, "Brain Checkpoint," Harvard Medical School News and Research, October 25, 2018, https://hms.harvard.edu/news/brain-checkpoint.

2. Brian Giunta et al., "Inflammaging as a Prodrome to Alzheimer's Disease," Journal of Neuroinflammation 5 (2008): 51, https://doi.org/10.1186/1742-2094-5-51.

3. Paul A. Lapchak, "Transcranial Near-Infrared Laser Therapy Applied to Promote Clinical Recovery in Acute and Chronic Neurodegenerative Diseases," Expert Review of Medical Devices 9, no. 1 (January 2012): 71 -83, https://doi.org/10.1586/erd.11.64.

4. Margaret T. T. Wong-Riley et al., "Photobiomodulation Directly Benefits Primary Neurons Functionally Inactivated by Toxins," Journal of Biological Chemistry 280, no. 6 (February 11, 2005): 4761 -71, https://doi.org/10.1074/jbc.M409650200.

5. Javad T. Hashmi et al., "Role of Low-Level Laser Therapy in Neurorehabilitation," PM&R 2, no. 12, Supplement 2 (December 2010): S292 -S305, https://doi.org/10.1016/j.pmrj.2010.10.013. 6. Michael R. Hamblin, "Shining Light on the Head: Photobiomodulation for Brain Disorders," BBA Clinical 6 (October 1, 2016): 113 -24, https://doi.org/10.1016/j.bbacli.2016.09.002.

7. Anne Trafton, "Unique Visual Stimulation May Be New Treatment for Alzheimer's," MIT News, December 7, 2016, http://news.mit.edu/2016/visual-stimulation-treatment-alzheimer-1207.

8. Anita E. Saltmarche et al., "Significant Improvement in Cognition in Mild to Moderately Severe Dementia Cases Treated with Transcranial Plus Intranasal Photobiomodulation: Case Series Report," Journal of Photomedicine and Laser Surgery 35, no. 8 (August 2017): 432 -41, https://doi.org/10.1089/pho.2016.4227.

9. Roger J. Mullins et al., "Insulin Resistance as a Link Between Amyloid-Beta and Tau Pathologies in Alzheimer's Disease," Frontiers in Aging Neuroscience 9 (May 3, 2017): 118, https://doi.org/10.3389/fnagi.2017.00118.

10. Patrick Poucheret et al., "Vanadium and Diabetes," Molecular and Cellular Biochemistry 188, no. 1 -2 (November 1998): 73 -80, https://doi.org/10.1023/A:1006820522587.

11. Henry C. Lukaski, "Lessons from Micronutrient Studies in Patients with Glucose Intolerance and Diabetes Mellitus: Chromium and Vanadium," U.S. Department of Health and Human Services, November 8, 2000, https://ods.od.nih.gov/pubs/conferences/lukaski_abstract.html.

12. Kimberly P. Kinzig, Mary Ann Honors, and Sara L. Hargrave, "Insulin Sensitivity and Glucose Tolerance Are Altered by Maintenance on a Ketogenic Diet," Endocrinology 151, no. 7 (July 2010): 3105 -14, https://doi.org/10.1210/en.2010-0175.

13. John C. Newman and Eric Verdin, "Ketone Bodies as Signaling Metabolites," Trends in Endocrinology & Metabolism 25, no. 1 (January 2014):42 -52, https://doi.org/10.1016/j.tem.2013.09.002.

14. Suzanne Craft et al., "Intranasal Insulin Therapy for Alzheimer Disease and Amnestic Mild Cognitive Impairment: A Pilot Clinical Trial," Archives of Neurology 69, no. 1 (January 2012):

29 - 38, https://doi.org/10.1001/archneurol.2011.233.

15. Jill K. Morris and Jeffrey M. Burns, "Insulin: An Emerging Treatment for Alzheimer's Disease Dementia?," Current Neurology and Neuroscience Reports 12, no. 5 (October 2012): 520 - 27, https://doi.org/10.1007/s11910-012-0297-0.

16. Uta Keil et al., "Piracetam Improves Mitochondrial Dysfunction Following Oxidative Stress," British Journal of Pharmacology 147, no. 2 (January 2006): 199 - 208, https://doi.org/10.1038/sj.bjp.0706459.

17. Shelley J. Allen, Judy J. Watson, and David Dawbarn, "The Neurotrophins and Their Role in Alzheimer's Disease," Current Neuropharmacology 9, no.4 (December 2011): 559 - 73, https://doi.org/10.2174/157015911798376190.

18. Isao Ito et al., "Allosteric Potentiation of Quisqualate Receptors by a Nootropic Drug Aniracetam," Journal of Physiology 424 (May 1990): 533 - 43, https://doi.org/10.1113/jphysiol.1990.sp018081.

19. Richard J. Knapp et al., "Antidepressant Activity of Memory-Enhancing Drugs in the Reduction of Submissive Behavior Model," European Journal of Pharmacology 440, no. 1 (April 5, 2002): 27 - 35, https://doi.org/10.1016/S0014-2999(02)01338-9.

20. Alu Savchenko, N. S. Zakharova, and I. N. Stepanov, "[The Phenotropil Treatment of the Consquences of Brain Organic Lesions]," [Article in Russian] Zh Nevrol Psikhiatr Im S S Korsakova 105, no. 12 (2005): 22 - 26, https://www.ncbi.nlm.nih.gov/pubmed/16447562.

21. "Modfinil," Drugs and Me, http://www.ox.ac.uk/news/2015 - 08 - 20 -review -%E2%80%98smart-drug%E2%80%99-shows-modafinil-does-enhance -cognition.

22. Paul Newhouse et al., "Intravenous Nicotine in Alzheimer's Disease: A Pilot Study," Psychopharmacology (Berlin) 95, no. 2 (1988): 171 - 75, https://doi.org/10.1007/BF00174504.

23. Paul Newhouse et al., "Nicotine Treatment of Mild Cognitive Impairment: A 6-Month Double-Blind Pilot Clinical Trial," Neurology 78, no. 2 (January 10, 2012): 91 - 101, https://doi.org/10.1212/WNL.0b013e31823efcbb.

24. W. Linert et al., "In Vitro and In Vivo Studies Investigating Possible Antioxidant Actions of Nicotine: Relevance to Parkinson's and Alzheimer's Diseases," Biochimica et Biophysica Acta 1454, no. 2 (July 7, 1999): 143 - 52, https://doi.org/10.1016/S0925-4439(99)00029-0.

25. Toshiharu Nagatsu and Makoto Sawada, "Molecular Mechanism of the Relation of Monoamine Oxidase B and Its Inhibitors to Parkinson's Disease: Possible Implications of Glial Cells," Journal of Neural Transmission. Supplementum 71 (2006): 53 - 65, https://www.ncbi.nlm.nih.gov/pubmed/17447416; Cristina Missale et al., "Dopamine Receptors: From Structure to Function," Physiological Reviews 78, no. 1 (January 1998):189 - 225, https://doi.org/10.1152/physrev.1998.78.1.189.

26. Claudia Binda et al., "Crystal Structures of Monoamine Oxidase B in Complex with Four Inhibitors of the N-Propargylaminoindan Class," Journal of Medicinal Chemistry 47, no. 7 (2004): 1767 - 74, https://doi.org/10.1021/jm031087c.

27. M. Jyothi Kumar and Julie K. Andersen, "Perspectives on MAO-B in Aging and Neurological Disease: Where Do We Go from Here?," Molecular Neurobiology 30, no. 1 (August 2004):

77 – 89, https://doi.org/10.1385/MN:30:1:077; Josep Saura et al., "Biphasic and Region-Specific MAO-B Response to Aging in Normal Human Brain," Neurobiology of Aging 18, no. 5 (September – October 1997): 497 – 507, https://www.ncbi.nlm.nih.gov/pubmed/9390776.

28. E. H. Heinonen and R. Lammintausta, "A Review of the Pharmacology of Selegiline," Acta Neurologica Scandinavica. Supplementum 136 (1991): 44 – 59, https://doi.org/10.1111/j.1600-0404.1991.tb05020.x.

29. Leslie Citrome, Joseph F. Goldberg, and Kimberly Blanchard Portland, "Placing Transdermal Selegiline for Major Depressive Disorder into Clinical Context: Number Needed to Treat, Number Needed to Harm, and Likelihood to Be Helped or Harmed," Journal of Affective Disorders 151, no. 2 (November 2013): 409 – 17, https://doi.org/10.1016/j.jad.2013.06.027.

30. Carolina M. Maier and Pak H. Chan, "Role of Superoxide Dismutases in Oxidative Damage and Neurodegenerative Disorders," Neuroscientist 8, no. 4 (August 2002): 323 – 34, https://doi.org/10.1177/107385840200800408.

31. Norton W. Milgram et al., "Maintenance on L-Deprenyl Prolongs Life in Aged Male Rats," Life Sciences 47, no. 5 (1990): 415 – 20, https://doi.org/10.1016/0024-3205(90)90299-7; Kenichi Kitani et al., "(-)Deprenyl Increases the Life Span as Well as Activities of Superoxide Dismutase and Catalase but Not of Glutathione Peroxidase in Selective Brain Regions in Fischer Rats," Annals of the New York Academy of Sciences 717 (June 30, 1994): 60 – 71, https://doi.org/10.1111/j.1749-6632.1994.tb12073.x.

32. Joseph Knoll, "The Striatal Dopamine Dependency of Life Span in Male Rats. Longevity Study with (-)Deprenyl," Mechanisms of Ageing and Development 46, no. 1 – 3 (December 1988): 237 – 62, https://doi.org/10.1016/0047-6374(88)90128-5.

33. Joseph Knoll, "The Striatal Dopamine Dependency."

34. Giovanni Ghirlanda et al., "Evidence of Plasma CoQ10-Lowering Effect by HMG-CoA Reductase Inhibitors: A Double-Blind, Placebo-Controlled Study," Journal of Clinical Pharmacology 33, no. 3 (1993): 226 – 29, https://doi.org/10.1002/j.1552-4604.1993.tb03948.x.

35. Sausan Jaber and Brian M. Polster, "Idebenone and Neuroprotection: Antioxidant, Pro-Oxidant, or Electron Carrier?," Journal of Bioenergetics and Biomembranes 47, no. 1 – 2 (2014): 111 – 8, https://doi.org/10.1007/s10863-014-9571-y.

36. X. J. Liu and W. T. Wu, "Effects of Ligustrazine, Tanshinone II A, Ubiquinone, and Idebenone on Mouse Water Maze Performance," Zhongguo Yao Li Xue Bao 20, no. 11 (November 1999): 987 – 90, https://www.ncbi.nlm.nih.gov/pubmed/11270979.

37. K. Murase et al., "Stimulation of Nerve Growth Factor Synthesis/Secretion in Mouse Astroglial Cells by Coenzymes," Biochemistry and Molecular Biology International 30, no. 4 (July 1993): 615 – 21, https://www.ncbi.nlm.nih.gov/pubmed/8401318.

38. Natsumi Noji et al., "Simple and Sensitive Method for Pyrroloquinoline Quinone (PQQ) Analysis in Various Foods Using Liquid Chromatography/Electrospray-Ionization Tandem Mass Spectrometry," Journal of Agricultural and Food Chemistry 55, no. 18 (September 5, 2007): 7258 – 63, https://doi.org/10.1021/jf070483r.

39. K. A. Bauerly et al., "Pyrroloquinoline Quinone Nutritional Status Alters Lysine Metabolism and

Modulates Mitochondrial DNA Content in the Mouse and Rat," Biochimica et Biophysica Acta 1760, no. 11 (November 2006): 1741−48, https://doi.org/10.1016/j.bbagen.2006.07.009.

40. Calliandra B. Harris et al., "Dietary Pyrroloquinoline Quinone (PQQ) Alters Indicators of Inflammation and Mitochondrial-Related Metabolism in Human Subjects," The Journal of Nutritional Biochemistry 24, no. 12 (December 2013): 2076−84, https://doi.org/10.1016/j.jnutbio.2013.07.008.

41. K. Bauerly et al., "Altering Pyrroloquinoline Quinone Nutritional Status Modulates Mitochondrial, Lipid, and Energy Metabolism in Rats," PLoS One 6, no. 7 (2011): e21779, https://doi.org/10.1371/journal.pone.0021779.

42. Kana Nunome et al., "Pyrroloquinoline Quinone Prevents Oxidative Stress-Induced Neuronal Death Probably Through Changes in Oxidative Status of DJ-1," Biological and Pharmaceutical Bulletin 31, no. 7 (July 2008): 1321−26, https://doi.org/10.1248/bpb.31.1321.

43. Francene M. Steinberg, M. Eric Gershwin, and Robert B. Rucker, "Dietary Pyrroloquinoline Quinone: Growth and Immune Response in BALB/c Mice," The Journal of Nutrition 124, no. 5 (May 1994): 744−53, https://doi.org/10.1093/jn/124.5.744.

44. Kei Ohwada et al., "Pyrroloquinoline Quinone (PQQ) Prevents Cognitive Deficit Caused by Oxidative Stress in Rats," Journal of Clinical Biochemistry and Nutrition 42, no. 1 (January 2008): 29−34, https://doi.org/10.3164/jcbn.2008005.

45. Bo-qing Zhu et al., "Pyrroloquinoline Quinone (PQQ) Decreases Myocardial Infarct Size and Improves Cardiac Function in Rat Models of Ischemia and Ischemia/Reperfusion," Cardiovascular Drugs and Therapy 18, no. 6 (November 2004): 421−31, https://doi.org/10.1007/s10557-004-6219-x.

46. Pere Puigserver, "Tissue-Specific Regulation of Metabolic Pathways Through the Transcriptional Coactivator PGC1-alpha," International Journal of Obesity 29, Supplement 1 (March 2005): S5−S9, https://doi.org/10.1038/sj.ijo.0802905.

47. Chanoch Miodownik et al., "Serum Levels of Brain-Derived Neurotrophic Factor and Cortisol to Sufate of Dehydroepiandrosterone Molar Ratio Associated with Clinical Response to L-Theanine as Augmentation of Antipsychotic Therapy in Schizophrenia and Schizoaffective Disorder Patients," Clinical Neuropharmacology 34, no. 4 (July−August 2011): 155−60, https://doi.org/10.1097/WNF.0b013e318220d8c6.

48. Kenta Kimura et al., "L-Theanine Reduces Psychological and Physiological Stress Responses," Biological Psychology 74, no. 1 (January 2007): 39−45, https://doi.org/10.1016/j.biopsycho.2006.06.006.

49. Anna Christina Nobre, Anling Rao, and Gail N. Owen, "L-Theanine, a Natural Constituent in Tea, and Its Effect on Mental State," Asia Pacific Journal of Clinical Nutrition 17, Supplement 1 (2008): 167−68, https://www.ncbi.nlm.nih.gov/pubmed/18296328.

50. Crystal F. Haskell et al., "The Effects of L-Theanine, Caffeine and Their Combination on Cognition and Mood," Biological Psychology 77, no. 2 (February 2008): 113−22, https://doi.org/10.1016/j.biopsycho.2007.09.008.

51. Puei-Lene Lai et al., "Neurotrophic Properties of the Lion's Mane Medicinal Mushroom,

Hericium erinaceus (Higher Basidiomycetes) from Malaysia," International Journal of Medicinal Mushrooms 15, no. 6 (2013): 539 – 54, https://doi.org/10.1615/IntJMedMushr.v15.i6.30.

52. Leigh Hopper, "Curcumin Improves Memory and Mood, New UCLA Study Says," UCLA Newsroom, January 22, 2018, http://newsroom.ucla .edu/releases/curcumin-improves-memory-and-mood-new-ucla-study-says.

53. Annu Khajuria, N. Thusu, and U. Zutshi, "Piperine Modulates Permeability Characteristics of Intestine by Inducing Alterations in Membrane Dynamics: Influence on Brush Border Membrane Fluidity, Ultrastructure and Enzyme Kinetics," Pytomedicine 9, no. 3 (April 2002): 22 – 31, https://doi.org/10.1078/0944-7113-00114.

54. Guy-Armel Bounda and Yu Feng, "Review of Clinical Studies of Polygonummultiflorum Thunb. and Its Isolated Bioactive Compounds," Pharmacognosy Research 7, no. 3 (July – September 2015): 225 – 36, https://doi.org/10.4103/0974-8490.157957.

55. Hye Jin Park, Nannan Zhang, and Dong Ki Park, "Topical Application of Polygonum multiflorum Extract Induces Hair Growth of Resting Hair Follicles Through Upregulating Shh and β-Catenin Expression in C57BL/6 Mice," Journal of Ethnopharmacology 135, no. 2 (May 17, 2011): 369 – 75, https://doi.org/10.1016/j.jep.2011.03.028; Ya Nan Sun et al., "Promotion Effect of Constituents from the Root of Polygonum multiflorum on Hair Growth," Bioorganic & Medicinal Chemistry Letters 23, no. 17 (September 1, 2013): 4801 – 05, https://doi.org/10.1016/j.bmcl.2013.06.098.

2장. 금속의 공격

1. Tchounwou et al., "Heavy Metal."

2. Monisha Jaishankar et al., "Toxicity, Mechanism and Health Effects of Some Heavy Metals," Interdisciplinary Toxicology 7, no. 2 (June 2014): 60 – 72, https://doi.org/10.2478/intox-2014-0009.

3. "Lead Poisoning and Health," World Health Organization, August 23, 2018, http://www.who.int/news-room/fact-sheets/detail/lead-poisoning-and-health.

4. Bruce P. Lanphear et al., "Low-Level Lead Exposure and Mortality in US Adults: A Population-Based Cohort Study," The Lancet: Public Health 3, no. 4 (April 1, 2018): PE177 – E184, https://doi.org/10.1016/S2468-2667(18)30025-2.

5. Petra Cvjetko, Ivan Cvjetko, and Mirjana Pavlica, "Thallium Toxicity in Humans," Arh Hig Rada Toksikol 61, no. 1 (March 2010): 111 – 19, https://doi.org/10.2478/10004-1254-61-2010-1976.

6. J. Pavlíčková et al., "Uptake of Thallium from Artificially Contaminated Soils by Kale (Brassica oleracea L. var. acephala)," Plant, Soil and Environment 52, no. 12 (December 2006): 484 – 91, https://doi.org/10.17221/3545-PSE.

7. Yanlong Jia et al., "Thallium at the Interface of Soil and Green Cabbage (Brassica oleracea L. var. capitata L.): Soil-Plant Transfer and Influencing Factors," Science of the Total Environment 450 – 51 (April 15, 2013): 140 – 47, https://doi.org/10.1016/j.scitotenv.2013.02.008.

8. Zenping Ning et al., "High Accumulation and Subcellular Distribution of Thallium in Green Cabbage (Brassica oleracea L. Var. Capitata L.)," International Journal of Phytoremediation 17,

no. 11 (2015): 1097 – 104, https://doi.org/10.1080/15226514.2015.1045133.

9. Sung Kyun Park et al., "Associations of Blood and Urinary Mercury with Hypertension in U.S. Adults: The NHANES 2003 – 2006," Environmental Research123 (May 2013): 25 – 32, https://doi.org/10.1016/j.envres.2013.02.003; Mark C. Houston, "Role of Mercury Toxicity in Hypertension, Cardiovascular Disease, and Stroke," Journal of Clinical Hypertension 13, no. 8 (August2011): 621 – 27, https://doi.org/10.1111/j.1751-7176.2011.00489.x.

10. Arif Tasleem Jan et al., "Heavy Metals and Human Health: Mechanistic Insight into Toxicity and Counter Defense System of Antioxidants," International Journal of Molecular Sciences 16, no. 12 (2015): 29592 – 630, https://doi.org/10.3390/ijms161226183.

11. Margaret E. Sears, "Chelation: Harnessing and Enhancing Heavy Metal Detoxification— A Review," The Scientific World Journal 2013 (March 14, 2013): 219840, https://doi.org/10.1155/2013/219840.

12. Sears, "Chelation,"; Alan Becker and Karam F. A. Soliman, "The Role of Intracellular Glutathione in Inorganic Mercury–Induced Toxicity in Neuroblastoma Cells," Neurochemical Research 34, no. 9 (September 2009): 1677 – 84, https://doi.org/10.1007/s11064-009-9962-3.

13. Lambros Kromidas, Louis David Trombetta, and Ijaz Siraj Jamall, "The Protective Effects of Glutathione Against Methymercury Cytotoxicity," Toxicology Letters 51, no. 1 (March 1990): 67 – 80, https://doi.org/10.1016/0378-4274(90)90226-C.

14. Ralf Dringen, "Metabolism and Functions of Glutathione in Brain," Progress in Neurobiology 62, no. 6 (December 2000): 649 – 71, https://doi.org/10.1016/S0301-0082(99)00060-X.

15. Danyelle M. Townsend, Kenneth D. Tew, and Haim Tapiero, "The Importance of Glutathione in Human Disease," Biomedicine & Pharmacotherapy 57, no. 3 – 4 (May – June 2003): 145 – 55, https://doi.org/10.1016/S0753-3322(03)00043-X.

16. Lester Packer, Hans J. Tritschler, and Klaus Wessel, "Neuroprotection by the Metabolic Antioxidant Alpha–Lipoic Acid," Free Radical Biology and Medicine 22, no. 1 – 2 (1997): 359 – 78, https://doi.org/10.1016/s0891-5849(96)00269-9.

17. Packer, Tritschler, and Wessel, "Neuroprotection."

18. D. Ziegler et al., "Treatment of Symptomatic Diabetic Polyneuropathy with the Antioxidant Alpha–Lipoic Acid: A 7-Month Multicenter Randomized Controlled Trial (ALADIN III Study). ALADIN III Study Group. Alpha–Lipoic Acid in Diabetic Neuropathy," Diabetes Care 22, no. 8 (August 1999): 1296 – 301, https://doi.org/10.1111/j.1464-5491.2004.01109.x.

19. Mostafa I. Waly, Zahir Humaid Al Attabi, and Nejib Guizani, "Low Nourishment of Vitamin C Induces Glutathione Depletion and Oxidative Stress in Healthy Young Adults," Preventive Nutrition and Food Science

20. no. 3 (September 2015): 198 – 203, https://doi.org/10.3746/pnf.2015.20.3.198.20. C. S. Johnston, C. G. Meyer, and J. C. Srilakshmi, "Vitamin C Elevates Red Blood Cell Glutathione in Healthy Adults," American Journal of Clinical Nutrition 58, no. 1 (July 1993): 103 – 105, https://doi.org/10.1093/ajcn/58.1.103.

21. Hoseob Lihm et al., "Vitamin C Modulates Lead Excretion in Rats," Anatomy & Cell Biology 46, no. 4 (2013): 239 – 45, https://doi.org/10.5115/acb.2013.46.4.239.

22. Tina Tinkara Peternelj and Jeff S. Coombes, "Antioxidant Supplementation During Exercise Training: Beneficial or Detrimental?," Sports Medicine 41, no. 12 (December 1, 2011): 1043-69, https://doi.org/10.2165/11594400-000000000-00000.

23. Christy C. Bridges and Rudolfs K. Zalups, "Molecular and Ionic Mimicry and the Transport of Toxic Metals," Toxicology and Applied Pharmacology 204, no. 3 (May 2005): 274-308, https://doi.org/10.1201/9781420059984-c10.

24. V. V. Frolkis et al., "Effect of Enterosorption on Animal Lifespan," Biomaterials, Artificial Cells and Artificial Organs 17, no. 3 (1989): 341-51, https://doi.org/10.3109/10731198909118290.

25. Pasi Kuusisto et al., "Effect of Activated Charcoal on Hypercholesterolaemia," The Lancet 2, no. 8503 (August 16, 1986): 366-67, https://doi.org/10.1016/S0140-6736(86)90054-1.

26. "Activated Carbon: An Overview," ScienceDirect, https://www.sciencedirect.com/topics/pharmacology-toxicology-and-pharmaceutical-science/activated-carbon.

27. Antonello Santini and Alberto Ritieni, "Aflatoxins: Risk, Exposure and Remediation," in Aflatoxins—Recent Advances and Future Prospects, ed. Mehdi Razzaghi-Abyaneh (IntechOpen, January 23, 2013), https://www.intechopen.com/books/aflatoxins-recent-advances-and-future-prospects/aflatoxins-risk-exposure-and-remediation.

28. Takuya Uchikawa et al., "Enhanced Elimination of Tissue Methymercury in Parachlorella beijerinckii-Fed Mice," Journal of Toxicological Sciences 36, no. 1 (January 2011): 121-26, https://doi.org/10.2131/jts.36.121.

29. Dorothy A. Kieffer, Roy J. Martin, and Sean H. Adams, "Impact of Dietary Fibers on Nutrient Management and Detoxification Organs: Gut, Liver, and Kidneys," Advances in Nutrition 7, no. 6 (November 2016): 111121, https://doi.org/10.3945/an.116.013219.

30. Isaac Eliaz et al., "The Effect of Modified Citrus Pectin on Urinary Excretion of Toxic Elements," Phytotherapy Research 20, no. 10 (October 2006):849-64, https://doi.org/10.1002/ptr.1953.

31. Vladislav V. Glinsky and Avraham Raz, "Modified Citrus Pectin Anti-Metastatic Properties: One Bullet, Multiple Targets," Carbohydrate Research 344, no. 14 (September 28, 2008): 1788-91, https://doi.org/10.1016/j.carres.2008.08.038.

32. Steven De Berg, "A Lifesaving Nutrient in Citrus Fruit," LifeExtension, October 2014, https://www.lifeextension.com/magazine/2014/10/whysome-people-need-modified-citrus-pectin/page-01.

33. Lu-Gang Yu et al., "Galectin-3 Interaction with Thomsen-Friedreich Disaccharide on Cancer-Associated MUC1 Causes Increased Cancer Cell Endothelial Adhesion," Journal of Biological Chemistry 282, no. 1 (January 5, 2007): 773-81, https://doi.org/10.1074/jbc.M606862200; Qicheng Zhao et al., "Circulating Galectin-3 Promotes Metastasis by Modifying MUC1 Localization on Cancer Cell Surface," Cancer Research 69, no. 17 (September 1, 2009): 6799-806, https://doi.org/10.1158/0008-5472.CAN-09-1096; Maria Kolatsi-Joannou et al., "Modified Citrus Pectin Reduces Galectin-3 Expression and Disease Severity in Experimental Acute Kidney Injury," PLoS One 6, no. 4 (2011): e18683, https://doi.org/10.1371/journal.pone.0018683; Dirk J. A. Lok et al., "Prognostic Value of Galectin-3, a Novel Marker of Fibrosis, in Patients with Chronic Heart Failure: Data from the DEAL-HF Study," Clinical Research in

Cardiology 99, no. 5 (May 2010): 323 – 28, https://doi.org/10.1007/s00392-010-0125-y.

34. Gervasio A. Lamas et al., "Heavy Metals, Cardiovascular Disease, and the Unexpected Benefits of Chelation Therapy," Journal of the American College of Cardiology 67, no. 20 (May 24, 2016): 2411 – 18, https://doi.org/10.1016/j.jacc.2016.02.066.

35. Margaret E. Sears, Kathleen J. Kerr, and Riina I. Bray, "Arsenic, Cadmium, Lead, and Mercury in Sweat: A Systematic Review," Journal of Environmental and Public Health 2012 (2012): 184745, https://doi.org/10.1155/2012/184745.

36. Larry A. Tucker, "Physical Activity and Telomere Length in U.S. Men and Women: An NHANES Investigation," Preventive Medicine 100 (July 2017): 145 – 51, https://doi.org/10.1016/j.ypmed.2017.04.027.

3장. 오존으로 물들이는 몸

1. Renate Viebahn-Haensler, The Use of Ozone in Medicine, 4th ed. (Medicina Biologica, 2002).

2. Zullyt Zamora Rodríguez et al., "Preconditioning with Ozone/Oxygen Mixture Induces Reversion of Some Indicators of Oxidative Stress and Prevents Organic Damage in Rats with Fecal Peritonitis," Inflammation Research 58, no. 7 (July 2009): 371 – 75, https://doi.org/10.1007/s00011-009-0001-2.

3. Robert J. Rowen, "Ozone Therapy as a Primary and Sole Treatment for Acute Bacterial Infection: Case," Medical Gas Research 8, no. 3 (July–September 2018): 121 – 24, https://doi.org/10.4103/2045-9912.241078.

4. Robert J. Rowen et al., "Rapid Resolution of Hemorrhagic Fever (Ebola) in Sierra Leone with Ozone Therapy," African Journal of Infectious Diseases (AJID) 10, no. 1 (August 1, 2015): 45 – 59, https://doi.org/10.21010/ajidv10i1.10.

5. Michael B. Schultz and David A. Sinclair, "Why NAD(+) Declines During Aging: It's Destroyed," Cell Metabolism 23, no. 6 (June 14, 2016): 965 – 66, https://doi.org/10.1016/j.cmet.2016.05.022.

6. Christian T. Sheline, M. Margarita Behrens, and Dennis W. Choi, "Zinc-Induced Cortical Neuronal Death: Contribution of Energy Failure Attributable to Loss of NAD+ and Inhibition of Glycolysis," Journal of Neuroscience 20, no. 9 (May 1, 2000): 3139 – 46, https://doi.org/10.1523/JNEUROSCI.20-09-03139.2000.

7. Leonard Guarente, "Sirtuins in Aging and Disease," Cold Spring Harbor Symposia on Quantitative Biology 72 (2007): 483 – 88, https://doi.org/10.1101/sqb.2007.72.024.

8. Eriko Michishita et al., "SIRT6 Is a Histone H3 Lysine 9 Deacetylase That Modulates Teomeric Chromatin," Nature 452, no. 7186 (March 27, 2008):492 – 96, https://doi.org/10.1038/nature06736.

9. Hongying Yang et al., "Nutrient-Sensitive Mitochondrial NAD+ Levels Dictate Cell Survival," Cell 130, no. 6 (September 21, 2007): 1095 – 107, https://doi.org/10.1016/j.cell.2007.07.035.

10. Suping Wang et al., "Cellular NAD Replenishment Confers Marked Neuroprotection Against Ischemic Cell Death: Role of Enhanced DNA Repair," Stroke 39, no. 9 (September 2008): 2587 – 95, https://doi.org/10.1161/STROKEAHA.107.509158.

11. Sydney Shall, "ADP-Ribose in DNA Repair: A New Component of DNA Excision Repair," Advances in Radiation Biology 11 (1984): 1 – 69 https://doi.org/10.1016/B978-0-12-035411-

5.50007-1.

12. Shall, "ADP-Ribose."

13. Evandro Fei Fang et al., "NAD Replenishment Improves Lifespan and Healthspan in Ataxia Telangiectasia Models via Mitophagy and DNA Repair," Cell Metabolism 24, no. 4 (October 11, 2016): 578, fig. 7, https://doi.org/10.1016/j.cmet.2016.09.004.

14. Hassina Massudi et al., "Age-Associated Changes in Oxidative Stress and NAD Metabolism in Human Tissue," PLoS One 7, no. 7 (July 2012): e42357, fig. 4, https://doi.org/10.1371/journal. pone.0042357.

15. Massudi et al., "Age-Associated Changes," e42357.

16. Jun Yoshino et al., "Nicotinamide Mononucleotide, a Key NAD(+) Intermediate, Treats the Pathophysiology of Diet-and Age-Induced Diabetes in Mice," Cell Metabolism 14, no. 4 (October 5, 2011): 528–36, https://doi.org/10.1016/j.cmet.2011.08.014.

17. Péter Bai et al., "PARP-1 Inhibition Increases Mitochondrial Metabolism Through SIRT1 Activation," Cell Metabolism 13, no. 4 (April 6, 2011): 461–68, https://doi.org/10.1016/ j.cmet.2011.03.004 18. Hongbo Zhang et al., "NAD Repletion Improves Mitochondrial and Stem Cell Function and Enhances Life Span," Science 352, no. 6292 (June 17, 2016): 1436–43, https://doi.org/10.1126/science.aaf2693.

19. Satoru Hayashida et al., "Fasting Promotes the Expression of SIRT1, an NAD+-Dependent Protein deacetylase, via Activation of PPARα in Mice," Molecular and Cellular Biochemistry 339, no. 1–2 (June 2010): 285–92, https://doi.org/10.1007/s11010-010-0391-z.

20. David S. Williams et al., "Oxalocetate Supplementation Increases Lifespan in Caenorhabditis elegans Through an AMPK/FOXO-Dependent Pathway," Aging Cell 8, no. 6 (December 2009): 765–68, https://doi.org/10.1111/j.1474-9726.2009.00527.x.

4장. 생식능력=장수

1. C. C. Zouboulis and E. Makrantonaki, "Hormonal Therapy of Intrinsic Aging," Rejuvenation Research 15, no. 3 (June 2012): 302–12, https://doi.org/10.1089/rej.2011.1249.

2. Cynthia K. Sites, "Bioidentical Hormones for Menopausal Therapy," Women's Health 4, no. 2 (March 2008): 163–71, https://doi.org/10.2217/17455057.4.2.163.

3. Peter J. Snyder et al., "Effect of Testosterone Treatment on Body Composition and Muscle Strength in Men Over 65 Years of Age," Journal of Clinical Endocrinology & Metabolism 84, no. 8 (August 1, 1999): 2647–53, https://doi.org/10.1210/jcem.84.8.5885.

4. Anne M. Kenny et al., "Effects of Transdermal Testosterone on Cognitive Function and Health Perception in Older Men with Low Bioavailable Testosterone Levels," Journals of Gerontology. Series A, Biological Sciences and Medical Sciences 57, no. 5 (May 2002): M321–25, https://doi. org/10.1093/gerona/57.5.M321.

5. Giuseppe M. Rosano et al., "Low Testosterone Levels Are Associated with Coronary Artery Disease in Male Patients with Angina," International Journal of Impotence Research 19, no. 2 (March–April 2007): 176–82, https://doi.org/10.1038/sj.ijir.3901504.

6. Rishi Sharma et al., "Normalization of Testosterone Level Is Associated with Reduced Incidence

of Myocardial Infarction and Mortality In Men," European Heart Journal 36, no. 40 (October 21, 2015): 2706 – 15, https://doi.org/10.1093/eurheartj/ehv346.

7. Nikolaos Samaras et al., "Off-Label Use of Hormones as an Antiaging Strategy: A Review," Clinical Interventions in Aging 9 (July 23, 2014): 1175 – 86, https://doi.org/10.2147/CIA.S48918.

8. Jacques E. Rossouw et al., "Risks and Benefits of Estrogen Plus Progestin in Healthy Postmenopausal Women: Principal Results from the Women's Health Initiative Randomized Controlled Trial," JAMA 288, no. 3 (July 17, 2002): 321 – 33, https://doi.org/10.1001/jama.288.3.321.

9. Samaras et al., "Off-Label Use."

10. Michael Castleman, "The Prescription for a Longer Life? More Sex," Psychology Today, May 15, 2017, https://www.psychologytoday.com/ca/blog /all-about-sex/201705/the-prescription-longer-life-more-sex.

11. Samuel S. C. Yen, "Dehydroepiandrosterone Sulfate and Longevity: New Clues for an Old Friend," Proceedings of the National Academy of Sciences of the USA 98, no. 15 (2001): 8167 – 69, https://doi.org/10.1073/pnas.161278698.

12. Alessandro D. Genazzani, Chiara Lanzoni, and Andrea R. Genazzani, "Might DHEA Be Considered a Beneficial Replacement Therapy in the Elderly?," Drugs & Aging 24, no. 3 (2007): 173 – 85, https://doi.org/10.2165/00002512-200724030-00001.

13. M. Murad Basar et al., "Relationship Between Serum Sex Steroids and Aging Male Symptoms Score and International Index of Erectile Function," Urology 66, no. 3 (September 2005): 597 – 601, https://doi.org/10.1016/j.urology.2005.03.060.

14. Sun-Ouck Kim et al., "Penile Growth in Response to Human Chorionic Gonadotropin (HCG) Treatment in Patients with Idiopathic Hypogonadotrophic Hypogonadism," Chonnam Medical Journal 47, no. 1 (April 2011):39 – 42, https://doi.org/10.4068/cmj.2011.47.1.39.

15. Christian Elabd et al., "Oxytocin Is an Age-Specific Circulating Hormone That Is Necessary for Muscle Maintenance and Regeneration," Nature Communications 5, (2014): 4082, https://doi.org/10.1038/ncomms5082.

16. Jean-Jacques Legros, "Inhibitory Effect of Oxytocin on Corticotrope Function in Humans: Are Vasopressin and Oxytocin Ying-Yang Neurohormones?," Psychoneuroendocrinology 26, no. 7 (2001): 649 – 55, https://doi.org/10.1016/S0306-4530(01)00018-X.

17. Thomas G. Travison et al., "A Population-Level Decline in Serum Testosterone Levels in American Men," Journal of Clinical Endocrinology & Metabolism 92, no. 1 (January 2007): 196 – 202, https://doi.org/10.1210/jc.2006 – 1375.

18. Jeff S. Volek et al., "Testosterone and Cortisol in Relationship to Dietary Nutrients and Resistance Exercise," Journal of Applied Physiology 82, no. 1 (1997): 49 – 54, https://doi.org/10.1152/jappl.1997.82.1.49.

19. Esa Hämäläinen et al., "Diet and Serum Sex Hormones in Healthy Men," Journal of Steroid Biochemistry 20, no. 1 (1984): 459 – 64, https://doi.org/10.1016/0022-4731(84)90254-1

20. E. Wehr et al., "Association of Vitamin D Status with Serum Androgen Levels in Men," Clinical Endocrinology 73, no. 2 (August 2010): 243 – 48, https://doi.org/10.1111/j.1365-2265.2009.03777.x.

21. Susan Jobling et al., "A Variety of Environmentally Persistent Chemicals, Including Some Phthalate Plasticizers, Are Weakly Estrogenic," Environmental Health Perspectives 103, no. 6 (June 1995): 582–87, https://doi.org/10.1289/ehp.95103582.

22. Edwin J. Routledge et al., "Some Alkyl Hydroxy Benzoate Preservatives (Parabens) Are Estrogenic," Toxicology and Applied Pharmacology 153, no. 1 (December 1998): 12–19, https://doi.org/10.1006/taap.1998.8544.

23. Katrina Woznicki, "Birth Control Pills Put Brakes on Women's Sex Drive," WebMD, May 5, 2010, https://www.webmd.com/sex/birth-control/news/20100505/birth-control-pills-put-brakes-on-womens-sex-drive#2.

24. Claudia Panzer et al., "Impact of Oral Contraceptives on Sex Hormone-Binding Globulin and Androgen Levels: A Retrospective Study in Women with Sexual Dysfunction," Journal of Sexual Medicine 3, no. 1 (January 2006): 104–13, https://doi.org/10.1111/j.1743-6109.2005.00198.x.

25. William J. Kraemer et al., "Endogenous Anabolic Hormonal and Growth Factor Responses to Heavy Resistance Exercises in Males and Females," International Journal of Sports Medicine 12, no. 2 (May 1991): 228–35, https://doi.org/10.1055/s-2007-1024673.

26. Patrick Wahl, "Hormonal and Metabolic Responses to High Intensity Interval Training," Journal of Sports Medicine & Doping Studies 3 (January

24, 2013): e132, https://doi.org/10.4172/2161-0673.1000e132.

27. European Society of Cardiology, "Endurance but Not Resistance Training Has Anti-Aging Effects," EurekAlert!, November 27, 2018, https://www.eurekalert.org/pub_releases/2018-11/esoc-ebn112618.php.

28. Salam Ranabir and Reetu Keisam, "Stress and Hormones," Indian Journal of Endocrinology and Metabolism 15, no. 1 (2011): 18–22, https://doi.org/10.4103/2230-8210.77573.

29. Andrew B. Dollins et al., "L-Tyrosine Ameliorates Some Effects of Lower Body Negative Pressure Stress," Physiology & Behavior 57, no. 2 (February 1995): 223–30, https://doi.org/10.1016/0031-9384(94)00278-D.

30. Yue-Feng Chen and Martin Gerdes, "Deadly Connection: Hypothyroidism and Heart Disease," Diagnostic and Interventional Cardiology, March 15, 2007, https://www.dicardiology.com/article/deadly-connection-hypothyroidism-and-heart-disease.

5장. 치아는 신경계를 들여다볼 수 있는 창문이다

1. Barbara Gefvert, "Medical Lasers/Neuroscience: Photobiomodulation and the Brain: Traumatic Brain Injury and Beyond," BioOptics World, May 9, 2016, https://www.biopticsworld.com/articles/print/volume-9/issue-5/medical-lasers-neuroscience-photobiomodulation-and-the-brain-traumatic-brain-injury-and-beyond.html.

2. Lydia E. Kuo et al., "Chronic Stress, Combined with a High-Fat/High-Sugar Diet, Shifts Sympathetic Signaling Toward Neuropeptide Y and Leads to Obesity and the Metabolic Syndrome," Annals of the New York Academy of Sciences 1148 (December 2008): 232–37, https://doi.org/10.1196/annals.1410.035.

3. Keith N. Frayn, "Visceral Fat and Insulin Resistance—Causative or Cor-relative?," British Journal

of Nutrition 83, Supplement 1 (March 2000):S71 – 77, https://doi.org/10.1017/S0007114500000982

4. Ken Kishida et al., "Relationships Between Circulating Adiponectin Levels and Fat Distribution in Obese Subjects," Journal of Atherosclerosis and Thrombosis 18, no. 7 (2011): 592 – 95, https://doi.org/10.5551/jat.7625.

5. Yumi Matsushita et al., "Adiponectin and Visceral Fat Associate with Cardiovascular Risk Factors," Obesity 21 (2014): 287 – 91, https://doi.org/10.1002/oby.20425.

6. Jeb S. Orr et al., "Large Artery Stiffening with Weight Gain in Humans:Role of Visceral Fat Accumulation," Hypertension 51, no. 6 (June 2008):1519 – 24, https://doi.org/10.1161/HYPERTENSIONAHA.108.112946.

7. Christopher K. Kepler et al., "Substance P Stimulates Production of Inflammatory Cytokines in Human Disc Cells," Spine 38, no. 21 (October 1, 2013): E1291 – 99, https://doi.org/10.1097/BRS.0b013e3182a42bc2.

8. Mengmeng Zhan et al., "Upregulated Expression of Substance P (SP) and NK1R in Eczema and SP-Induced Mast Cell Accumulation," Cell Biology and Toxicology 33, no. 4 (August 2017): 389 – 405, https://doi.org/10.1007/s10565-016-9379-0; Beni Amatya et al., "Expression of Tachykinins and Their Receptors in Plaque Psoriasis with Pruritus," British Journal of Dermatology 164, no. 5 (May 2011): 1023 – 29, https://doi.org/10.1111/j.1365-2133.2011.10241.x.

9. Terence M. O'Connor et al., "The Role of Substance P in Inflammatory Disease," Journal of Cellular Physiology 201, no. 2 (November 2004): 167 – 80, https://doi.org/10.1002/jcp.20061.

10. Miguel Muñoz and Rafael Coveñas, "Involvement of Substance P and the NK-1 Receptor in Cancer Progression," Peptides 48 (October 2013): 1 – 9, https://doi.org/10.1016/j.peptides.2013.07.024.

11. Pranela Rameshwar and Pedro Gascón, "Substance P (SP) Mediates Production of Stem Cell Factor and Interleukin-1 in Bone Marrow Stroma: Potential Autoregulatory Role for These Cytokines in SP Receptor Expression and Induction," Blood 86, no. 2 (July 1995): 482 – 90, https://www.ncbi.nlm.nih.gov/pubmed/7541664.

12. Thomas F. Burks, Stephen H. Buck, and Matthew S. Miller, "Mechanisms of Depletion of Substance P by Capsaicin," Federation Proceedings 44, no. 9 (1985): 2531 – 34, https://www.ncbi.nlm.nih.gov/pubmed/2581820.

13. P. Anand and Keith Bley, "Topical Capsaicin for Pain Management: Therapeutic Potential and Mechanisms of Action of the New High-Concentration Capsaicin 8% Patch," British Journal of Anaesthesia 107, no. 4 (October 2011): 490 – 502, https://doi.org/10.1093/bja/aer260.

14. Sharath Asokan et al., "Effect of Oil Pulling on Streptococcus mutans Count in Plaque and Saliva Using Dentocult SM Strip Mutans Test: A Randomized, Controlled, Triple-Blind Study," Journal of Indian Society of Pedodontics and Preventive Dentistry 26, no. 1 (March 2008): 12 – 17, https://www.ncbi.nlm.nih.gov/pubmed/18408265.

15. Sharath Asokan, Raghuraman Chamundeswari, and Pamela Emmadi, "Effect of Oil Pulling on Plaque Induced Gingivitis: A Randomized, Controlled, Triple-Blind Study," Indian Journal of Dental Research 20, no. 1 (January 2009): 47 – 51, https://doi.org/10.4103/0970-9290.49067.

16. Asokan, Chamundeswari, and Emmadi, "Effect of Oil Pulling."

17. M. K. Nair et al., "Antibacterial Effect of Caprylic Acid and Monocaprylin on Major Bacterial Mastitis Pathogens," Journal of Dairy Science 88, no. 10 (October 2005): 3488–95, https://doi. org/10.3168/jds.S0022-0302(05)73033-2.

18. Foundation of the National Lipid Association, Learn Your Lipids, http://www.learnyourlipids. com/lipids/. 19. Radka Hulankova, Gabriela Borilova, and Iva Steinhauserova, "Combined Antimicrobial Effect of Oregano Essential Oil and Caprylic Acid in Minced Beef," Meat Science 95, no. 2 (October 2013): 190–94, https://doi.org/10.1016/j.meatsci.2013.05.003.

6장. 사람은 걸어 다니는 세균배양기다

1. Vienna E. Brunt et al., "Suppression of the Gut Microbiome Ameliorates Age-Related Arterial Dysfunction and Oxidative Stress in Mice," Journal of Physiology 597, no. 9 (May 2019): 2361–78, https://doi.org/10.1113/JP277336.

2. Ron Sender, Shai Fuchs, and Ron Milo, "Revised Estimates for the Number of Human and Bacteria Cells in the Body," PLoS Biology 14, no. 8 (August 19, 2016): e1002533, https://doi. org/10.1371/journal.pbio.1002533.

3. Jeremy E. Koenig et al., "Succession of Microbial Consortia in the Developing Infant Gut Microbiome," Proceedings of the National Academy of Sciences of the USA 108, Supplement 1 (March 15, 2011): 4578–85, https://doi.org/10.1073/pnas.1000081107.

4. Martin J. Wolff, Mara J. Broadhurst, and Png Loke, "Helminthic Therapy:Improving Mucosal Barrier Function," Trends in Parasitology 28, no. 5 (May 2012): 187–94, https://doi.org/10.1016/ j.pt.2012.02.008.

5. Helena Helmby, "Human Helminth Therapy to Treat Inflammatory Disorders—Where Do We Stand?," BMC Immunology 16, no. 12 (March 26, 2015), https://doi.org/10.1186/s12865-015-0074-3.

6. Grace Rattue, "Autoimmune Disease Rates Increasing," Medical News Today, June 22, 2012, https://www.medicalnewstoday.com/articles/246960.php.

7. Mitsuharu Matsumoto et al., "Longevity in Mice Is Promoted by Probiotic-Induced Suppression of Colonic Senescence Dependent on Upregulation of Gut Bacterial Polyamine Production," PLoS One 6, no. 8 (2011):e23652, https://doi.org/10.1371/journal.pone.0023652.

8. Maria G. Dominguez-Bello et al., "Delivery Mode Shapes the Acquisition and Structure of the Initial Microbiota Across Multiple Body Habitats in Newborns," Proceedings of the National Academy of Sciences of the USA 107 (June 29, 2010): 11971–75, https://doi.org/10.1073/ pnas.1002601107.

9. Prescilla V. Jeurink et al., "Human Milk: A Source of More Life Than We Imagine," Beneficial Microbes 4, no. 1 (March 2013): 17–30, https://doi.org/10.3920/BM2012.0040.

10. Meghan B. Azad et al., "Gut Microbiota of Healthy Canadian Infants: Profiles by Mode of Delivery and Infant Diet at 4 Months," Canadian Medical Association Journal 185, no. 5 (March 19, 2013): 385–94, https://doi.org/10.1503/cmaj.121189.

11. Koenig et al., "Succession of Microbial Consortia."

12. Quang N. Nguyen et al., "The Impact of the Gut Microbiota on Humoral Immunity to

Pathogens and Vaccination in Early Infancy," PLoS Pathogens 12, no. 2 (December 2016): e1005997, https://doi.org/10.1371/journal.ppat.1005997.

13. Evalotte Decker, Mathias Hornef, and Silvia Stockinger, "Cesarean Delivery Is Associated with Celiac Disease but Not Inflammatory Bowel Disease in Children," Gut Microbes 2 (2011): 91–98, https://doi.org/10.4161/gmic.2.2.15414.

14. Amy Langdon, Nathan Crook, and Gautam Dantas, "The Effects of Antibiotics on the Microbiome Throughout Development and Alternative Approaches for Therapeutic Modulation," Genome Medicine 8 (2016): 39, https://doi.org/10.1186/s13073-016-0294-z.

15. Robert J. Ferrante et al., "Histone Deacetylase Inhibition by Sodium Butyrate Chemotherapy Ameliorates the Neurodegenerative Phenotype in Huntington's Disease Mice," Journal of Neuroscience 23, no. 28 (October 15, 2003): 9418–27, https://doi.org/10.1523/JNEUROSCI.23-28-09418.2003.

16. Mingyao Ying et al., "Sodium Butyrate Ameliorates Histone Hypoacetylation and Neurodegenerative Phenotypes in a Mouse Model for DRPLA," Journal of Biological Chemistry 281, no. 18 (May 5, 2006): 12580–86, https://doi.org/10.1074/jbc.M511677200.

17. Will Chu, "Review Reiterates Fibre's Prebiotic Benefits in Warding Off Stroke and Diabetes," NUTRAingredients.com, January 11, 2019, https://www.nutraingredients.com/Article/2019/01/09/Review-reiterates-fibre-s-prebiotic-benefits-in-warding-off-stroke-and-diabetes.

18. Katie A. Meyer et al., "Carbohydrates, Dietary Fiber, and Incident Type 2 Diabetes in Older Women," American Journal of Clinical Nutrition 71, no. 4 (April 2000): 921–30, https://doi.org/10.1093/ajcn/71.4.921.

19. Yikyung Park et al., "Dietary Fiber Intake and Risk of Breast Cancer in Postmenopausal Women: The National Institutes of Health–AARP Diet and Health Study," American Journal of Clinical Nutrition 90, no. 3 (September 2009): 664–71, https://doi.org/10.3945/ajcn.2009.27758.

20. James M. Lattimer and Mark D. Haub, "Effects of Dietary Fiber and Its Components on Metabolic Health," Nutrients 2, no. 12 (December 2010):1266–89, https://doi.org/10.3390/nu2121266.

21. Chunye Chen et al., "Therapeutic Effects of Soluble Dietary Fiber Consumption on Type 2 Diabetes Mellitus," Experimental and Therapeutic Medicine 12, no. 2 (August 2016): 1232–42, https://doi.org/10.3892/etm.2016.3377.

22. Chen et al., "Therapeutic Effects." 23. Karin de Punder and Leo Pruimboom, "The Dietary Intake of Wheat and Other Cereal Grains and Their Role in Inflammation," Nutrients 5, no. 3 (2013): 771–87, https://doi.org/10.3390/nu5030771.

24. A. Pusztai et al., "Antinutritive Effects of Wheat-Germ Agglutinin and Other N-Acetylglucosamine-Specific Lectins," British Journal of Nutrition 70, no. 1 (July 1993): 313–21, https://doi.org/10.1079/BJN19930124.

25. Martinette T. Streppel et al., "Dietary Fiber Intake in Relation to Coronary Heart Disease and All-Cause Mortality over 40 y: The Zutphen Study," American Journal of Clinical Nutrition 88, no. 4 (October 2008): 1119–25, https://doi.org/10.1093/ajcn/88.4.1119.

26. Park et al., "Dietary Fiber Intake."

27. Diane E. Threapleton et al., "Dietary Fibre Intake and Risk of Cardiovascular Disease: Systematic Review and Meta-Analysis," BMJ 347 (December 19, 2013): f6879, https://doi.org/10.1136/bmj.f6879.

28. David L. Topping, Michihiro Fukushima, and Anthony R. Bird, "Resistant Starch as a Prebiotic and Synbiotic: State of the Art," Proceedings of the Nutrition Society 62, no. 1 (February 2003): 171–76, https://doi.org/10.1079/PNS2002224.

29. Akbar Aliasgharzadeh et al., "Resistant Dextrin, as a Prebiotic, Improves Insulin Resistance and Inflammation in Women with Type 2 Diabetes: A Randomised Controlled Clinical Trial," British Journal of Nutrition 113, no. 2 (January 28, 2015): 321–30, https://doi.org/10.1017/S0007114514003675.

30. University of Colorado Denver, "Diet of Resistant Starch Helps the Body Resist Colorectal Cancer," ScienceDaily, February 19, 2013, www.sciencedaily.com/releases/2013/02/130219140716.htm.

31. Kevin C. Maki et al., "Resistant Starch from High-Amylose Maize Increases Insulin Sensitivity in Overweight and Obese Men," Journal of Nutrition 142, no. 4 (April 2012): 717–23, https://doi.org/10.3945/jn.111.152975.

32. Christopher L. Gentile et al., "Resistant Starch and Protein Intake Enhances Fat Oxidation and Feelings of Fullness in Lean and Overweight/Obese Women," Nutrition Journal 14 (October 29, 2015): 113, https://doi.org/10.1186/s12937-015-0104-2.

33. Akira Andoh et al., "Comparison of the Gut Microbial Community Between Obese and Lean Peoples Using 16S Gene Sequencing in a Japanese Population," Journal of Clinical Biochemistry and Nutrition 59, no. 1 (July 2016): 65–70, https://doi.org/10.3164/jcbn.15-152.

34. Andoh et al., "Comparison."

35. Peter J. Turnbaugh et al., "A Core Gut Microbiome in Obese and Lean Twins," Nature 457, no. 7228 (January 22, 2009): 480–84, https://doi.org/10.1038/nature07540.

36. Saskia Van Hemert et al., "The Role of the Gut Microbiota in Mood and Behavior. Whether Psychobiotics Can Become an Alternative in Therapy in Psychiatry?," European Psychiatry 33, Supplement (March 2016): S26, https://doi.org/10.1016/j.eurpsy.2016.01.842.

37. Alessio Fasano, "Leaky Gut and Autoimmune Diseases," Clinical Reviews in Allergy and Immunology 42, no. 1 (February 2012): 71–78, https://doi.org/10.1007/s12016-011-8291-x.

38. Bjoern O. Schroeder et al., "Bifidobacteria or Fiber Protects Against Diet-Induced Microbiota-Mediated Colonic Mucus Deterioration," Cell Host & Microbe 23, no. 1 (January 10, 2018): P27–40, https://doi.org/10.1016/j.chom.2017.11.004.

39. Van Hemert et al., "Role of the Gut Microbiota."

40. Alper Evrensel and Mehmet Emin Ceylan, "The Gut-Brain Axis: The Missing Link in Depression," Clinical Psychopharmacology and Neuroscience 13, no. 3 (December 31, 2015): 239–44, https://doi.org/10.9758/cpn.2015.13.3.239.

41. Andrew H. Moeller et al., "Social Behavior Shapes the Chimpanzee Pan-Microbiome," Science Advances 2, no. 1 (January 15, 2016): e1500997, https://doi.org/10.1126/sciadv.1500997.

42. James Gallagher, "How Bacteria Are Changing Your Mood," BBC News, April 24, 2018, https://www.bbc.com/news/health-43815370.

43. Kirsten Tillisch et al., "Brain Structure and Response to Emotional Stimuli as Related to Gut Microbial Profiles in Healthy Women," Psychosomatic Medicine 79, no. 8 (October 2017): 905 – 13, https://doi.org/10.1097/PSY.0000000000000493.

44. Michael T. Bailey et al., "Exposure to a Social Stressor Alters the Structure of the Intestinal Microbiota: Implications for Stressor-Induced Immunomodulation," Brain, Behavior, and Immunity 25, no. 3 (March 2011):397 – 407, https://doi.org/10.1016/j.bbi.2010.10.023.

45. Peter C. Konturek, Thomas Brzozowski, and S. J. Konturek, "Stress and the Gut: Pathophysiology, Clinical Consequences, Diagnostic Approach and Treatment Options," Journal of Physiology and Pharmacology 62, no. 6 (December 2011): 591 – 99, https://www.ncbi.nlm.nih.gov/pubmed/22314561.

46. Martin F. Graham et al., "Collagen Synthesis by Human Intestinal Smooth Muscle Cells in Culture," Gastroenterology 92, no. 2 (February 1987): 400 – 05, https://doi.org/10.1016/0016-5085(87)90134-X

제3부
신처럼 치유하라

1. Vanessa McMains, "Johns Hopkins Study Suggests Medical Errors Are the Third Leading Cause of Death in U.S," Hub, Johns Hopkins University, May 3, 2016, https://hub.jhu.edu/2016/05/03/medical-errors-third-leadingcause-of-death/.

1장. 젊은 세포와 흡혈귀의 피

1. Karen L. Herbst and Thomas Rutledge, "Pilot Study: Rapidly Cycling Hypobaric Pressure Improves Pain After 5 Days in Adiposis Dolorosa," Journal of Pain Research 3 (August 20, 2010): 147 – 53, https://doi.org/10.2147/JPR.S12351.

2. Rex E. Newnham, "Essentiality of Boron for Health Bones and Joints," Environmental Health Perspectives 102, Supplement 7 (November 1994):83 – 85, https://doi.org/10.1289/ehp.94102s783.

3. Selami Demirci et al., "Boron Increases the Cell Viability of Mesenchymal Stem Cells After Long-Term Cryopreservation," Cryobiology 68, no. 1 (February 2014): 139 – 46, https://doi.org/10.1016/j.cryobiol.2014.01.010.

4. George Dan Mogoşanu et al., "Calcium Fructoborate for Bone and Cardiovascular Health," Biological Trace Element Research 172, no. 2 (August 2016): 277 – 81, https://doi.org/10.1007/s12011-015-0590-2; Zbigniew Pietrzkowski et al., "Short-Term Efficacy of Calcium Fructoborate on Subjects with Knee Discomfort: A Comparative, Double-Blind, Placebo-Controlled Clinical Study," Clinical Interventions in Aging 9 (June 5, 2014): 895 – 99, https://doi.org/10.2147/CIA.S64590.

5. Ezgi Avşar Abdik et al., "Suppressive Role of Boron on Adipogenic Differentiation and Fat Deposition in Human Mesenchymal Stem Cells," Biological Trace Element Research 188, no. 2 (April 2019): 384–92, https://doi.org/10.1007/s12011-018-1428-5.

6. Anne Trafton, "Fasting Boosts Stem Cells' Regenerative Capacity," MIT News, May 3, 2018, http://news.mit.edu/2018/fasting-boosts-stem-cells-regenerative-capacity-0503.

7. Massimiliano Cerletti et al., "Short-Term Calorie Restriction Enhances Skeletal Muscle Stem Cell Function," Cell Stem Cell 10, no. 5 (May 4, 2012): P515–519, https://doi.org/10.1016/j.stem.2012.04.002.

8. Ting Lo et al., "Glucose Reduction Prevents Replicative Senescence and Increases Mitochondrial Respiration in Human Mesenchymal Stem Cells," Cell Transplantation 30, no. 6 (2011): 813–25, https://doi.org/10.3727/096368910X539100.

9. Maria Carmen Valero et al., "Eccentric Exercise Facilitates Mesenchymal Stem Cell Appearance in Skeletal Muscle," PLoS One 7, no. 1 (January 11, 2012): e29760, https://doi.org/10.1371/journal.pone.0029760.

10. Joerg Hucklenbroich et al., "Aromatic-Turmerone Induces Neural Stem Cell Proliferation in vitro and in vivo," Stem Cell Research & Therapy 5, no.4 (September 26, 2014): 100, https://doi.org/10.1186/scrt500.

11. Dong Suk Yoon et al., "SIRT1 Directly Regulates SOX2 to Maintain Self-Renewal and Multipotency in Bone Marrow-Derived Mesenchymal Stem Cells," Stem Cells 32, no. 12 (December 2014): 3219–31, https://doi.org/10.1002/stem.1811.

12. "Natural Ways to Increase Stem Cell Activity," Stem Cell The Magazine, October 18, 2017, https://stemcellthemagazine.com/2017/10/natural-ways-to-increase-stem-cell-activity/.

13. Tsung-Jung Ho et al., "Tai Chi Intervention Increases Progenitor CD34(+) Cells in Young Adults," Cell Transplantation 23, no. 4–5 (2014): 613–20, https://doi.org/10.3727/096368914X678355.

14. Koh, "A Good Night's Sleep Keeps Your Stem Cells Young," dkfz (Deutsches Krebsforschungszentrum), February 18, 2015, https://www.dkfz.de/en/presse/pressemitteilungen/2015/dkfz-pm-15-08-A-good-nights-sleep-keeps-your-stem-cells-young.php; Hoda Elkhenany, "Tissue Regeneration:Impact of Sleep on Stem Cell Regenerative Capacity," Life Sciences 214 (December 1, 2018): 51–61, https://doi.org/10.1016/j.lfs.2018.10.057.

15. Ilan Gruenwald et al., "Shockwave Treatment of Erectile Dysfunction," Therapeutic Advances in Urology 5, no. 2 (April 2013): 95–9, https://doi.org/10.1177/1756287212470696.

16. Michaela Z. Ratajczak et al., "Very Small Embryonic-Like Stem Cells (VSELs) Represent a Real Challenge in Stem Cell Biology: Recent Pros and Cons in the Midst of a Lively Debate," Leukemia 28 (2014): 473–84, https://doi.org/10.1038/leu.2013.255.

17. Diane M. Jaworski and Leonor Pérez-Martínez, "Tissue Inhibitor of Metalloproteinase-2 (TIMP-2)Expression Is Regulated by Multiple Neural Differentiation Signals," Journal of Neurochemistry 98, no. 1 (July 2006): 234–47, https://doi.org/10.1111/j.1471-4159.2006.03855.x.

18. Ye Li et al., "Human iPSC-Derived Natural Killer Cells Engineered with Chimeric Antigen

Receptors Enhance Anti-Tumor Activity," Cell Stem Cell 23, no. 2 (August 2, 2018): P181-192. E5, https://doi.org/10.1016/j.stem.2018.06.002.

19. Rich Haridy, "Anti-Aging Discovery Reveals Importance of Immune System in Clearing Old Cells," New Atlas, January 1, 2019, https://newatlas.com/immune-system-aging-senescent-cells/57835/.

20. "Natural Killer Cell," ScienceDaily, https://www.sciencedaily.com/terms/natural_killer_cell.htm.

21. Qing Li et al., "Effect of Phytoncide from Trees on Human Natural Killer Cell Function," International Journal of Immunopathology and Pharmacology 22, no. 4 (October-December 2009): 951-59, https://doi.org/10.1177/039463200902200410.

22. Ebere Anyanwu et al., "The Neurological Significance of Abnormal Natural Killer Cell Activity in Chronic Toxigenic Mold Exposures," Scientific World Journal 13, no. 3 (November 13, 2003): 1128-37, https://doi.org/10.1100/tsw.2003.98.

23. Saul E. Villeda et al., "Young Blood Reverses Age-Related Impairments in Cognitive Function and Synaptic Plasticity in Mice," Nature Medicine 20 (2014): 659-63, https://doi.org/10.1038/nm.3569.

24. Makoto Kuro-o et al., "Mutation of the Mouse Klotho Gene Leads to a Syndrome Resembling Ageing," Nature 390, no. 6655 (November 6, 1997): 45-51, https://doi.org/10.1038/36285.

25. Hiroshi Kurosu et al., "Suppression of Aging in Mice by the Hormone Klotho," Science 309, no. 5742 (September 16, 2005): 1829-33, https://doi.org/10.1126/science.1112766.

26. Richard D. Semba et al., "Plasma Klotho and Mortality Risk in Older Community-Dwelling Adults," Journals of Gerontology Series A: Biological Sciences & Medical Sciences 66, no. 7 (July 2011): 794-800, https://doi.org/10.1093/gerona/glr058.

27. Dan E. Arking et al., "Association of Human Aging with a Functional Variant of Klotho," Proceedings of the National Academy of Sciences of the USA 99, no. 2 (January 2002): 856-61, https://doi.org/10.1073/pnas.022484299.

28. Jennifer S. Yokoyama et al., "Variation in Longevity Gene KLOTHO Is Associated with Greater Cortical Volumes," Annals of Clinical and Translational Neurology 2, no. 3 (January 2015): 215-30, https://doi.org/10.1002/acn3.161.

29. Ming-Chang Hu et al., "Klotho Deficiency Is an Early Biomarker of Renal Ischemia-Reperfusion Injury and Its Replacement Is Protective," Kidney International 78, no. 12 (December 2010): 1240-51, https://doi.org/10.1038/ki.2010.328; Ming-Chang Hu et al., "Recombinant α-Klotho May Be Prophylactic and Therapeutic for Acute to Chronic Kidney Disease Progression and Uremic Cardiomyopathy," Kidney International 91, no. 5 (January 2017): 1104-14, https://doi.org/10.1016/j.kint.2016.10.034.

30. Richard D. Semba et al., "Klotho in the Cerebrospinal Fluid of Adults With and Without Alzheimer's Disease," Neuroscience Letters 558 (January 2014): 37-40, https://doi.org/10.1016/j.neulet.2013.10.058.

31. Julio Leon et al., "Peripheral Elevation of a Klotho Fragment Enhances Brain Function and Resilience in Young, Aging and Alpha-Synuclein Transgenic Mice," Cell Reports 20: 1360-71, https://doi.org/10.1016/j.celrep.2017.07.024.

32. Shigehiro Doi et al., "Klotho Inhibits Transforming Growth Factor-β1(TGF-β1) Signaling and Suppresses Renal Fibrosis and Cancer Metastasis in Mice," Journal of Biological Chemistry 286, no. 10 (March 11, 2011): 8655 – 65, https://doi.org/10.1074/jbc.M110.174037.

33. Elisabete A. Forsberg et al., "Effect of Systemically Increasing Human Full-Length Klotho on Glucose Metabolism in db/db Mice," Diabetes Research and Clinical Practice 113 (March 2016): 208 – 10, https://doi.org/10.1016/j.diabres.2016.01.006.

34. Richard D. Semba et al., "Relationship of Low Plasma Klotho with Poor Grip Strength in Older Community-Dwelling Adults: The InCHIANTI Study," European Journal of Applied Physiology 112, no. 4 (April 2012): 1215 – 20, https://www.ncbi.nlm.nih.gov/pubmed/21769735.

35. Lisa D. Chong, "Repairing Injured Muscle," Science, December 14, 2018, http://science.sciencemag.org/content/362/6420/1260.5.full.

36. Morgan S. Saghiv et al., "The Effects of Aerobic and Anaerobic Exercise on Circulating Soluble-Klotho and IGF-1 in Young and Elderly Adults and in CAD Patients," Journal of Circulating Biomarkers 6 (September 28, 2017): 6: 1849454417733388, https://doi.org/10.1177/1849454417733388.

37. Wei Ling Lau et al., "Vitamin D Receptor Agonists Increase Klotho and Osteopontin While Decreasing Aortic Calcification in Mice with Chronic Kidney Disease Fed a High Phosphate Diet," Kidney International 82, no.12 (December 2012): 1261 – 70, https://doi.org/10.1038/ki.2012.322.

38. Hye Eun Yoon et al., "Angiotensin II Blockade Upregulates the Expression of Klotho, the Anti-Ageing Gene, in an Experimental Model of Chronic Cyclosporine Nephropathy," Nephrology Dialysis Transplantation 26, no. 3 (March 2011): 800 – 13, https://doi.org/10.1093/ndt/gfq537.

39. Shih-Che Hsu et al., "Testosterone Increases Renal Anti-Aging Klotho Gene Expression via the Androgen Receptor-Mediated Pathway," Biochemical Journal 464, no. 2 (December 2014): 221 – 29, https://doi.org/10.1042/BJ20140739.

40. Gerit D. Mulder et al., "Enhanced Healing of Ulcers in Patients with Diabetes by Topical Treatment with Glycyl-L-Histidyl-L-Lysine Copper," Wound Repair and Regeneration 2, no. 4 (October 1994): 259 – 69, https://doi.org/10.1046/j.1524-475X.1994.20406.x.

41. Loren Pickart, Jessica Michelle Vasquez-Soltero, and Anna Margolina, "The Human Tripeptide GHK-Cu in Prevention of Oxidative Stress and Degenerative Conditions of Aging: Implications for Cognitive Health," Oxidative Medicine and Cellular Longevity 2012 (February 2012): 324832, https://doi.org/10.1155/2012/324832.

42. Loren Pickart, "The Human Tri-Peptide GHK and Tissue Remodeling," Journal of Biomaterials Science, Polymer Edition 19, no. 8 (2008): 969 – 88, https://doi.org/10.1163/156856208784909435.

43. Mary P. Lupo and Anna L. Cole, "Cosmeceutical Peptides," Dermatologic Therapy 20, no. 5 (November 28, 2007): 343 – 49, https://doi.org/10.1111/j.1529-8019.2007.00148.x.

44. Loren Pickart, Jessica Michelle Vasquz-Soltero, and Anna Margolina, "GHK Peptide as a Natural Modulator of Multiple Cellular Pathways in Skin Regeneration," BioMed Research International 2015 (April 2015):648108, http://dx.doi.org/10.1155/2015/648108.

1. Nicole Verzijl et al., "Effect of Collagen Turnover on the Accumulation of Advanced Glycation End Products," Journal of Biological Chemistry 275 (December 15, 2000): 39027 – 31, http://doi.org/10.1074/jbc.M006700200.

2. Ruta Ganceviciene et al., "Skin Anti-Aging Strategies," Dermatoendocrinology 4, no. 3 (2012): 308 – 19, http://doi.org/10.4161/derm.22804.

3. Ketavan Jariashvili et al., "UV Damage of Collagen: Insights from Model Collagen Peptides," Biopolymers 97, no. 3 (March 2012): 189 – 98, http://doi.org/10.1002/bip.21725; A. Knuutinen et al., "Smoking Affects Collagen Synthesis and Extracellular Matrix Turnover in Human Skin," British Journal of Dermatology 146, no. 4 (April 2002): 588 – 94, https://doi.org/10.1046/j.1365-2133.2002.04694.x.

4. Ehrhardt Proksch et al., "Oral Intake of Specific Bioactive Collagen Peptides Reduces Skin Wrinkles and Increases Dermal Matrix Synthesis," Skin Pharmacology and Physiology 27, no. 3 (2014): 113 – 19, https://doi.org/10.1159/000355523; Ehrhardt Proksch et al., "Oral Supplementation of Specific Collagen Peptides Has Beneficial Effects on Human Skin Physiology: A Double-Blind, Placebo-Controlled Study," Skin Pharmacology and Physiology 27, no. 1 (2014): 47 – 55, https://doi.org/10.1159/000351376.

5. Kristine L. Clark et al., "24-Week Study on the Use of Collagen Hydrolysate as a Dietary Supplement in Athletes with Activity-Related Joint Pain," Current Medical Research and Opinion 24, no. 5 (May 2008): 1485 – 96, https://doi.org/10.1185/030079908X291967.

6. Olivier Bruyère et al., "Effect of Collagen Hydrolysate in Articular Pain: A 6-Month Randomized, Double-Blind, Placebo Controlled Study," Complementary Therapies in Medicine 20, no. 3 (June 2012): 124 – 30, https://doi.org/10.1016/j.ctim.2011.12.007.

7. Daniel König et al., "Specific Collagen Peptides Improve Bone Mineral Density and Bone Markers in Postmenopausal Women—A Randomized Controlled Study," Nutrients 10, no. 1 (January 2018): E97, https://doi.org/10.3390/nu10010097.

8. Martin F. Graham et al., "Collagen Synthesis by Human Intestinal Smooth Muscle Cells in Culture," Gastroenterology 92, no. 2 (February 1987): 400 – 05, https://www.ncbi.nlm.nih.gov/pubmed/3792777.

9. Kenji Nagahama et al., "Orally Administered L-Arginine and Glycine Are Highly Effective Against Acid Reflux Esophagitis in Rats," Medical Science Monitor 18, no. 1 (2012): BR9 – 15, https://doi.org/10.12659/MSM.882190.

10. James English, "Gastric Balance: Heartburn Not Always Caused by Excess Acid," Nutrition Review, November 25, 2018, https://nutritionreview.org/2018/11/gastric-balance-heartburn-caused-excess-acid/.

11. Morton I. Grossman, Joseph B. Kirsner, and Ian E. Gillespie, "Basal and Histalog-Stimulated Gastric Secretion in Control Subjects and in Patients with Peptic Ulcer or Gastric Cancer," Gastroenterology 45 (July 1963): 15 – 26, https://doi.org/10.1016/S0016-5085(19)34918-2.

12. Stephen D. Krasinski et al., "Fundic Atrophic Gastritis in an Elderly Population. Effect on Hemoglobin and Several Serum Nutritional Indicators," Journal of the American Geriatric

Society 34, no. 11 (November 1986): 800-06, https://doi.org/10.1111/j.1532-5415.1986.tb03985.x.

13. Wataru Yamadera et al., "Glycine Ingestion Improves Subjective Sleep Quality in Human Volunteers, Correlating with Polysomnographic Changes," Sleep and Biological Rhythms 5, no. 2 (April 2007): 126 – 31, https://doi.org/10.1111/j.1479-8425.2007.00262.x.

14. Edward D. Harris Jr. and Peter A. McCroskery, "The Influence of Temperature and Fibril Stability on Degradation of Cartilage Collagen by Rheumatoid Synovial Collagenase," New England Journal of Medicine 290 (January 1974): 1 – 6, https://doi.org/10.1056/NEJM197401032900101; Harris and McCroskery, "Influence."

15. Anna Lubkowska, Barbara Dołęgowska, and Zbigniew Szyguła, "Whole-Body Cryostimulation—Potential Beneficial Treatment for Improving Antioxidant Capacity in Healthy Men—Significance of the Number of Sessions," PLoS One 7, no. 10 (October 15, 2012): e46352, https://doi.org/10.1371/journal.pone.0046352.

16. Imran Majid, "Microneedling Therapy in Atrophic Facial Scars: An Objective Assessment," Journal of Cutaneous and Aesthetic Surgery 2, no. 1(2009): 26 – 30, https://doi.org/10.4103/0974-2077.53096.

17. Simran Chawla, "Split Face Comparative Study of Microneedling with PRP Versus Microneedling with Vitamin C in Treating Atrophic Post Acne Scars," Journal of Cutaneous and Aesthetic Surgery 7, no. 4 (2014): 209 – 12, https://doi.org/10.4103/0974-2077.150742.

18. Seung-Hye Hong et al., "Alternative Biotransformation of Retinal to Retinoic Acid or Retinol by an Aldehyde Dehydrogenase from Bacillus cereus," Applied and Environmental Microbiology 82, no. 13 (June 13, 2016), https://doi.org/10.1128/AEM.00848-16.

19. Rong Kong et al., "A Comparative Study of the Effects of Retinol and Retinoic Acid on Histological, Molecular, and Clinical Properties of Human Skin," Journal of Cosmetic Dermatology 15, no. 1 (March 2016): 49 – 57, https://doi.org/10.1111/jocd.12193.

20. Pierpaolo Mastroiacovo et al., "High Vitamin A Intake in Early Pregnancy and Major Malformations: A Multicenter Prospective Controlled Study," Teratology 59, no. 1 (January 1999): 7 – 11, https://doi.org/10.1002/(SICI)1096-9926(199901)59:1⟨7::AID-TERA4⟩3.0.CO;2-6.

21. Ratan K. Chaudhuri and Krzysztof Bojanowski, "Bakuchiol: A Retinol-Like Functional Compound Revealed by Gene Expression Profiling and Clinically Proven to Have Anti-Aging Effects," International Journal of Cosmetic Science 36, no. 3 (June 2014): 221 – 30, https://doi.org/10.1111/ics.12117.

22. Zheng-Mei Xiong et al., "Anti-Aging Potentials of Methylene Blue for Human Skin Longevity," Scientific Reports 7 (2017): 2475, https://doi.org/10.1038/s41598-017-02419-3

23. John W. Haycock et al., "α-Melanocyte-Stimulating Hormone Inhibits NF-κB Activation in Human Melanocytes and Melanoma Cells," Journal of Investigative Dermatology 113, no. 4 (October 1999): 560 – 66, https://doi.org/10.1046/j.1523-1747.1999.00739.x.

24. Arturo Solis Herrera and Paola E. Solis Arias, "Einstein Cosmological Constant, the Cell, and the Intrinsic Property of Melanin to Split and Re-Form the Water Molecule," MOJ Cell Science & Report 1, no. 2 (August 27, 2014): 46 – 51, https://doi.org/10.15406/mojcsr.2014.01.00011.

25. Federation of American Societies for Experimental Biology, "Why Hair Turns Gray Is No

Longer a Gray Area: Our Hair Bleaches Itself as We Grow Older," ScienceDaily, February 24, 2009, www.sciencedaily.com/releases/2009/02/090223131123.htm.

26. Edith Lubos, Joseph Loscalzo, and Diane E. Handy, "Glutathione Peroxidase-1 in Health and Disease: From Molecular Mechanisms to Therapeutic Opportunities," Antioxidants & Redox Signaling 15, no. 7 (October 2011): 1957 –97, https://doi.org/10.1089/ars.2010.3586.

27. Ajay Pal et al., "Ashwagandha Root Extract Inhibits Acetylcholine Esterase, Protein Modification and Ameliorates H2O2-Induced Oxidative Stress in Rat Lymphocytes," Pharmacognosy Journal 9, no. 3 (May –June 2017): 302 –09, https://doi.org/10.5530/pj.2017.3.52/.

28. Lakshmi-Chandra Mishra, Betsy B. Singh, and Simon Dagenais, "Scientific Basis for the Therapeutic Use of Withania somnifera (Ashwagandha):A Review," Alternative Medicine Review 5, no. 4 (2000): 334 46, http://altmedrev.com/archive/publications/5/4/334.pdf.

29. Melissa L. Harris et al., "A Direct Link Between MITF, Innate Immunity, and Hair Graying," PLoS Biology 16, no. 5 (May 3, 2018): e2003648, https://doi.org/10.1371/journal.pbio.2003648.

30. Thomas Rhodes et al., "Prevalence of Male Pattern Hair Loss in 18 –49 Year Old Men," Dermatologic Surgery 24, no. 12 (December 1998): 13330 –32, https://doi.org/10.1111/j.1524-4725.1998.tb00009.x.

31. Paulo Müller Ramos and Hélio Amante Miot, "Female Pattern Hair Loss:A Clinical and Pathophysiological Review," Brazilian Annals of Dermatology (Anais Brasileiros de Dermatologia) 90, no. 4 (July –August 2015): 529 –43, https://doi.org/10.1590/abd1806-4841.20153370.

32. Peter Dockrill, "'Unprecedented' DNA Discovery Reverses Wrinkles and Hair Loss in Mice," Science Alert, July 28, 2018, https://www.science alert.com/unprecedented-dna-discovery-actually-reverses-wrinkles-and -hair-loss-mitochondria-mutation-mtdna/amp.

33. Michael P. Zimber et al., "Hair Regrowth Following a Wnt- and Follistatin Containing Treatment: Safety and Efficacy in a First-in-Man Phase 1 Clinical Trial," Journal of Drugs in Dermatology 20, no. 11 (November 2011): 1308 –12, https://www.ncbi.nlm.nih.gov/m/pubmed/22052313/.

34. Zhuo-ming Li, Suo-wen Xu, and Pei-qing Liu, "Salvia miltiorrhizaBurge (Danshen): A Golden Herbal Medicine in Cardiovascular Therapeutics," Acta Pharmacologica Sinica 39, no. 5 (May 2018): 802 –24, https://doi.org/10.1038/aps.2017.193.

35. Martin I. Surks and Laura Boucai, "Age- and Race-Based Serum Thyrotropin Reference Limits," Journal of Clinical Endocrinology & Metabolism 95, no. 2 (February 1, 2010): 496 –502, https://doi.org/10.1210/jc.2009 –1845.

36. Surks and Boucai, "Age-and Race-Based Serum."

37. Susan Jobling et al., "A Variety of Environmentally Persistent Chemicals, Including Some Phthalate Plasticizers, Are Weakly Estrogenic," Environmental Health Perspectives 103, no. 6 (June 1995): 582 –87, https://doi.org/10.1289/ehp.95103582.

3장. 슈퍼 휴먼이 되기 위한 마지막 도박

1. Gabriel Sosne, Ping Qiu, and Michelle Kurpakus-Wheater, "Thymosin Beta 4: A Novel Corneal

Wound Healing and Anti-Inflammatory Agent," Clinical Ophthalmology 1, no. 3 (2007): 201-07, https://www.ncbi.nlm.nih.gov/pmc/articles/PMC2701135/.

2. Chuanyu Wei et al., "Thymosin Beta 4 Protects Mice from Monocrotaline-Induced Pulmonary Hypertension and Right Ventricular Hypertrophy," PLoS One 9, no. 11 (November 20, 2014): e110598, https://doi.org/10.1371/journal.pone.0110598.

3. Vladimir Kh. Khavinson and Vyacheslav G. Morozov, "Peptides of Pineal Gland and Thymus Prolong Human Life," Neuroendocrinology Letters 24, no. 3 (June-August 2003): 233-40, https://www.ncbi.nlm.nih.gov/pubmed/14523363.

4. Chung-Hsun Chang et al., "The Promoting Effect of Pentadecapeptide BPC 157 on Tendon Healing Involves Tendon Outgrowth, Cell Survival, and Cell Migration," Journal of Applied Physiology 110, no. 3 (March 2011): 774-80, https://doi.org/10.1152/japplphysiol.00945.2010.

5. Božidar Šebečić et al., "Osteogenic Effect of a Gastric Pentadecapeptide, BPC-157, on the Healing of Segmental Bone Defect in Rabbits: A Comparison with Bone Marrow and Autologous Cortical Bone Implantation," Bone 24, no. 3 (1999): 195-202, https://doi.org/10.1016/S8756-3282(98)00180-X.

6. Predrag Sikirić et al., "Toxicity by NSAIDs. Counteraction by Stable Gastric Pentadecapeptide BPC 157," Current Pharmaceutical Design 19, no. 1 (2013): 76-83, https://www.ncbi.nlm.nih.gov/pubmed/22950504.

7. Tihomir Vuksic et al., "Stable Gastric Pentadecapeptide BPC 157 in Trials for Inflammatory Bowel Disease (PL-10, PLD-116, PL 14736, Pliva, Croatia) Heals Ileoileal Anastomosis in the Rat," Surgery Today 37, no. 9 (2007): 768-77, https://doi.org/10.1007/s10787-006-1531-7.

8. Ramesh Narayanan et al., "Selective Androgen Receptor Modulators in Preclinical and Clinical Development," Nuclear Receptor Signaling 6 (2008): e010, https://doi.org/10.1621/nrs.06010.

9. Vihang A. Narkar et al., "AMPK and PPARdelta Agonists Are Exercise Mimetics," Cell 134, no. 3 (August 2008): 405-15, https://doi.org/10.1016/j.cell.2008.06.051.

10. Weiwei Fan et al., "Road to Exercise Mimetics: Targeting Nuclear Receptors in Skeletal Muscle," Journal of Molecular Endocrinology 51, no. 3 (2013): T87-T100, https://doi.org/10.1530/JME-13-0258.

11. Jane A. Mitchell and David Bishop-Bailey, "PPARβ/δ a Potential Target in Pulmonary Hypertension Blighted by Cancer Risk," Pulmonary Circulation 9, no. 1 (June-March 2019): 2045894018812053, https://doi.org/10.1177/2045894018812053.

12. Estelle Woldt et al., "Rev-erb-α Modulates Skeletal Muscle Oxidative Capacity by Regulating Mitochondrial Biogenesis and Autophagy," Nature Medicine 19, no. 8 (August 2013): 1039-48, https://doi.org/10.1038/nm.3213.

13. Jill P. Smith et al., "Low-Dose Naltrexone Therapy Improves Active Crohn's Disease," American Journal of Gastroenterology 102, no. 4 (April 2007): 820-28, https://doi.org/10.1111/j.1572-0241.2007.01045.x.

14. Jarred Younger, Luke Parkitny, and David McLain, "The Use of Low-Dose Naltrexone (LDN) as a Novel Anti-Inflammatory Treatment for Chronic Pain," Clinical Rheumatology 33, no. 4 (2014): 451-59, https://doi.org/10.1007/s10067-014-2517-2.

15. Jarred Younger and Sean Mackey, "Fibromyalgia Symptoms Are Reduced by Low-Dose Naltrexone: A Pilot Study," Pain Medicine 10, no. 4 (May – June 2009): 663 – 72, https://doi. org/10.1111/j.1526 – 4637.2009.00613.x; Jarred Younger et al., "Low-Dose Naltrexone for the Treatment of Fibromyalgia:Findings of a Small, Randomized, Double-Blind, Placebo-Controlled, Counterbalanced, Crossover Trial Assessing Daily Pain Levels," Arthritis & Rheumatology 65, no. 2 (February 2013): 529 – 38, https://doi.org/10.1002/art.37734.

16. Renee N. Donahue, Patricia J. McLaughlin, and Ian S. Zagon, "Low-Dose Naltrexone Suppresses Ovarian Cancer and Exhibits Enhanced Inhibition in Combination with Cisplatin," Experimental Biology and Medicine (Maywood) 236, no. 7 (July 2011): 883 – 95, https://doi. org/10.1258/ebm.2011.011096.

17. Burton M. Berkson, Daniel M. Rubin, and Arthur J. Berkson, "Reversal of Signs and Symptoms of a B-cell Lymphoma in a Patient Using Only Low-Dose Naltrexone," Integrative Cancer Therapies 6, no. 3 (September 2007):293 – 96, https://doi.org/10.1177/1534735407306358; Ian S. Zagon, Renee N. Donahue, and Patricia J. McLaughlin, "Opioid Growth Factor-Opioid Growth Factor Receptor Axis Is a Physiological Determinant of Cell Proliferation in Diverse Human Cancers," American Journal of Physiology—Regulatory, Integrative, and Comparative Physiology 297, no. 4 (October 2009): R1154 – 61, https://doi.org/10.1152/ajpregu.00414.2009.

18. Gordon L. Cheng et al., "Heroin Abuse Accelerates Biological Aging: A Novel Insight from Telomerase and Brain Imaging Interaction," Trans-lational Psychiatry 3, no. 5 (May 21, 2013): e260, https://doi.org/10.1038/tp.2013.36.

19. Franco Cataldo, "Interaction of C(60) Fullerene with Lipids," Chemistry and Physics of Lipids 163, no. 6 (June 2010): 524 – 29, https://doi.org/10.1016/j.chemphyslip.2010.03.004.

20. Yuriy Rud et al., "Using C60 Fullerenes for Photodynamic Inactivation of Mosquito Iridescent Viruses," Journal of Enzyme Inhibition and Medicinal Chemistry 27, no. 4 (August 2012): 614 – 17, https://doi.org/10.3109/14756366.2011.601303.

21. Yuliana Pineda Galvan et al., "Fullerenes as Anti-Aging Antioxidants," Current Aging Science 10, no. 1 (2017): 56 – 67, https://doi.org/10.2174/1874609809666160921120008.

22. Tarek Baati et al., "The Prolongation of the Lifespan of Rats by Repeated Oral Administration of [60]Fullerene," Biomaterials 33, no. 19 (2012):4936 – 46, https://doi.org/10.1016/j.biomaterials.2012.03.036.

색인

슈퍼 휴먼 Super Human

초판 1쇄 발행 2020년 12월 14일
초판 3쇄 발행 2021년 1월 11일

지은이 데이브 아스프리
옮긴이 김보은
펴낸곳 베리북
펴낸이 송사랑

기획 장호건
편집 김은호 연보라
디자인 이창욱
제작 현문자현
종이 월드페이퍼

등록일 2014년 4월 3일
등록번호 제406-2014-000002호
주소 경기도 고양시 일산서구 킨텍스로 410
팩스 0303-3130-6218
이메일 verybook2@gmail.com
ISBN 979-11-88102-07-5